儿科常见病临证经验

ERKE CHANGJIANBING LINZHENG JINGYAN

主　编　杨红新　邓亚宁

副主编　付秀英　黄　倩　唐　敏

　　　　张　磊　王　倩

编　者　（以姓氏笔画为序）

　　　　刘玉环　张红伟　张淑艳　魏继红

U0293530

河南科学技术出版社

·郑州·

内容提要

本书共 11 章,详细介绍了儿科常见病、多发病的中医诊断要点、辅助检查、鉴别诊断、中西医治疗方法及防治要点等。本书旨在拓宽临床儿科工作者在儿科病研究中的思路,使儿科中、西医师在诊治技巧上得到进一步深入和提高,力求为基层儿科医师提供一本较为系统的儿科常见病诊治参考书。

图书在版编目（CIP）数据

儿科常见病临证经验/杨红新，邓亚宁主编. —郑州：河南科学技术出版社，2019.1
ISBN 978-7-5349-9353-4

Ⅰ.①儿… Ⅱ.①杨… ②邓… Ⅲ.①小儿疾病—中西医结合—诊疗 Ⅳ.①R72

中国版本图书馆 CIP 数据核字（2018）第 205306 号

出版发行：河南科学技术出版社
　　　　　北京名医世纪文化传媒有限公司
　　　　　地址：北京市丰台区丰台北路 18 号院 3 号楼 511 室　邮编：100073
　　　　　电话：010-53556511　010-53556508
策划编辑：欣　逸
文字编辑：王俪燕
责任审读：周晓洲
责任校对：龚利霞
封面设计：吴朝洪
版式设计：王新红
责任印制：陈震财
印　　刷：河南文华印务有限公司
经　　销：全国新华书店、医学书店、网店
开　　本：850 mm×1168 mm　1/32　印张：10.75　字数：218 千字
版　　次：2019 年 1 月第 1 版　　2019 年 1 月第 1 次印刷
定　　价：36.00 元

如发现印、装质量问题，影响阅读，请与出版社联系并调换

前　言

　　新生儿期至青春期是从幼儿发育到成人的特殊阶段,其发病特点、疾病种类与成人不同。小儿时期疾病不仅几乎涵盖了成人所有的疾病种类,还有成人时期不可能罹患的某些疾病。另外,由于幼儿及低龄儿童对疾病表述能力的缺陷,儿科通常被称为"哑科"。因此,儿童疾病与成人疾病相比,临床工作更为复杂,涉及范围更广,诊治更加困难,需要儿科医师必须具备足够的临床经验。医学科技飞速发展,各种医疗新技术、新方法不断涌现,对儿科临床医师的医疗水平提出了更高的要求。尤其是对低年资的儿科医师来说,既要学习儿童特有疾病的病因病理知识,也要熟知儿科临床各种诊断技术,更要掌握儿科疾病常用药物和安全剂量,还要了解传统中医儿科特色疗法及现代医学儿科临床诊疗新技术。

　　基于上述情况,以"总结经验,相互学习,交流体会,指导临床"为出发点,笔者联合北京儿童医院保定医院(保定市儿童医院)及河北省儿童医院等长期工作在儿科临床一线的专家,共同编写了《儿科常见病临证经验》一书。

　　本书从中西医不同角度,对儿科常见病、多发病进行了全面阐述,以科学性、实用性和指导操作性为宗旨,结合各位专家学者多年来的儿科临床实践经验编写而成。

　　本书共 11 章,详细介绍了儿科常见病、多发病的中医诊断要点、辅助检查、鉴别诊断、中西医治疗方法及防治要点等。本书的主要读者对象是中低年资儿科医师、基层全科医师,亦适于医学院校学生阅读参考。

　　本书在编写过程中,参阅了许多医学著作及文献,在此谨向原作者致以诚挚的谢意! 限于编者水平,书中不足之处,请广大同仁及读者批评指正。

杨红新

目　录

第1章 概　述

第一节　小儿生理和病理特点

　　小儿正处于生长发育阶段，其生理、病理、预防调护及疾病发生发展有其自身特点。小儿疾病较成人疾病相比较，外感与伤食常见，情志因素致病较少。部分传染病为儿童易感甚至独有，如麻疹、水痘、手足口病、百日咳等；某些病症也为儿科独见，如儿童抽动秽语综合征、儿童注意缺陷多动障碍；而对一些成人疾病如中风、冠心病等不易罹患。古代医家用"纯阳""稚阴稚阳""易虚易实、易寒易热"做了精辟的概括。而当代中医儿科学则用"脏腑娇嫩，形气未充"概括。因此，掌握小儿的生理、病理特点对指导儿科临床的诊疗及保健工作有着重要的意义。

一、小儿的生理特点

（一）脏腑娇嫩，形气未充
　　古代儿科医家将小儿脏腑娇嫩、形气未充的特点，概括为"稚阴稚阳"。所谓"阴"，是指体内的精、血、津液等物质；"稚阴"指的是精、血、津液，也包括脏腑、筋骨、脑髓、血脉、肌肤等有形之质，皆未充实、完善。所谓"阳"，是指体内脏腑各种生理功能活动;"稚阳"指的是各脏腑功能活动均属幼稚不足和处于不稳定状态。"稚阴稚阳"是说小儿在物质基础与生理功能上都是幼稚和不完善的,需要不断地生长发育,充实完善。脏腑,即五脏六腑;娇嫩,即娇气、嫩弱之意;形,指形体结构,即四肢百骸,筋肉骨骼,精、血、津液等;气,指生理功能活动,如肺气、脾气、肾气等;充,即充实、完善之意。所谓脏腑娇嫩,形气未充,即小儿时期机体各系统和器官的形态发育及生理功能均未发育完善,处在不断成熟和不断完善的过程中,且年龄越小,这种特点表现得越突出。

历代医家对此特点的论述颇多。如《灵枢·逆顺肥瘦》曰:"婴儿者,其肉脆、血少、气弱。"《小儿药证直诀·变蒸》说:"五脏六腑,成而未全……全而未壮。"该书原序中也说:"骨气未成,形声未正,悲啼喜笑,变态无常。"《小儿病源方论·养子十法》说:"小儿一周之内,皮毛、肌肉、筋骨、脑髓、五脏六腑、营卫、气血,皆未坚固。"《育婴家秘·发微赋》说:"小儿血气未充………肠胃脆弱……神气怯弱。"这些论述精辟地阐明了小儿,尤其是初生儿和婴儿,具有脏腑娇嫩、形气未充的生理特点。

从脏腑娇嫩的具体内容来看,五脏六腑的形和气皆属不足,其中尤以肺、脾、肾三脏更为突出,故曰小儿"肺常不足""脾常不足"及"肾常虚"。

1. 肺常不足 是指小儿在生理情况下,肺脏发育未臻完善,腠理不密,卫外不固,易为邪气所犯。肺常不足主要表现为小儿呼吸功能发育未完善,小儿肺泡数量少且面积小,弹性纤维发育较差,胸廓小而肺脏相对较大,呼吸肌发育差,导致小儿呼吸功能未完善,呼吸储备量较小。表现为呼吸频率快，节律不齐，而且年龄越小，表现越明显；小儿的呼吸道免疫功能低下、小儿呼吸道短且比较狭窄，黏膜薄嫩，支气管黏膜纤毛运动较差；肺内含血量多，含气量少；血中 IgG、IgA 及呼吸道的分泌型 IgA 均较低。同时，婴儿期由于从母体获得的先天免疫抗体逐渐消失，后天免疫抗体尚未产生，因此，小儿呼吸道的非特异性和特异性免疫功能均较差，易患呼吸道感染。

2. **脾虚胃弱** 是指小儿在生理情况下脾胃功能发育尚未完善，运化能力比较薄弱。脾常不足主要表现为小儿脾胃的运化功能相对不足。由于小儿生长发育迅速，对水谷精微营养的需求相对较多，故胃肠负担过重，脾胃功能相对不足。小儿脾胃运化功能发育未完善。小儿消化道的腺体（如唾液腺、胃腺、胰腺等）发育不足，消化酶分泌量少，导致对食物的消化能力弱；消化道的弹性组织和肌肉纤维发育差，食物的传导功能也弱。另外，肠黏膜薄，屏障功能较弱，肠毒素、消化不良物、过敏原等易于经肠黏膜进入人体而引起疾病。

3. **肾气尚虚** 是指小儿之肾阴肾阳均未充盈、成熟。《素问·上古天真论》云："丈夫二八肾气盛，天癸至，精气溢泻，阴阳和，故能有子……女子二七而天癸至，任脉通，太冲脉盛，月事以时下。"万全云："肾主虚，亦不足也。"故曰："肾常虚。"小儿肾常虚主要表现为：小儿肾主生殖繁衍的功能不足，青春期前的女孩无"月事以时下"，男孩无"精气溢泻"。小儿生殖系统到青春期才开始迅速发育并逐渐成熟，具备生殖能力。小儿肾主生长发育的功能尚不足。小儿时期肾的气血未充，骨骼未坚，齿未长或长而未坚。小儿肾主二便的功能不足。婴幼儿二便不能自控或自控能力弱等。肾中精气不充盛,肾对膀胱的开阖约束力弱,临床表现为年龄越小,对二便的控制力越弱。肾为先天之本,主藏精,主水,主纳气。"肾气"的生发是推动小儿生长发育、脏腑功能成熟的根本动力。随着小儿年龄的不断增长,至女子"二七"、男子"二八"左右才能逐渐成熟完善起来。

4. 肝常有余　是指小儿少阳生发之气如草木方萌,欣欣向荣,生长旺盛,而另一方面易受到惊恐或者患病后邪从热化,引动肝风发生惊厥、抽搐等有余的症状,"肝常有余"就是对这一生理和病理特点的概括。

(二)生机蓬勃,发育迅速

生机,指生命力,活力。生机蓬勃,发育迅速,是指小儿在生长发育过程中,无论在机体的形态结构方面,还是各种生理功能方面,都在迅速、不断地向着成熟完善的方面发展。年龄越小,这种发育的速度越快。以小儿的体格生长为例,新生儿出生时平均体重为 3kg,出生后前半年每月增长 0.7kg,后半年平均每月增长 0.4kg,2 岁以后每年增长 2kg;身长在出生时平均为 50cm,第一年身长平均增加约 25cm,上半年比下半年快,第二年增长速度减慢,平均为 10cm,到 2 岁时身长约 85cm,2 岁以后身长稳步增长。

古代医家把小儿生机蓬勃、发育迅速的特点概括为"纯阳之体"或"体禀纯阳"。如《颅囟经·脉法》说:"凡孩子三岁以下,呼为纯阳,元气未散。"所谓"纯",指小儿未经情欲克伐,胎元之气尚未耗散;所谓"阳",即以阳为用,说明小儿生机旺盛,发育迅速,好比旭日之初升,草小之力萌,蒸蒸日上、欣欣向荣的蓬勃景象。因此"纯阳"并不等于"盛阳",更不是有阳无阴或阳亢阴亏。

"稚阴稚阳"和"纯阳之体"的理论,概括了小儿生理特点的两个方面:前者是指小儿机体柔弱,阴阳二气幼稚不足;后者是指小儿在生长发育过程中,生机蓬勃,发育迅速的生理特点。

二、小儿的病理特点

小儿的病理特点是由其生理特点决定的。小儿脏腑娇嫩,形气未充,抗病能力也较弱,故发病容易、传变迅速;小儿生机蓬勃,发育迅速,故脏气清灵、易趋康复。关于小儿的病理特点,古代儿科医家从各个不同的侧面作了论述,归纳起来有"十易":隋代《诸病源候论》的"易虚易实";宋代《小儿药证直诀》的"易寒易热";金元《儒门事亲》的"易饥易饱";清代《解儿难》的"易于传变,易于感触";《医源》的"易于伤阴";明代《小儿则》的"一药可愈"(易于康复)。后人将其归纳为"发病容易、传变迅速,脏气清灵、易趋康复"。

(一)发病容易,传变迅速

由于小儿脏腑娇嫩,形气未充,形体和功能均较脆弱,对疾病的抵抗力较差,加之寒暖不能自调,乳食不能自节,一旦调护失宜,则六淫易犯、乳食易伤,故表现为易于发病,易于传变,年龄越小则越显突出。

小儿疾病的发生,病因和临床表现与成人相比均有明显差别,这是由小儿的生理特点所决定的,主要包括两个方面:一是机体正气不足,御邪能力低下;二是对某些疾病有易感性。

1. 从发病原因来看　小儿肌肤疏薄,腠理不密,藩篱至疏,寒暖衣着不能自理,因此风、寒、暑、湿、燥、火之邪易从皮毛而入,侵犯肺卫,而致肺气失宣,外感疾病较多,故有六淫易犯的特点;小儿元气不足,抗病能力较差,尤其是半岁后,从母体所获的免疫抗体逐渐下降,自身免疫抗体又尚未形成,时疫疠气易从口鼻而入,发生多种传染性疾病,故有疫疠易染的特点;小儿脾胃不足,运化功能尚未健全,加之乳食不知自节,易发生多种胃肠道疾病,故有易伤乳食的特点;小儿神志发育未臻完善,心脑功能不全,胆怯神弱,不能忍受外界的强烈刺激,若目触异物,耳闻异声,易发生惊恐、客忤或惊搐等症;若反复惊恐或缺乏安全感,易发生心理行为异常等病证,故有易受惊恐的特点;小儿年少无知,缺乏自控能力,不知利害关系,容易发生跌仆落水、汤火烧伤等意外事故,故有易发生意外伤害的特点。此外,小儿的发病还与先天禀赋不足及胎产损伤因素有关。

2. 从常见病证来看 除先天禀赋不足(如解颅、五迟、五软)和新生儿特有疾病外,小儿外感疾病和脾胃疾病更为多见。小儿肺常不足,肌肤疏薄,腠理不密,加之寒暖不知自调,护理失当,外邪易从口鼻而入,以致肺气失宣,发生感冒、咳嗽、肺炎喘嗽等肺系病证;小儿脾常不足,运化力弱,由于生长发育的需要,力求多摄取营养以供其所需,胃肠负担相对较重,加之小儿乳食不知自节,若稍有调护不当,内伤饮食,易发生呕吐、泄泻、积滞、疳证等脾胃系病证;小儿脏腑经络柔嫩,内脏阴精不足,感邪后邪气易于鸱张,从阳化热,由温化火,易致热极生风、邪陷心肝而发生惊搐、昏迷等心肝系统病证;小儿肾常虚,精髓未充、骨气未成,先天肾气虚弱,若后天失于调养,影响小儿生长发育,易患五迟、五软、鸡胸、龟背等;肾阳不足、下元虚寒,不耐寒凉攻伐,若用药不慎,易患遗尿、虚损等病证。总之,小儿有"肺娇易病、脾弱易伤、心热易惊、肝胜易搐、肾虚易损"的特点。

3. 从疾病的传变来看　小儿患病后传变迅速,疾病的寒热虚实容易相互转化或同时并见,概括而言,即"易虚易实,易寒易热"。

(1)易虚易实:是指小儿一旦患病,则邪气易实而正气易虚。实证往往可迅速转化为虚证,或者转为虚实并见之证;虚证往往兼见实象,出现错综复杂的证候。如感受外邪,化热化火,灼伤肺津,炼液为痰,痰热闭肺,发生肺炎喘嗽(实证);肺气闭阻,气滞血瘀,心血运行不畅,出现心阳虚衰、阳气外脱之证(虚证);又如内伤乳食,发生泄泻(实证),但若暴泻或久泻,津伤液脱,则出现伤阴或阴损及阳、阴阳两伤之证(虚证)。

(2)易寒易热:由于小儿具有"稚阴稚阳"的特点,患病之后不但寒证易于转化为热证,也容易从热证转化为寒证,尤以寒证转化为热证更为突出。因为小儿体属"稚阴稚阳"之体,所以在病机转化上寒易化热表现尤为突出;如表寒证不及时疏解,风寒可迅速化热入里,或致阳热亢盛,热盛生风。另外,小儿的生理特点又是"稚阳",虽然生机旺盛,但其阳气并不充备,因此病理变化上也易于阳虚转寒。如急惊风(实热证),可因正不胜邪瞬即出现面色苍白、脉微肢冷等虚寒危象;实热证误用或过用寒凉清下,也可导致下利厥逆之证(里寒证)。

临床上小儿病证的寒、热、虚、实的相互转化特别迅速,是小儿病理变化的特点;寒热互见,虚实并存,或寒热虚实错综复杂,是儿科病证的表现特点。故临床上用药需辨证,必要时寒温并用,攻补兼施。

(二)脏气清灵,易趋康复

虽然小儿发病容易,传变迅速,但小儿活力充沛,对药物的反应灵敏,病因单纯,忧思较少,精神乐观。只要诊断正确、辨证准确、治疗及时、处理得当、用药适宜,疾病就容易很快康复,正如张景岳《景岳全书·小儿则》云:"其脏气清灵,随拨随应,但确得其本而摄取之,则一药可愈。"

第二节　儿科诊法概要

中医诊法包括望、闻、问、切,称为四诊。西医的病史采集、体格检查及各种理化检测等现代诊断技能是儿科临证的基础,也是中西医辨病、辨证的主要依据。诊法是收集临床症状、体征及有关实验室检查资料对疾病作出诊断的基本方法。小儿疾病的诊断,虽然与临床其他各科有类似之处,但由于小儿在生理、病理及疾病的演变过程中具有特殊的表现,小儿疾病的诊察方法也与成人不尽相同,因此要重点掌握儿科诊法的特点。

一、病史采集

问诊是了解病情的重要手段,病史采集主要通过问诊来实现。近代医家何廉臣在《儿科诊断学》中列出"十问歌",可作为临床参考:"一问寒热,二问其汗,三问头身,四问胸间,五问饮食,六问睡眠,七问饥渴,八问溲便,九问旧病,十问遗传。"儿科问诊对诊断疾病和治疗用药均有十分重要的意义。儿科问诊有以下特点。

1. 问诊注意事项 小儿的病史一般由家长、保育员或老师等提供,小儿"多未能言,言也未足取信"。因此,儿科病史的询问较成人困难,提供的资料往往不全面、不可靠。在病史询问时,更需要耐心并具有同情心地倾听代述人对病情的描述,不宜轻易打断。年长儿童可让他自己叙述病情,但儿童有时会害怕各种治疗或因表达能力欠缺而误说病情,应注意分辨真伪。

2. 问诊的技巧 询问现病史时,应详细询问从发病到就诊前疾病的发生、发展及诊治的全过程。由于大多数小儿不能直接描述主观症状的性质、程度、特点及伴随症状等,因此,需要掌握一定的问诊技巧。如有无恶寒,可询问是否有蜷缩而卧、喜人拥抱等表现;是否有里急后重,可通过询问是否有临厕欲解不遂;有无便前腹痛,可询问有否便前哭闹,便后哭止的表现。尽量使用儿童熟悉的语言,态度和蔼,争取患儿与家长的配合,反复多次地询问等。

3. 问其要点 儿科问诊中首先要紧紧围绕主要症状、体征发生的部位及持续的时间进行询问,如主诉为咳嗽,要围绕咳嗽进行询问,包括咳嗽发生或加剧的时间、咳时伴随的症状、咳痰的情况、咳嗽的声音等。

4. 详细询问确切的年龄、月龄或日龄 小儿的年龄不同则四诊的内容不同,并可作为疾病诊断与鉴别诊断的参考。如婴幼儿需诊查囟门;正常 1 岁以下小儿可在腹部触诊时触及肝脏的边缘;新生儿出生后 24 小时内出现黄疸应视为病理性黄疸,24 小时后出现的黄疸须分辨是生理性黄疸还是病理性黄疸。

5. 出生史 记录胎次、胎龄,分娩方式及过程,出生时有无窒息、产伤，Apgar 评分，出生体重。对有神经系统症状、智力发育障碍和疑有先天性畸形的患儿，尤其应详细询问生产史，还应询问母亲孕期的健康和用药史，新生儿病历应将出生史写在现病史的开始部分。

6. 喂养史　对婴幼儿要询问喂养方式，人工喂养儿要了解乳品种类、调制方式和量，辅食添加情况，年长儿要询问食欲、饮食习惯、有否偏食等。

7. 生长发育史　应详细询问其体格和智力发育过程。婴幼儿着重了解何时会抬头、会笑、独坐、站立、行走、说话等，前囟门闭合及出牙时间等；年长儿应了解学习成绩、性格、与家人和同学相处关系等。

8. 预防接种史　曾接种过的疫苗种类、时间和次数，是否有不良反应。

9. 既往史　一般不需要对各系统疾病进行回顾，只需询问一般健康情况和有关疾病史。既往患过哪些疾病，患病的年龄，诊断确定者可用病名，诊断不确定者则简述其症状，过去疾病的治疗情况。既往手术情况，是否有后遗症，有无食物或药物过敏史。是否患过小儿常见的传染病（如麻疹、水痘、流行性腮腺炎、菌痢、百日咳等）。传染病流行季节，还当认真询问有无传染病的密切接触史。曾接种过的疫苗种类、时间和次数，是否有不良反应。

10. 家族史　询问家庭中有无其他人员患有类似疾病；家族中有无遗传疾病、过敏性疾病及急慢性传染性疾病的病史；父母年龄、职业和健康状况，是否近亲结婚；母亲历次妊娠及分娩情况等。

二、体格检查

小儿体格检查较成人困难,为了获得准确的体格检查资料,儿科医师在检查时应当注意以下几点。

1. 态度和蔼可亲,注意与患儿建立良好的关系,消除患儿的恐惧感。要顾及年长儿的害羞心理和自尊心,对十分不合作的患儿,可待其入睡后再检查。

2. 检查者宜勤洗手,听诊器等检查用具要经常消毒,以防交叉感染。

3. 检查时的体位不必强求,婴幼儿可让其在家长的怀抱中进行,以能使其安静为原则;检查顺序可灵活掌握,一般可先检查呼吸频率、心肺听诊和腹部触诊等,口腔、咽部、眼等易引起小儿反感的部位及主诉疼痛的部位应放在最后检查。

4. 对病情危重的患儿,宜边抢救边检查,或先检查生命体征和与疾病有关的部位,待病情稳定后再进行全面体格检查。

三、中医望、闻、切诊与西医体格检查

(一)望诊

小儿处于生长发育时期,肌肤薄嫩,反应灵敏,一旦患病,内在的病理变化必然比成人更明显地反映在体表,使神色形态等发生异常变化,而望诊又不受各种条件的限制,反映的病情较为客观。因此,望诊在儿科疾病的诊断上显得尤为重要,历代儿科医家都把望诊列为四诊之首。儿科望诊主要包括望神色,望形态,审苗窍,察指纹,辨斑疹,察二

便六个方面的内容。

1. **望神色** 望神色即观察小儿的精神状态和面部气色。这是儿科临床上整体望诊的重要内容。五脏六腑之气,皆上应于面,而面部又是十二经络汇聚之所,故察面部神色,可了解脏腑气血的病变。

《灵枢·平人绝谷》曰:"神者,水谷之精气也。"即神以阴精为物质基础,故又称"精神"。望神可以判断精气的盈亏,从而测知脏腑的功能状态、病情的轻重及预后。望神应主要从目光的变化,意识是否清楚,反应是否敏捷,躯体动作是否灵活协调等方面去判断患儿有神、失神等不同情况。目光炯炯,意识清楚,反应敏捷,躯体动作灵活协调为有神,反之则为失神。

望色主要是望面部皮肤的颜色和光泽。皮肤颜色分红白黄青黑五种,简称五色;皮肤的光泽是指皮肤的荣润与枯槁。色泽的异常变化,是机体的病理反应,不同的病色反映不同性质和不同部位的病证。正常小儿的面色,不论肤色如何,均应红润有光泽,略带黄色,或虽肤色较白,但白里透红,是气血调和、无病的表现。新生儿面色嫩红,也为正常肤色。若病邪侵入机体而发生了疾病,小儿的面色就会随疾病性质的不同而发生相应的变化。

(1)面呈红色,多主热证。小儿面红目赤,咽部红肿者,多为外感风热;面红,伴高热,口渴引饮,汗多尿赤者,多为里热炽盛;午后颧红,伴潮热盗汗者,多为阴虚内热;夜间面颊潮红,伴腹胀者,多为食积郁热;重病患儿两颧艳红如妆,伴面色苍白,肢厥,冷汗淋漓者,多为虚阳上越的危重征象。

(2)面呈白色,多主寒证、虚证。外感初起小儿面色苍白,无汗者,多为风寒外束;突然出现面色苍白,伴四肢厥冷,汗出淋漓者,多为阳气暴脱;面色淡白,面容消瘦者,多为营血亏虚;面白而虚浮者,多为阳虚水泛;面白而晦滞,伴有出血者多为气虚血脱。

(3)面呈黄色,多为脾虚证。或有湿浊小儿面色萎黄,伴形体消瘦,纳呆腹胀者,多为脾胃气虚;面黄无华,兼有面部虫斑者,多为虫积;面目身黄者,则为黄疸。若黄色鲜明如橘色者,多为湿热熏蒸的阳黄;黄色晦暗如烟熏者,多为寒湿内阻的阴黄。面呈枯黄色多为气血枯竭。新生儿在出生不久出现面目黄染,为胎黄,有生理性和病理性之区别。

(4)面呈青色,主寒证、痛证、瘀血及惊痫。面色时青时白,愁眉苦脸者,多为里寒腹痛;面唇青紫,伴呼吸气促者,多为肺气闭郁,气滞血瘀;面色青而晦暗,以鼻梁、两眉间及口唇四周尤为明显者,多为惊风之先兆,或癫痫发作之时。

(5)面呈黑色,主肾虚、寒证、痛证、瘀证。水饮面色灰黑晦暗者,多为肾气虚衰;面色青黑,伴四肢厥冷者,多为阴寒内盛;面色黧黑,肌肤甲错,多为血瘀日久所致;两颊黯黑者,多为肾虚水浊之气上泛。

2. 望形态　形,指形体;态,指动静姿态和特殊体位。望形态包括望全身形态和局部形态两个方面。

望全身形态即了解患儿全身的一般状态,包括发育、营养等。若小儿全身形态正常,则表现出发育正常、筋骨坚强、肌肉丰满、肤润发泽、姿态活泼,反之则为异常病态。小儿的动静姿态和特殊体位,是其健康状况的外在表现。不同的疾病,往往会出现不同的动静姿态与体位。一般来说,"阳主动,阴主静"。凡小儿喜伏卧者,多为内伤饮食;喜蜷卧者,多为内寒盛,或腹痛;仰卧少动,两目无神者,多为重病、久病,体质极虚;端坐呼吸,喉中痰鸣者,多为痰涎壅盛;两目上翻,牙关紧闭,颈项强直,四肢抽搐,角弓反张者,多为肝风内动;一侧或两侧肢体细软无力,活动障碍者,多为气血两虚,肌肉筋脉失养;头摇不能自主者,多为肝风内动的先兆。蹙眉,以手抱头,多为头痛。

望局部形态包括望颅囟、头、项、躯体、四肢、肌肤、毛发、指(趾)甲等部位。注意观察头颅的大小和有无畸形,囟门大小及闭合的早迟和有无凸凹等情况;观察颈项的软、硬、斜、正及活动是否正常,颈部脉络是否显现等;观察胸背、腹(包括脐)、腰各部的外形,皮肤状态、肌肉发育等情况,并注意呼吸时患儿胸、腹形态的变化;观察皮肤、肌肉情况及四肢的外形和活动情况;观察肌肤的色泽、状态、有无皮疹等,同时结合不同部位肌肤的情况来判别不同的临床意义;观察毛发的色泽及分布的稀密;观察指(趾)甲的外形与色泽等。

3. 审苗窍　苗窍是指目、耳、鼻、口、舌及前后二阴。因舌为心之苗,肝开窍于目,肺开窍于鼻,脾开窍于口,肾开窍于耳及二阴,故苗窍为五脏的外候。审苗窍可测知对应脏腑的病变。正如《幼科铁镜·望形色审苗窍从外知内》曰:"放小儿病于内必形于外,外者内之著也。望形审窍,自知其病。"

(1)察目:注意眼窝有无凹陷,眼睑有无浮肿、下垂、红肿或瘀黑,结膜是否充血、是否有分泌物、有无干燥症(Bitot斑),巩膜有无黄染,角膜有无溃疡及混浊,检查瞳孔大小、形状和对光反射。

（2）察耳：注意外耳形状，外耳道有无分泌物，提耳时是否疼痛，必要时耳镜检查鼓膜。

（3）察鼻：注意鼻翼有无翕动、鼻腔分泌物及通气情况。

（4）察口：注意口唇有无苍白、发绀、干燥、口角糜烂，黏膜、牙龈有无充血、溃疡，麻疹黏膜斑（Koplik 斑），白膜，腮腺管开口处有无红肿及分泌物，口腔内有无异常气味。牙齿的数目和排列，有无龋齿。咽部有无充血、溃疡、疱疹；咽后壁有无脓肿；扁桃体是否肿大，有无充血、分泌物和假膜。

（5）察舌：儿科察舌的内容与《中医诊断学》基本相同，但不同年龄小儿的正常舌象有差异，如新生儿舌红无苔，哺乳婴儿可有乳内苔。同时应注意舌体的大小、有无颤动、是否经常外伸，舌系带是否过短、有无溃疡。舌质和舌苔的病理改变具体内容参见《中医诊断学》。

（6）前后阴注意有无畸形：女孩注意阴道有无分泌物；男孩注意有无包皮过长、阴囊鞘膜积液及腹股沟疝等。

4. 察指纹　观察指纹是儿科的特殊诊法，适用于 3 岁以下小儿。指纹是从虎口沿示指内侧（桡侧）所显现的脉络（浅表静脉）。以示指三指节横纹分风、气、命三关，示指根（连掌）的第一指节为风关，第二指节为气关，第三指节为命关。诊察指纹的方法是：先令家长抱患儿于光线充足处，若先诊患儿右手，医生即以对侧即左手的拇、示二指握住患儿右手的示指指尖，将患儿右手的中指、环指、小指贴近医生左手的掌心，然后用医生右手的拇指桡侧，从命关到风关，用力适中地反复推按，正常小儿的指纹隐约可见，色泽淡紫，纹形伸直，不超过风关。临床根据指纹的浮沉、色泽、推之是否流畅及指纹到达的部位来辨证，并以"浮沉分表里、红紫辨寒热、淡滞定虚实、三关测轻重"作为辨证纲领。

浮沉分表里。浮,为指纹显露;沉,为指纹深隐;即以指纹显隐来分辨疾病的表里。红紫辨寒热:红,为红色,即指纹显红色,主寒证;紫,紫色,指纹显紫色,主热证。淡滞定虚实:淡,为推之流畅,主虚证;滞,为推之不流畅,复盈缓慢,主实证。三关测轻重,根据指纹所显现的部位判别疾病的轻重。达风关者病轻,达气关者稍重,达命关者病重。若"透关射甲"即指纹穿过了风、气、命三关达到指甲的部位,则病情危笃。指纹诊法在临床有一定的诊断意义,但若纹证不符时,当"舍纹从证"。

5. 辨斑疹　斑与疹是全身性疾病反映于体表的征象,在儿科较为常见。辨斑疹不仅有助于对疾病的诊断及鉴别诊断,同时对判断病情的轻重、顺逆也有重要的意义。斑为出血性皮疹,一般不高出皮肤,按之不褪色,其色泽鲜红者多见于温热病;斑色紫暗,面白肢冷,多为气不摄血、血溢脉外,疹为充血性皮疹,高出皮面,扪之碍手,按之褪色。不同疾病的皮疹可在分布部位、出没时间及出没顺序规律等方面有不同特点,儿科常见的出疹性疾病有麻疹、风痧、丹痧、奶麻等。

6. 察二便　主要观察二便的次数、量、颜色、气味、形态等,婴幼儿时期因喂养方式不同,正常粪便的特点不一。如母乳喂养儿大便次数每日 2～4 次,颜色金黄,粪质如糊状,便中可有少许不消化的乳凝块,有酸臭味;牛乳或羊乳喂养儿的粪便偏干,粪色淡黄,便中可有不消化的乳凝块,有腐臭味等。了解婴幼儿正常粪便的特点,是儿科临床判断异常粪便的基础。

(二)闻诊

闻诊包括听声音和嗅气味两个方面。

1. 听声音 包括听小儿啼哭声、语言声、咳嗽声、呼吸声等:声音与五脏有密切的关系,闻声音也可以帮助诊察脏腑的病变。《素问·阴阳应象大论》云:"五脏不和则五声不顺。……'闻声音而知所苦'。"儿科听声音的基本内容与成人相一致,而以闻啼哭声与呼吸声最为重要。

啼哭是小儿的语言,由于饥饿思食、尿布浸湿、包扎过紧等护理不当时小儿常以啼哭表示不适,故小儿啼哭并非一定有病。健康小儿啼哭有泪,声音洪亮,属正常。但若啼哭声尖锐,忽然惊啼,哭声嘶哑,大哭大叫不止,或常啼无力,声慢而呻吟者,当详察原因。

闻语言声、咳嗽声、呼吸声的强弱可判断患儿疾病的寒热虚实,有关内容将在"咳嗽"及"小儿肺炎"章节中阐述。

此外,听声音应借助现代仪器设备,如用听诊器听诊可以比较客观地了解心、肺及腹部的情况。肺部听诊应注意双侧呼吸音强弱是否对称,呼吸的节律、快慢、深浅有无异常,判断有无异常呼吸音,如啰音及摩擦音等,肺炎可闻及湿啰音,哮喘发作时可闻及哮鸣音等。小儿不合作,可利用啼哭后出现深呼吸时进行听诊,注意听腋下、肩胛间区和肩胛下区这些容易出现啰音的部位。心脏听诊应在安静时进行,注意心率的快慢,心音的强弱与节律,有无心脏杂音及心包摩擦音腹部听诊应注意肠鸣音是否存在、是否有亢进或减弱。

2. 嗅气味 气味包括患儿口中气味、二便气味、呕吐物及分泌物所发出的气味。很多疾病都可有一些特殊的气味,闻之可帮助诊断。口中嗳腐酸臭,多为乳食积滞;口气臭秽,多为脾胃积热;脓涕腥臭,多为鼻渊;呼出气味如烂苹果味,可见于糖尿病酮症酸中毒;呼出气味呈苦杏仁味,可见于氰化物中毒;呼出气味如蒜臭,可见于有机磷中毒等。

(三)切诊

切诊包括脉诊和按诊两部分。

1. 脉诊　小儿脉诊与成人脉诊不同,3 岁以下小儿由于其手臂短,难分三部,加之诊病时小儿多有哭闹,影响脉象的真实性,故一般以察指纹诊法代替切脉。3 岁以下小儿以"一指定三关"的方法诊脉,也称作"寸口一指脉",即一般以一指正按定关脉,向前辗定寸脉,向后辗定尺脉。正常小儿脉象平和,较成人细软而快。小儿平脉次数,年龄越小,脉搏越快。小儿病脉一般不必细分 28 脉,而以浮、沉、迟、数、无力、有力 6 种基本脉象为纲,以辨疾病的表里、寒热、虚实。对脉诊的临床意义要根据不同年龄的不同情况区别对待,当"脉证不符"时,可"舍脉从证"。

2. 按诊　按诊亦称触诊,是用手按压或触摸颅囟、颈腋、四肢、皮肤、胸腹等,以察其冷、热、软、硬、突、陷、有无癥瘕痞块等情况,从而协助诊断病情。儿科触诊除与成人的方法类似外,还应特别注意以下几个方面。

(1)婴儿须触摸顶部及枕部颅骨,了解前后囟的大小与闭合的情况,注意有无隆起或凹陷,颅骨有无软化呈乒乓球样的感觉等。

(2)小儿腹部的按诊,应尽量在小儿安静时,或在婴儿哺乳时进行,如啼哭不止时,可利用吸气时做快速按诊。腹部按诊要注意肝、脾的大小,婴幼儿有时肝边缘在肋下 1~

2cm 处扪及属正常,小婴儿有时也可触及脾脏,但肝脾均质软无压痛,6～7 岁后不应再摸到。

(3)要根据年龄特点以判断按诊所得资料的临床意义,如小儿年龄小,按诊时往往啼哭,使检查不易准确。判断有无压痛时,主要观察小儿的表情变化,而不能完全依靠小儿的回答。

第三节　儿科辨病辨证概要

辨病就是辨析疾病,以确立疾病的诊断为目的,是根据某种疾病自身生理病理变化的特点和规律,结合主要临床表现及辅助检查,将机体诊断为某一种疾病。辨病是中西医临床共有的诊疗特点。辨证就是在综合分析中医四诊资料的基础上,辨清疾病的病因、病机、病性和病位,判断邪正消长,观察疾病动态变化等,概括判断为某种性质的证。辨证论治是中医认识疾病和治疗疾病的基本原则,是中医学的基本特征之一。辨病与辨证相结合,就是在明确诊断某种疾病的同时,分析中医证候特点及演变规律,将两者有机结合,是指导中西医结合治疗的基础和关键环节。

一、辨病概要

1. 西医病名与中医病名　疾病是机体在一定的条件下,受病因损害作用后,因自稳调节紊乱而发生的异常生命活动过程。西医的病名,多取决于物理诊断和实验诊断,如支气管肺炎、病毒性心肌炎、急性肾小球肾炎等。西医的疾病大多从微观角度加以认识,而且大多有国内、国际通用的标准。而中医的病名,或以病因的性质而命名,或以突出的症状而命名,或从病机的所在而命名,如风温、水肿、血虚等。中医的一个病名可能涉及多个西医疾病,如中医小儿惊风可涉及高热惊厥、化脓性脑膜炎、病毒性脑炎等多个西医疾病。

2. 西医辨病与中医辨病　西医主要是借助先进可靠的现代化诊断技术辨识疾病,临床上尚可根据一些特殊检查的结果,对辨病的结论进行进一步验证和核实,这是西医辨病的优势。但辨病也是中医学的基本特征之一。目前临床实践中大多将中医的辨病和西医辨病相结合,即进行中医和西医疾病的双重诊断,以便能更全面了解疾病的发生、发展和预后情况。辨病时需要掌握疾病诊断与鉴别诊断的依据,依据不充分时不能排除诊断,需进一步完善有关检查或进行必要的诊断性治疗以明确或排除诊断。

3. 先辨病,后辨证　辨病是确立临床治疗疾病总体方案的依据,在中医辨证前应先辨病。辨病可掌握疾病过程的本质和全局,有利于确定正确的治疗原则,再运用辨证思维,确立其当时的证候,然后根据"证候"来确定治则治法和处方遣药,使其后的辨证及选方用药更具针对性。此即通常所说的"以辨病为先,以辨证为主"的临床诊治思维。如儿科临床多种疾病可出现风热表证:若该证在感冒疾病中出现,则治疗以疏风清热解表;若在咳嗽中出现,则治疗以疏风清热止咳;若紫癜中出现,则治疗以疏风散邪,清热凉血。因此,辨证前正确辨病十分重要。

二、辨证概要

中医儿科的辨证方法在临床实践中多采用八纲辨证、

脏腑辨证、六经辨证等方法,对于儿科急性热病、传染病等
疾病,多采用卫气营血辨证和三焦辨证等温病辨证方法。

1. 八纲辨证　各种疾病都具有错综复杂的病史、症状
和体征。通过四诊收集的资料,再归纳、分析而概括为表、
里、寒、热、虚、实、阴、阳八类证候,用以表示疾病的部位、性
质及小儿体质强弱和病势的盛衰,这种分析疾病的方法称
作八纲辨证。表里是辨别疾病病位的纲领;寒热是辨别疾
病性质的纲领;虚实是辨别人体正气强弱和病邪盛衰的纲
领;而阴阳是辨别疾病性质的总纲领。八纲辨证的前列六
纲,都可以分别归入阴阳,表、热、实证属于阳证范畴;里、
寒、虚证属于阴证范畴,由于小儿生长发育快,新陈代谢旺
盛,故患病后,病情发展变化均较迅速,传变也较复杂。因
此,必须结合证候仔细辨别。

2. 脏腑辨证　脏腑辨证是按中医五脏六腑的生理功能
和病理表现,来分析内脏病变的部位和性质。《素问·至真
要大论》已建立了五脏辨证的基础,《金匮要略》创立了根据
脏腑病机进行辨证的方法,《小儿药证直诀》则就儿科疾病
五脏证治创立了系统的小儿脏腑辨证体系。中医脏腑的名
称与西医学中的脏器名称相同,但它们的生理功能和病理
变化方面的意义却不完全相同,甚至完全不同。如中医所
指的肺,除指呼吸系统的功能外,对体液、血液循环和水盐
代谢也有调节作用。肺与大肠通过经络联系,构成表里关
系,肺气肃降则大肠功能正常;大肠功能不正常可影响肺气
的肃降。因此,在儿科临床上,脏腑辨证是杂病辨证的基本
方法,即使在外感病辨证中也时常应用,被认为是儿科辨证
最为重要的辨证方法之一。

3. 六经辨证 六经辨证始见于《伤寒论》，是东汉医学家张仲景在《素问·热论》等篇的基础上，结合伤寒病证的传变特点所创立的一种论治外感病的辨证方法。小儿脏腑娇嫩，卫外不固，易受六淫之邪侵袭而发生外感疾病，《伤寒论》中麻黄杏仁甘草石膏汤证、葛根芩连汤证等均在儿科外感疾病中被广泛应用。

4. 三焦辨证和卫气营血辨证温病 即热性病，大多属于感染性疾病的范围，以发病急，进展快，变化多为特点。这类疾病的辨证论治，根据病情发展的规律，多运用三焦辨证和卫气营血辨证进行辨证论治。三焦辨证是以三焦所属部位，将外感温热病的病理变化归纳为上、中、下三焦证候，以区分病程阶段、识别病情传变、明确病变部位、归纳证候类型、分析病机特点、确立治疗原则并推测预后转归的辨证方法；卫气营血辨证是根据外感温病由浅入深或由轻而重的病理过程分为卫分、气分、营分、血分 4 个阶段，说明病位深浅、病情轻重和传变规律的辨证方法，《温病条辨》中的银翘散、桑菊饮、犀角地黄汤等被儿科临床广泛应用。这两种辨证方法在温病辨证中相辅相成。

三、辨病与辨证相结合

近十几年来，随着科技的进步，中医儿科学术界在坚持中医辨证论治的同时，对辨病与辨证进行重新审视，与西医学相交融的辨病与辨证相结合，从不同程度提高了临床辨证的准确性及用药的针对性。辨病与辨证相结合论治的表现形式有两种。

1. 中医辨病与辨证相结合 病与证是中医基础理论中

两个最基本的概念,辨病与辨证均为中医学的重要组成部分。辨病有助于提高辨证的准确性,重点在全过程;辨证亦有助于辨病的具体化,重点在阶段性。故辨病与辨证可以相互补充。只有通过辨病认识到疾病的整体特征,才能逐步分析了解疾病在某个阶段的特性。

辨证论治和辨病论治没有层次上的高低之分。它们各有优势,也各有局限。辨病论治对疾病的本质的特殊性具有全面深刻的认识,而辨证论治对疾病发展过程中病理层次本质联系的认识却远比辨病论治要更深刻,从而在针对疾病每一个发展阶段的具体治疗上,更能抓住主要矛盾。如泄泻患儿,我们只有先确定他(她)患的是泄泻,然后根据他(她)的临床症状,再辨出是风寒泻还是湿热泻,在此基础上立法处方,获取疗效。由此可见,中医临证时既要辨证,又要辨病。

2. 西医辨病与中医辨证相结合 中医和西医是在不同历史条件和文化背景下形成和发展起来的两种医学理论体系,随着中西医结合研究工作的不断深入,取中西医在理论上与方法上之所长,优势互补,有机结合,达到源于中西医又高于中西医的境界,是医学发展的自然趋势,成为一种常用的临床模式。

疾病的发生与发展都具有阶段性,不同的阶段各有其主要的矛盾,针对不同的矛盾应该采取不同的方法解决,故辨病与辨证必须根据具体情况加以运用,立足中医,结合西医,辨证不忘辨病,辨病不离辨证,切实做到病、证、治相统一,只有这样,才能促进临床医学的发展,提高中西医临床研究的质量和水平。医学的发展既需要向微观深入,也需要向宏观扩展,儿科领域的中西医结合,不仅是传统与现代的结合,也是宏观辨证与微观辨病的互补和统一,是两种优势的兼容,随着中医学与西医学的相互交流,儿科临床的辨病与辨证结合也将取得更加丰硕的成果。

第四节 儿科治疗概要

小儿在解剖、生理、病理和疾病恢复过程等方面都有明显的年龄特点。因此,在治疗方面,在药物剂量、剂型选择、给药方法和途径等方面均与成人不同。中医、西医在小儿疾病的治疗方面各有所长,中西医结合有更明显的优势。

一、治疗原则

1. 发挥中西医优势,取长补短 在儿科疾病的防治中,中药、西药各有所长,中西医结合,优势互补,更有利于患儿的治疗与康复。如小儿急惊风是小儿常见的急重症,在神昏、抽搐发作时,中医采用针刺人中、合谷、十宣等穴位以醒神开窍,口服安宫牛黄丸清热开窍,豁痰息风;西医应用镇静药物静脉注射或灌肠给药以抗惊厥;中西医结合进行急救,其疗效优于单用中医或单用西医。又如治疗小儿免疫性血小板减少症,在应用免疫抑制药的同时,采用补益气血的中药,可减少药物的不良反应,提高疗效。

2. 治疗要及时、正确和审慎 小儿属于稚阴稚阳之体,脏腑娇嫩,形气未充,发病时有变化迅速、易虚易实、易寒易热的特点。例如,小儿肺炎发病时,若治疗不及时或治疗不恰当,可转变为他证,合并心力衰竭、呼吸衰竭和感染性休克等危重症。因此,掌握有利治疗时机,及时采取有效治疗措施十分重要。

3. 中病即止,顾护脾胃 小儿脏腑柔弱,对药物反应敏感,在疾病治疗过程中,应慎用大苦、大寒及峻下攻伐之品,以免损伤脾胃,故用药应中病即止。另一方面,小儿的生长发育、疾病的恢复均依赖后天脾胃气血之滋养。因此,在疾病后期,应注重调理脾胃,以利于疾病恢复。

4. 注重整体治疗,合理调护 随着医学模式的转变和儿童心理疾病的发病率日益增高,情志因素在小儿疾病中的重要作用日益显著。小儿心神怯弱,心理承受能力差,更应注重身、心两方面的治疗。在疾病治疗过程中,应给予更多的耐心和爱心,促进小儿身心健康的顺利发展。

二、小儿用药特点

(一)常用给药方法

1. 注射法 常用肌内注射、静脉注射和静脉滴注。静脉给药吸收最快,药效亦最可靠,对急症、重症或有呕吐者多用此法。肌内注射对小儿刺激大,注射次数过多可造成臀部肌肉挛缩,影响下肢功能,故小儿非病情必需不宜采用。

2. 口服法 是最常用的给药方法。应根据年龄、病情选用合适剂型。幼儿用汤剂、散剂、颗粒剂、糖浆等较适合;年长儿可选用片剂或丸剂。小儿口服药物易引起恶心、呕吐,应注意喂药方式、方法,避免呛入气管。应鼓励小儿自己服药,服药困难者或较小的婴儿给予喂服,喂服时可采取少量多次,半卧位,用小勺将药液自嘴角慢慢喂入,待咽下后再喂,切勿捏鼻强灌。如药物酸苦,可加白糖、冰糖调味。

3. 其他途径　如雾化吸入法、鼻饲法、直肠给药和外用药等。雾化吸入法常用于咽喉、口鼻、呼吸道疾病;昏迷患儿可用胃管鼻饲法灌入;直肠给药如运用栓剂,常用于高热、惊厥、某些肠道疾病和肾脏疾病的治疗;外用药以膏剂为多,也可用水剂、混悬剂、粉剂等。

(二)药物剂量计算

小儿用药剂量较成人更须准确,计算方法有多种,按体重、体表面积、年龄或按成人剂量折算。

1. 按体重计算　是西医最常用、最基本的计算方法。应以实际测得体重为准,或按公式(小儿生长发育章节)计算获得。每日(次)剂量＝病儿体重(kg)×每日(次)每千克体重需要量。年龄愈小,每千克体重剂量相对稍大,年长儿按体重计算剂量超过成人量时,以成人剂量为限。

2. 按体表面积计算　此法较按年龄、体重计算更为准确。近年来多主张按体表面积计算用药量。小儿体表面积计算公式为:＜30kg 小儿体表面积(m²)＝0.035×体重(kg)＋0.1;体重在 30～50kg 者,在 30kg 体重的体表面积＝1.15m² 的基础上,按体重每增加 5kg,体表面积增加 0.1m²。如体重 35kg,体表面积 1.2m²;体重 40kg,体表面积 1.3m²。依此类推。

当药品说明书按体表面积已推荐儿童药量时,儿童剂量＝儿童体表面积(m²)×每次(日)剂量/m²。

当药品说明书未按体表面积推荐儿童药量,如仅知成人剂量,可根据体表面积的比例计算出各年龄小儿的剂量。公式为儿童剂量＝成人剂量×儿童体表面积(m²)/成人体表面积(1.73m²)或小儿剂量＝成人剂量×[小儿体重(kg)

＋3]×2/100。体重在 30kg 以上者不加了。

3. **按年龄计算** 适用剂量幅度大,不需十分精确的药物,如营养类药物可按年龄计算,比较简单易行。

4. **按成人剂量折算** 小儿剂量＝成人剂量×小儿体重(kg)/50,此法仅用于未提供小儿剂量的药物,所得剂量一般偏小,故不常用。

5. **小儿中药用量** 新生儿用成人剂量的 1/6,乳婴儿为成人剂量的 1/3,幼儿为成人剂量的 1/2,学龄儿童为成人剂量的 2/3 或接近成人量。

(三)慎重选择药物

选择用药的主要依据是小儿年龄、病种和病情,同时要考虑小儿对药物的特殊反应和药物在体内的代谢过程及对生长发育的远期影响。无论中药、西药,都应慎重选择。几种药物合并使用时,应注意在体内的相互作用而产生的不良反应和药效削弱问题。

1. **镇静药** 小儿在高热、过度兴奋、烦躁不安、抽搐及频繁呕吐等情况下可适当选用镇静药,使小儿得到休息,有利于病情恢复。常用的药物有苯巴比妥、氯丙嗪、地西泮等。但要注意其对呼吸有一定抑制作用,应谨慎使用。

2. **抗生素** 小儿容易患感染性疾病,故常用抗生素等抗感染药物。但是,同时也带来了很多严重的不良后果,如细菌耐药性、菌群失调而引起的二重感染、不良反应和过敏反应等。目前常用的抗生素均有不同程度的不良反应,滥用抗生素造成的耐药性疾病也日益引起重视。因此,必须强调合理使用抗生素。

3. **肾上腺皮质激素** 糖皮质激素类药物具有抗感染、

抗过敏、抗休克及免疫抑制等作用,广泛应用于结缔组织疾病、过敏性疾病及自身免疫性疾病、感染性疾病,但该药物可使机体免疫力、反应性降低,应用后也往往掩盖原发病的性质,虽自觉症状好转但病情却在发展。若较长期使用,对水、盐、蛋白质、脂肪代谢均有影响,影响小儿生长发育,故应谨慎使用。

4. 其他药物的选用　某些药物对成人和儿童是安全的,但对某些新生儿和早产儿则不一定安全。例如,早产儿、新生儿应用维生素 K_1、磺胺类、新霉素等可致高胆红素血症,甚至引起胆红素脑病;婴儿腹泻时不宜首选止泻药,应采用饮食疗法、控制感染及液体疗法等,因应用止泻药后腹泻虽可减轻,但因肠道毒素吸收增加可使全身中毒症状加重;因部分药物可通过乳汁影响小儿,乳母用药尤须慎重。在中药选择应用上,处方宜轻巧灵活,对大苦、大寒、大辛、峻下、过于滋腻及有毒之品,应谨慎应用,中病即止,时时注意顾护脾胃之气;同时切不可乱投补益之品,影响小儿的生长发育,甚至导致性早熟。

三、常用中医内治法

1. 清热解毒法　主要适用于邪热炽盛的实热证。按邪热之在表在里,属气属血,入脏入腑分别选方。如病邪由表入里,常用清热解毒透邪的栀子豉汤、葛根芩连汤;阳明里热,常用清热生津的白虎汤;湿热滞留胃肠,常用清热解毒化湿的白头翁汤、茵陈蒿汤;热入营血,常用清热解毒凉血的清营汤、犀角地黄汤、神犀丹;痈、毒、疔、疮,常用清火解毒的黄连解毒汤、泻心汤;肝胆火旺,常用清肝解毒泻火的龙胆泻肝汤。

2. 疏风解表法 主要适用于外邪侵袭所致的表证。使用时需辨明风寒、风热,辛温解表常用荆防败毒散、葱豉汤;辛凉解表常用银翘散、桑菊饮;解暑透表常用新加香薷饮;透疹解表常用宣毒发表汤。小儿应用发汗剂要慎重,不宜量大,不宜反复使用。

3. 止咳平喘法 主要适用于邪郁肺经所致的咳喘证。寒痰内伏,治宜温肺散寒,化痰平喘,常用小青龙汤、射干麻黄汤;痰热闭肺,治宜清热化痰,宣肺平喘,常用定喘汤、麻杏石甘汤;咳喘久病,多累及于肾,常在止咳平喘方剂中加温肾纳气的药物,如蛤蚧等。

4. 消食导滞法 主要适用于小儿饮食不节、乳食内滞之证,如积滞、疳证等合并消乳化积常用消乳丸,消食化积常用保和丸,通导积滞常用枳实导滞丸,健脾消食常用健脾丸等。

5. 镇惊开窍法 主要用于小儿抽搐、惊痫等病证热极生风、项强抽搐,选羚角钩藤汤等清热镇惊息风;热入营血而神昏、惊厥,可选用安宫牛黄丸、至宝丹等镇惊开窍,清热解毒;痰浊上蒙,惊风抽搐,可选用苏合香丸、小儿回春丹等豁痰开窍。

6. 凉血止血法 主要用于各种急、慢性出血,病证属于血热妄行者、以血热为主者,常用犀角地黄汤、小蓟饮子、十灰散、玉女煎。

7. 利水消肿法 主要适用于水湿停聚,小便短少而致水肿者,阳水常用五苓散、越婢加术汤,阴水常用防己黄芪汤、实脾饮、真武汤等。

8. 益气健脾法　主要适用于脾胃虚弱之病证。小儿泄泻日久、疳证及病后体虚等,常用七味白术散、四君子汤、参苓白术散、补中益气汤等。

9. 培元补肾法　主要适用于胎禀不足、肾气亏虚及肾不纳气之证。如解颅、五迟、五软、遗尿、维生素 D 缺乏性佝偻病、哮喘等常用六味地黄丸、河车大造丸、菟丝子散、金匮肾气丸等。

10. 回阳救逆法　主要适用于阳气虚脱之危重证,常用生脉注射液、四逆汤、回阳救逆汤、参附龙牡救逆汤等。

11. 活血化瘀法　主要用于各种血瘀之证,临床可见口唇发绀,肌肤瘀斑,痛有定处,舌质暗有瘀点等,常用方剂如桃红四物汤、血府逐瘀汤、少腹逐瘀汤等。

四、常用中医外治法

1. 推拿疗法　是小儿常用的一种外治疗法,它根据经络腧穴、营卫气血的原理,结合西医学神经、循环、消化、代谢、运动等解剖生理知识,用手法物理刺激经穴和神经,以达到促进气血运行、经络通畅、调节神经功能、增强体质和调和脏腑的作用。常用手法有按法、摩法、推法、拿法、揉法、搓法等。手法应轻快柔和。小儿推拿治疗范围广泛,主要用于治疗小儿泄泻、厌食、疳证、便秘、腹痛、遗尿、肌性斜颈、脑性瘫痪等病证。

捏脊疗法是通过对督脉和膀胱经的捏拿,调整阴阳、通理经络、调和气血、恢复脏腑功能以防治疾病的一种疗法,常用于治疳证、婴儿泄泻及脾胃虚弱的患儿。脊背皮肤感染及有紫癜病患儿禁用此法。

2. **针灸疗法** 是针刺或温灸一定的穴位或部位,达到通经脉、调气血的目的,使人体阴阳平衡,以治疗疾病的一种外治法。小儿针灸循经取穴基本与成人相同,但一般采用浅刺、速刺、不留针的针法;小儿灸法常适用于慢性虚弱性疾病及以风寒湿邪为患的病证。

叩刺疗法:也称皮肤针刺法(梅花针、七星针)。目前研究认为,用皮肤针叩刺大脑皮质控制区(运动区、感觉区或脊柱两侧),可改善其血流,刺激大脑皮质,用于治疗脑性瘫痪后遗症。

刺四缝疗法:四缝是经外奇穴,位于示、中、环指及小指四指中节横纹中点,是手三阴经所过之处。针刺四缝有解热除烦、通百脉、调和脏腑的功效,常用于治疗疳证、厌食。操作方法:皮肤局部消毒后,用三棱针或粗毫针针刺约 1 分深,刺后用手挤出黄白色黏液少许,每日 1 次。

3. **拔罐疗法** 本法可促进气血流畅、营卫运行,也有祛风散寒、宣肺止咳、舒筋活络的作用,常用于治疗肺炎喘嗽、哮喘、腹痛、遗尿等病证。适用于 3 岁以上的小儿。小儿常用口径为 4～5cm 的竹罐或玻璃罐。操作方法:先在局部涂上凡士林,将酒精棉球点燃,置罐内数秒,迅速取出,将罐紧罩在选定的皮肤上,5 分钟左右取下。

五、常用药物外治疗法

1. **吸入疗法** 是应用超声雾化器的超声波或加压泵吸入,将药液变成微细气雾,随患儿吸气而进入呼吸道,以达到治疗的目的。主要用于哮喘、肺炎喘嗽、咳嗽、感冒等病证。

2. **滴药疗法** 是将药液或新鲜药汁点滴于患处。主要用于耳、鼻、眼等五官科疾病。

3. **穴位注射法** 又称水针法,将药液注入腧穴内,以充分发挥腧穴和药物对疾病的综合作用,从而达到使二者发生协同治疗疾病的目的,但对月龄较小而体质又弱的婴儿应慎重使用。常用药物有丹参注射液、柴胡注射液等。

4. **涂敷法与离子导入法** 针对不同病证将药物制成药液,加工调制成糊、泥膏涂于布上,湿敷于体表局部及穴位上,为涂敷法;若应用中频感应电疗机,药物通过皮肤或汗腺而被导入人体,以达到治疗的目的则为离子导入法。常用具有清热解毒、温中止泻、活血消肿等各种功效的药物,离子导入可使用提纯的药物以提高疗效。

5. **热熨法** 是将药物或用具经加热处理后,对机体局部进行熨敷的一种外治法。具有祛风散寒、温经通络、镇痛消肿等作用。可使局部血管扩张,促进血液循环,加强新陈代谢,改变局部营养状态,增强局部机体抵抗力,从而促进疾病好转。主要用于治疗腹痛、疝气、痹证等疾病。

6. **敷贴法** 也称贴敷疗法,是将药物熬制成膏药、油膏后,做成药饼、药膜或将药物研成粉,撒于普通膏药上,敷于局部的一种外治法。具有清热解毒、理气活血、止咳平喘、散寒止痛、祛风除湿等功效,常用于发热、咳嗽、哮喘、惊风、痹证、痄腮等病证。

7. **熏洗疗法** 是将药物煎成药液,熏蒸、浸泡、洗涤、沐浴患者局部或全身的治疗方法。如夏日高热无汗,可用香薷煎汤熏洗,发汗退热。麻疹发疹初期,用生麻黄、浮萍、芫荽子、西河柳煎汤后,加黄酒擦洗头部和四肢,以助透疹。

六、其他疗法

1. 纤维支气管镜术　通过将纤维支气管镜进入支气管以下肺段或亚肺段水平,对其局部进行检测和分析,从而获得下呼吸道病变的特点和活动程度,同时通过钳取、灌洗等技术对病变部位进行干预治疗。因此,纤维支气管镜术在儿科呼吸系统疾病的诊断和治疗方面均发挥了重要作用。支气管镜在治疗方面主要用于取出异物、支气管肺的局部灌洗治疗、呼吸道的局部止血治疗及气道局部成形治疗等。

2. 透析疗法　是利用半渗透膜技术去除血液中的代谢废物和多余水分并维持酸碱平衡的一种治疗方法,主要包括腹膜透析和血液透析两种。其适应证有:①急性肾衰竭;②急性药物或毒物中毒;③慢性肾衰竭;④严重水、电解质紊乱经一般治疗无效者;⑤肾移植前后(等待移植或排异)、肝性脑病或 Reye 综合征等。腹透和血透均属血液净化疗法,在肾衰竭治疗过程中常需互相补充,且在治疗过程中还可交替使用。与血透相比,腹透具有操作简便、不需复杂设备、费用低、安全和更适合小儿等优点。对年龄<5 岁、血管通路制作及保持有困难、血 HBsAg 阳性及等待肾移植者,应首选腹透。但在腹透过程中如反复发生腹膜炎、腹膜粘连或被分隔,透析效果不佳时,应及时改为血透。特别对各种药物中毒及毒物中毒及高分解代谢的肾衰竭,血透能更快缓解症状,透析效果更好。

(唐　敏　魏继红)

第2章　传染性疾病

第一节　麻　疹

麻疹为儿童最多见的传染病,其传染性很强,在人口密集而未普种疫苗的地区易发生流行。常发生于冬、春之季,是小儿时期常见的一种急性呼吸道传染病,临床以发热、上呼吸道炎症、结膜炎、麻疹黏膜斑(Koplik spots)及全身斑丘疹为特征。患儿及亚临床带病毒者是主要传染原,通过打喷嚏、咳嗽、说话等飞沫或接触眼部的分泌物传播,其传染性较强,人群普遍易感。本病一般预后良好,患病后大多可获持久免疫力。随着麻疹减毒活疫苗预防接种的开展,本病只有一些散发病例及小范围的流行,但发病有向大年龄者推移趋势,并发症及死亡者却不多见。

麻疹的发病原因,多为天行疫气,湿毒感染,或内蕴胎毒,肺胃积热。如钱仲阳谓:"疱疹症,此天行之病也,小儿在胎十月,食五脏血秽,生下则其毒当出。"指出既因内蕴胎毒又感时行疫气,与后代所论病因颇相吻合。但也有人认为,单纯蕴蓄伏毒所发的,如滑寿《麻疹全书》记载:"麻疹小而色红碎密,其行于皮肤之间者,属少阴心经君火也。"朱震亨谓:"斑驳疹毒之病,是肺胃热毒。"但后世医家多数认为,内因胎毒火热,外感时行疫气而成。如《麻科活人全书》谓:"麻虽胎毒,多带时行,气候暄热,常令男女传染而成。"此说为多数医家所依据,现大多认为麻疹传染,非胎毒所发。

麻疹由内、外两因所致,其自外来者多侵于肺,内蕴伏毒其病多及于心,此二脏统入全身之气血,内热不离营血,而营血心之所主,外邪则侵犯肺胃之气。《幼科全书》说:"疹痘皆胎毒所发,色小红而行于皮肤中者,属少阴君火也,谓之疹。"其意指疹由内蕴胎毒与营血之热引发。《幼科释谜》说:"瘄疹虽由肺胃间毒,毕竟是肺经所发之疾,故方书言手太阴肺疹。"万全曰:"疹小而碎,少阴君火也,心肺位乎上,心火旺则肺受之,治疹专以肺为主,观咳嗽者火,则叶焦举也。"疹为心经之火,多见肺经之症,因此疹热在心营,而发于肺表,即所谓"聚于肺,关于胃,热在心营"是也。

一、诊断要点与鉴别诊断

(一)诊断要点

典型麻疹根据流行季节、有麻疹接触史,前驱期有卡他症状、口腔内麻疹黏膜斑,出疹期皮疹形态、出疹顺序、时间及出疹与发热关系,恢复期疹退后皮肤脱屑及色素沉着等特点,不难诊断。非典型患儿难以确诊时可依赖实验室检查协助诊断。

(二)临床分期

麻疹发病过程一般可分为三期,即先兆期、发疹期和回没期。

1. 先兆期　此时多显精神不振,困倦多睡,手足指冷,呵欠,咳嗽流涕,打喷嚏等证。如《幼科准绳》说:"小儿耳冷尻冷,手足乍暖乍冷,面赤时嚏惊悸,此疮疹欲发之候也。"此为疹出之预兆。

2. 发疹期　大约在先兆期 3 天后,即开始见疹,并有高热,面赤羞明,眼泪汪汪,耳后赤点,渐及头面胸背四肢,咳嗽气粗,声音重浊或微哑,口渴烦躁,或兼有呕吐、便泻、小便黄赤,唇红干燥,舌质红绛,苔薄白或黄厚,脉浮数。

3. 回没期　疹点透发经过 3 天左右,逐渐出齐,遍及全身、手足心背等部,疹色转为暗红,留有棕色瘢痕,身热渐退,精神清爽,略有倦怠,咳嗽口渴等症渐次消失,1～2 周后即脉静身凉而康复。

(三)临床表现

1. 典型麻疹

(1)潜伏期:一般为 10 天左右。可无症状,或有精神不振、低热等症状。

(2)前驱期:一般为 3～4 天。主要表现为发热、咳嗽、流涕、眼结膜充血、畏光、流泪等。发热后 2～3 天,口腔内两颊黏膜近白齿处可见灰白色斑点状的"麻疹黏膜斑",直径为 0.5～1mm,周围有红晕,这是麻疹早期诊断的重要依据。此斑在皮疹出现后逐渐消失。

(3)出疹期:在发热 3～4 天皮肤开始出疹,先见于耳后、发际,渐及面部、颈部,自上而下蔓延至躯干四肢,最后达手掌及足部。皮疹初起为红色斑丘疹,呈充血性,大小不等,稀疏分明,继而疹色加深,呈暗红色,疹间可见正常皮肤,病情严重者皮疹常融合。此期患儿全身症状明显,高热(40℃左右)、汗出、咳嗽加剧、烦躁不安。

(4)恢复期:若无并发症发生,皮疹 3～4 天透齐后,身热渐退,皮疹按出疹的先后顺序收没,皮肤可见糠秕样脱屑和色素沉着斑,全身情况也随之好转。

2. 非典型麻疹

(1)轻型麻疹:多见于曾接种过麻疹疫苗或在潜伏期内曾接受过丙种球蛋白,或 8 个月以下从母体获得的抗体尚部分存在的婴儿。可见发热、眼结膜充血,上呼吸道症状较轻,皮疹稀疏、色淡、消失快,疹退后无色素沉着或脱屑,"麻疹黏膜斑"不明显,病程约 1 周,无并发症。常需要靠流行病学资料和麻疹病毒血清学检查确诊。

(2)重型麻疹:多见于免疫力低下继发严重感染或原患有营养不良者。起病即呈现高热,且持续 40℃ 以上,全身中毒症状及上呼吸道症状重,甚或谵妄、惊厥、昏迷等。皮疹密集或融合成片,呈紫蓝色出血性皮疹者,常有黏膜和消化道出血,或咯血、血尿、血小板减少等,又称为黑麻疹。部分患儿可表现为皮疹少,色暗淡,或皮疹骤退、四肢冰冷、血压下降等,出现循环衰竭的表现。此型患儿常有肺炎、心力衰竭等并发症,病死率高。

(3)无疹型麻疹:主要见于使用免疫抑制药的患儿。可无典型"麻疹黏膜斑"和皮疹,甚至整个病程中无皮疹出现。此型诊断不易,只有依赖前驱症状和血清中麻疹抗体滴度增高才能确诊。

(4)异型麻疹:多见于接种麻疹灭活疫苗后 4～6 年,再次感染麻疹病毒者。表现为突然高热、头痛、肌痛或四肢水肿,无麻疹黏膜斑;病后 2～3 天出疹,出疹顺序与正常顺序相反,从四肢远端开始,逐渐扩散到躯干、面部,皮疹呈多形性。

（四）并发症

1. 肺炎 为麻疹最常见的并发症，多见于 5 岁以下小儿。原发性系麻疹病毒本身引起的间质性肺炎，多随麻疹减轻而消失；继发性为肺炎链球菌、金黄色葡萄球菌、流感嗜血杆菌等感染引起，易并发脓胸和脓气胸继发肺炎。常见于重度营养不良或免疫功能低下的小儿，临床症状重，预后较差。

2. 喉炎 多见于 3 岁以下小儿，由麻疹病毒感染或继发细菌引起，临床表现为声音嘶哑、犬吠样咳嗽、吸气性呼吸困难及"三凹征"等，严重者可窒息死亡。

3. 心肌炎 当 2 岁以下小儿在出疹期或恢复期出现烦躁、气促、面色苍白、发绀、心音低钝、心率增快、心电图改变等表现时，要注意有无并发心肌炎，重者可出现心力衰竭、心源性休克。

4. 亚急性硬化性全脑炎 是麻疹的一种远期并发症，发病率约为百万分之一。本病常在原发麻疹 2～17 年后发病，开始症状较隐匿，有轻微的行为改变和学习障碍，继而出现智力低下、对称性肌阵挛，最后发展为木僵、昏迷、去大脑强直等，患者血清或脑脊液中麻疹病毒 IgG 抗体持续强阳性。

5. 脑炎 常发生于出疹后 2～6 天，临床表现和脑脊液检查与其他病毒性脑炎类似。病死率高，后遗症多，有运动、智力、精神障碍及癫痫等后遗症。

6. 其他 由于麻疹病程中持续高热、食欲减退或护理不当，可导致营养不良和维生素 A 缺乏，引起眼干燥症，出现视力障碍，甚至角膜穿孔、失明等。

(五)辅助检查

1. 外周血常规　外周血白细胞总数减少,分类中淋巴细胞相对增多。

2. 病毒分离　取早期患儿鼻咽分泌物,血、尿标本,可分离到病毒。

3. 血清抗体检测　患儿出疹后 3 天～4 周取血,麻疹病毒特异性 IgM 抗体阳性,或双份血清 IgG 抗体效价呈 4 倍以上升高,有助于诊断。

4. 病毒抗原检测　用免疫荧光法测定鼻咽分泌物或尿沉渣脱落细胞中麻疹病毒特异性抗原,可做出早期快速诊断。

5. 多核巨细胞检测　取患儿早期口腔黏膜或鼻咽拭子涂片检查,可找到多核巨细胞或包涵体。

(六)鉴别诊断

本病需与风疹、幼儿急疹及猩红热相鉴别。

二、治疗

西医目前尚无特殊治疗,以对症治疗、恰当的护理及预防并发症为主。对典型麻疹无并发症者,应以中医辨证治疗为主,治疗原则为"以透为顺,以清为要";对重症麻疹或出现并发症者,则应积极采取中西医结合的治疗方法。

(一)中医治疗

首辨顺证与逆证。顺证表现为皮疹依正常顺序出没,疹色红活,分布均匀,身热不甚,微有汗出,神志清楚,咳无气促,二便调和通畅,为正气盛,邪毒轻之表现;逆证表现为疹出先后无序或疹出不畅,或暴出暴收,疹色紫暗,稠稀不匀,并伴高热持续,或身热骤降,精神萎靡,或烦躁不安,或咳剧喘促,或声音嘶哑,状如犬吠,或神昏谵妄、惊厥抽搐等,为邪盛正衰之危候。

因"麻为阳毒,以透为顺……麻喜清凉",本病以清凉透疹为基本治疗原则,前驱期以辛凉透表为主;出疹期重在清热解毒;恢复期应甘凉养阴,清解余热。治疗中需注意:透疹不可过用辛温之剂,避免温燥伤津;清解勿过寒凉之品,以免伤阳而透疹无力;养阴忌滋腻以免留邪。

本处引谢玉琼之说,提醒医者治疹之重要禁忌:"麻乃肺胃蕴积热毒而发,不宜内实,不宜温补,而喜清凉,初起不可过用寒凉,以免遏伏难出"。

1. 邪犯肺卫

[证候] 发热恶风,鼻塞流涕,喷嚏,咳嗽,眼睑红赤,泪水汪汪,畏光羞明,体倦食少,小便短黄,或大便稀溏,发热2～3天在口腔颊部近臼齿出现麻疹黏膜斑,舌苔薄白或微黄,脉浮数。

[辨证] 本证多见于前驱期。临床以发热恶风,鼻塞流涕,流泪畏光,发热2～3天在口腔颊部近臼齿处出现麻疹黏膜斑为特征。

[治法] 辛凉透表,清宣肺卫。

[方药] 宣毒发表汤加减。高热无汗者,加浮萍透疹散邪;咽喉肿痛者,加射干、马勃清咽散结;发热阴伤者,加生地黄、玄参、石斛养阴清热;素体虚弱,无力透疹者,加党参、黄芪、黄精扶正透表;风寒外束,腠理开阖失司,影响透疹者,加麻黄、细辛辛温透表。

2．邪毒闭肺

［证候］ 高热不退，疹点不多，或疹点早回，或疹点密集，疹色紫暗，咳嗽气促，鼻翼扇动，唇周发绀，喉间痰鸣，烦躁不宁，舌红、苔黄，脉数。

［辨证］ 本证为麻疹合并肺炎。临床以高热不退，疹点不多，或疹点密集，咳嗽气促，鼻翼扇动，喉间痰鸣为特征。

［治法］ 宣肺开闭，清热解毒。

［方药］ 麻杏石甘汤加减。咳剧痰多者，加川贝母、鲜竹沥、天竺黄清肺化痰；疹点稠密，疹色紫暗，口唇发绀者，加丹参、紫草、红花活血化瘀；壮热气急，腹胀便秘者，加生大黄、玄明粉、山栀泻火通腑，急下存阴。

3．麻毒攻喉

［证候］ 身热不退，咽喉肿痛，声音嘶哑，咳声重浊，状如犬吠，喉间痰鸣，甚则吸气困难，胸高胁陷，面唇发绀，舌质红，苔黄腻，脉滑数。

［辨证］ 本证为麻疹合并喉炎。临床以麻疹疾病中出现咽喉肿痛，声音嘶哑，咳如犬吠，甚则吸气困难为特征。

［治法］ 清热解毒，利咽消肿。

［方药］ 清咽下痰汤加减。大便干结者，加生大黄、芒硝清热泻火通腑；咽喉肿痛甚者，加六神丸清热利咽。

4．邪入肺胃

［证候］ 发热持续，起伏如潮，每潮一次，疹随汗出，依序出现，疹点细小，由疏转密，稍觉凸起，触之碍手，疹色暗红，伴烦渴嗜睡，目赤眵多，咳嗽加剧，大便干结，小便短少，舌红苔黄，脉洪数。

［辨证］ 本证为麻疹出疹期。临床以发热起伏如潮，

疹随汗出,咳嗽加剧,烦渴,大便干结为特征。

[治法]　清热解毒,透疹达邪。

[方药]　清解透表汤加减。咳嗽剧者,加黄芩、鱼腥草、杏仁清肺化痰止咳;壮热、面赤、烦躁者,加生石膏、山栀、知母清热泻火;疹点紫暗,融合成片者,加赤芍、牡丹皮、生地黄清热凉血;齿衄、鼻衄者,加藕节炭、白茅根凉血止血。

5. 阴津耗伤

[证候]　疹点出齐后,发热渐退,咳嗽渐减,胃纳增加,精神好转,疹点依次渐回,皮肤呈糠秕状脱屑,留有色素沉着,舌红少津,苔薄,脉细数。

[辨证]　此期为麻疹恢复期。临床以皮疹依次回收,疹回热退,皮肤脱屑,色素沉着为特征。

[治法]　养阴生津,清解余邪。

[方药]　沙参麦冬汤加减。大便干结者,加火麻仁、全瓜蒌润肠通便;低热不退者,加银柴胡、地骨皮、白薇清退虚热;纳谷不香者,加山药、谷芽、炒麦芽健脾开胃;烦躁不安,手足心热者,加灯心草、生地黄、莲子心清热除烦。

6. 邪陷心肝

[证候]　疹点密集成片,色泽紫暗,高热不退,烦躁谵妄,甚则神昏,抽搐,舌红绛,苔黄糙,脉数。

[辨证]　本证为麻疹合并脑炎。临床以麻疹疾病中出现高热、烦躁谵语、神昏抽搐为特征。

[治法]　清热解毒,息风开窍。

[方药]　羚角钩藤汤加减。高热、神昏、抽搐者,加紫雪丹清热解毒,镇痉开窍;痰涎壅盛者,加石菖蒲、鲜竹沥清热化痰开窍;大便干结者,加生大黄、芒硝清热通腑;若疹点

骤没,面色青灰,汗出肢厥,心阳虚脱者,为内闭外脱之危候,宜急进独参汤或参附龙牡救逆汤以回阳救逆固脱。

(二)西医治疗

1. 对症治疗 高热者,给予小量退热药或物理降温,注意降温幅度不宜过大过快,体温宜维持在 38～38.5℃,有利于麻疹透发;烦躁不安时可予以镇静药;剧咳时用非麻醉镇咳药或超声雾化吸入;有明确的细菌继发感染时,应给予相应的抗生素,麻疹患儿对维生素 A 需要量大,世界卫生组织推荐,在维生素 A 缺乏区的麻疹患儿应补充维生素 A。

2. 并发症治疗 出现并发症者,应积极治疗。可参考有关章节处理。

第二节 水 痘

水痘,又名天花,是小儿特有的一种传染性疾病,临床比较多见。水痘的症状比天花和麻疹的症状轻,多流行于冬末春初,以 1—4 岁小儿发病最为多见。预后一般良好,发病一次,终身不再感染。水痘是由水痘—带状疱疹病毒引起的小儿常见急性传染病,临床特征为发热,皮肤黏膜分批出现的瘙痒性斑、丘、疱疹及结痂,且上述各期皮疹可同时存在。全年均可发生,以冬、春季节多见,发病年龄以 6—9 岁多见。水痘患者或带状疱疹患者为主要传染源,通过空气飞沫或接触患者疱疹内的疱浆可传播,人群对水痘普遍易感,一般预后良好。但免疫功能缺陷者,应用皮质激素、免疫抑制药治疗者及患有恶性疾病者,罹患本病病情较重,甚至危及生命。感染水痘后可获得持久免疫力,但以后可能发生带状疱疹。水痘的潜伏期为 10～21 天,结痂后病毒消失,故传染期自发疹前 24 小时至病损结痂约 10 天。

本病中医与西医病名相同,属于中医学"水花""水疮""水疱""零落豆子"等范畴。中医对水痘早有认识,《小儿卫生总微论方·疮疹论》云:"其疮皮薄,如水疱,破即易干者,谓之水痘。"目前认为,水痘为湿邪内蕴,风热侵袭,湿热互结郁闭肌表而发。

一、诊断要点与鉴别诊断

(一)诊断要点

典型水痘根据流行病学资料、临床表现,尤其皮疹形态、分布特点,不难做出诊断。非典型病例需靠实验室检查进行确诊。

(二)临床表现

1. **典型水痘** 潜伏期 10～20 天,平均 14 天。临床可分为前驱期和出疹期。

(1)前驱期:可无症状或仅有轻微症状,可见低热或中等程度发热、头痛、全身不适、乏力、食欲减退、咽痛、咳嗽等邪郁肺卫证候,持续 1～2 天即迅速进入出疹期。

(2)出疹期

①初为红斑疹,数小时后变为深红色丘疹,再经数小时发展为疱疹。位置表浅,形似露珠水滴,椭圆形,3～5mm,壁薄易破,周围有红晕。疱液初透明,数小时后变为浑浊,若继发化脓性感染则成脓疱,常因瘙痒使患儿烦躁不安。

②皮疹呈向心分布,先出现于头面、躯干,继为四肢,四肢远端、手掌及足底均较少。部分患儿鼻、咽、口腔、眼结膜

和外阴等处黏膜可发疹,黏膜疹易破,形成溃疡而疼痛。

③水痘皮疹先后分批陆续出现,每批历时 1～6 天,皮疹数目为数个至数百个不等。同一时期常可见斑、丘、疱疹和结痂同时存在。

④疱疹持续 2～3 天后从中心开始干枯结痂,再经 1 周痂皮脱落,一般不留瘢痕,若继发感染则脱痂时间延长,甚至可能留有瘢痕。

2. 先天性水痘　妊娠早期孕妇感染水痘可能引起胎儿的先天畸形(如肢体萎缩、小头畸形、白内障等);若发生水痘后数天分娩亦可发生新生儿水痘,该型水痘易发生弥漫性水痘感染,呈出血性,并累及肺和肝,病死率高。

3. 重症水痘　免疫功能低下者易形成播散性水痘,患儿表现为高热及全身中毒症状重,皮疹多而密集,易融合成大疱型或呈出血性,或伴有血小板减少而发生暴发性紫癜。此外,重症水痘还可出现水痘肺炎、水痘脑炎、横贯性脊髓炎、水痘肝炎、心肌炎及肾炎等并发症。若多脏器受病毒侵犯,病死率极高。

(三)辅助检查

1. 血常规　白细胞总数正常或稍低。

2. 疱疹刮片　刮取新鲜疱疹基底组织涂片,瑞氏染色可见多核巨细胞,苏木素-伊红染色可见细胞核内包涵体,可供快速诊断。

3. 病毒分离　将疱疹液直接接种于人胚成纤维细胞,分离出病毒再做鉴定,仅用于非典型病例。

4. 血清学检测　检测水痘病毒特异性 IgM 抗体或双份血清特异性 IgG 抗体 4 倍以上升高可协助诊断。

(四)鉴别诊断

1. **丘疹样荨麻疹** 本病多见于婴幼儿,系皮肤过敏性疾病,皮疹多见于四肢,可分批出现,为红色丘疹,顶端有小水疱,壁较坚实,触之碍手,痒感显著,周围无红晕,不结痂。

2. **手足口病** 本病1~2周前有手足口病接触史,疱疹出现的部位以口腔、臀部、手掌、足底为主,疱疹分布以离心性为主;水痘疱疹较手足口病的皮疹稍大,呈向心性分布,躯干、头面部多,四肢少,疱壁薄,易破溃结痂。

3. **脓疱疮** 好发于炎热夏季,以头面、颈项、四肢等暴露部位多见,躯干少。病初为红斑丘疹,继而为水疱,疱液浑浊成脓疱,根盘红晕显著,壁薄易破溃,脓液干涸后结成黄绿色厚痂,痂落后不留瘢痕。脓疱疮成批出现。外周血检查白细胞数量升高,以中性粒细胞为主。疱液可培养出细菌。

二、治疗

西医主要以对症治疗为主,必要时可应用抗病毒药物,同时注意防治并发症。中医以清热解毒利湿为基本治疗原则。

(一)中医治疗

1. **辨证论治** 由于水痘时行邪毒常夹有湿邪,治疗宜配合应用利湿之法。轻证邪在脾卫,治以疏风清热,解毒利湿;重证毒炽气营,治以清气凉营,解毒化湿。对邪毒内陷之变证,当佐以息风开窍,开肺化痰之法。慎勿透发,以防疱疹加重。

(1)邪郁肺卫

［证候］ 发热恶寒，或无发热，鼻塞流涕，偶有轻咳，24小时左右皮肤出现小红疹，数小时到 1 天后，大多变成椭圆形疱疹，痘疹稀疏，色红壁薄，疱液清亮，根盘微红晕，多见于躯干、颜面及头皮，舌质淡，苔薄白，脉浮数。

［辨证］ 本证临床以发热，皮疹稀疏，疹色红润，疱液清亮为特征。

［治法］ 疏风清热，解毒利湿。

［方药］ 银翘散加减。咽喉肿痛明显者，加射干、马勃解毒利咽；偏湿者，加滑石清热利湿；瘙痒明显者，加白鲜皮、白蒺藜祛风止痒。

（2）毒炽气营

［证候］ 壮热烦躁，口渴引饮，面赤唇红，口舌生疮，痘疹密布，疹色紫暗，疱液浑浊，甚至出现出血性皮疹，大便干结，小便黄赤，舌质红绛，舌苔黄糙而干，脉洪数。

［辨证］ 本证临床以壮热烦渴，痘疹密布，疹色紫暗，疱液浑浊为特征。

［治法］ 清气凉营，解毒化湿。

［方药］ 清胃解毒汤加减。高热者，合用白虎汤透热转气；大便秘结者，加大黄、枳实以通腑泻热；口唇干燥者，加麦冬、芦根以养阴生津。

若邪毒炽盛，内陷厥阴，出现神昏抽搐者，加钩藤、羚羊角镇惊息风，或予清瘟败毒饮加减，配用紫雪丹清热息风开窍；若邪毒闭肺，出现高热咳嗽、气喘鼻扇、口唇发绀者，可予麻杏石甘汤加减，清热解毒、开肺化痰。

2. 中成药

（1）桑菊感冒片：用于邪郁肺卫证。每次 1～2 片，每日

3 次口服。

（2）清开灵口服液：用于毒炽气营证。6 岁以内每次
10ml,7 岁以上每次 20ml,每日 2 次口服。

（3）黄栀花口服液：用于毒炽气营证。2－3 岁每次
5ml,4－6 岁 10ml,7－10 岁 15ml,11 岁 20ml。每日 2 次
口服。

3. 中药外治法

（1）青黛散麻油调后外敷,每日 1～2 次,用于疱疹破溃
化脓者。

（2）苦参 30g,芒硝 30g,浮萍 15g。煎水外洗,每日 2
次。用于皮疹稠密、瘙痒明显者。

（3）锡类散、冰硼散、珠黄散,任选一种,每次适量,每日
2～3 次吹口。用于口腔黏膜水疱破溃成溃疡者。

（二）西医治疗

1. 对症治疗　皮肤瘙痒可局部应用炉甘石洗剂,应防
止被抓破后感染。

2. 抗病毒治疗　对重症或有并发症或免疫功能低下的
患者,应及早使用抗病毒药。首选阿昔洛韦（无环鸟苷,
ACV）每次 10mg/kg 静脉滴注,每 8 小时 1 次,疗程 7～10
天。一般应在皮疹出现后 24 小时内开始应用。此外,早期
应用 α-干扰素可促进疾病恢复。

继发皮肤细菌感染时加用抗菌药物。糖皮质激素对水
痘病程有不利影响,可导致病毒扩散,应禁用。

三、临床心得

水痘为湿邪内蕴,风热侵袭,湿热互结郁闭肌表而发。

水痘初起的时候，一般很像感冒。有发热、头痛、咳嗽、打喷嚏、急躁不安、不欲进食等症状。一般发热不太高，在发热的同时，或发热1～2天后，头面部及耳后出现米粒大小的红疹。触之稍觉碍手，继在前胸、后背、四肢等处渐渐出现。疹点在头面、躯干较多，四肢较少，手足心更少，多成对出现。初起治疗宜辛凉平剂（如银翘散加减），但要根据水痘的不同形态而加减用药。如果水痘大如豌豆且水多，此为湿重，加一妙散；如果脓多，此为毒热，加蒲公英、紫花地丁、栀子皮；如果水疱周围红赤，此为血热，加黄连、板蓝根、赤芍；如果大便干燥、舌苔黄厚，加熟大黄。

水痘应与丘疹样荨麻疹相鉴别。就部位来说，水痘多见于颜面躯干，丘疹样荨麻疹多见于四肢。就疱疹而言，水痘之水疱，触之较软，水液清亮，并且同一时间、同一部位可同时见到斑丘疹、水疱疹及结痂；而丘疹样荨麻疹质地较硬，触之碍手。二者不难区别。

水痘具有一定传染性，应注意隔离与护理。饮食上应忌食鱼虾、牛羊肉等发物，以防症情加重。护理上应防止患儿抓破水疱，出现皮肤局部感染。可在破溃的水疱上外涂紫药水，以使水疱干燥结痂，降低感染机会。

第三节　腮腺炎（痄腮）

痄腮，是儿科的一种最常见的传染病，因其突然出现腮部肿胀、疼痛而得名。又因其腮肿如蛤蟆状，故又称"蛤蟆瘟"。"瘟"即有传染之意。西医称之为"流行性腮腺炎"。

痄腮一年四季皆可发生，以冬、春季节发病较多，其发病以学龄前儿童多见。年长儿患痄腮后，易合并脑炎、睾丸炎及卵巢炎。个别成人亦可发病。本病预后良好。

痄腮患病不外内、外二因。外感四时不正之气为其外因。素日过食辛热动火之物，久而积蓄生热，蕴于阳明胃经为其内因。正如《疡科心得》云："此由风温偶袭少阳，经脉失和所致。因耳前耳后、颊前皆属少阳经脉昕过之地。"《伤科症治大全》又云："多因甘甜厚味，脾胃积热所致。"《锦囊秘录》总结说："胸膈蕴积热毒，致生风痰，上攻头面，壅滞不散，发为痄腮。"邪毒自口鼻侵入后，壅阻少阳之络，故漫肿坚硬，多见于两耳下之腮部。若温毒炽盛，亦可出现壮热昏迷，惊厥。因少阳与厥阴相表里，足厥阴之经脉绕阴器，故年长儿可在发痄腮的同时，并发睾丸炎及卵巢炎。

本病初起多有恶寒发热等表证，但发热轻重不一，此与患儿的体质及感邪之轻重有关。继而出现腮部肿胀、疼痛，可见于一侧，亦可两侧同时肿大，亦有随即发至高峰，一般多在2～3天发至高峰。肿大的部位以耳垂为中心，边界不清，按之有弹性，如按熟卵，腮肿表面灼热，但表皮不红，咀嚼时，酸胀感明显。腮肿全病程为7～12天，腮腺不化脓。腮肿消退时，其他症状亦随之消失。

一、诊断要点与鉴别诊断

(一)诊断要点

根据流行病学史、接触史，以耳垂为中心的腮部漫肿、疼痛，诊断一般不困难。对疑似病例需根据血清学检查或病毒分离试验确诊。

(二)临床表现

潜伏期为14～25天，平均18天。前驱期可无症状，常以腮腺肿胀疼痛为疾病的自发表现。腮腺肿胀是以耳垂为中心,向前、后、下发展,边缘不清,触之有弹性感及触痛,表面发热但皮肤不红,张口咀嚼困难,进食酸性食物可促使唾液腺分泌,使疼痛加剧。腮腺肿胀为 1～3 天达高峰,持续 5 天左右,然后逐渐消退。通常一侧先有腮腺肿大,继之累及对侧,有时亦可累及下颌下腺或舌下腺发生肿胀,并可触及椭圆形腺体,腮腺导管口早期常有红肿,有助于诊断。不典型病例可无腮腺肿胀而以单纯睾丸炎或脑膜脑炎的症状出现,也有仅见颌下、舌下腺肿胀者。

(三)并发症

流行性腮腺炎是全身性疾病,病毒常侵犯中枢神经系统及其他腺体、器官而出现并发症,甚至某些并发症可不伴有腮腺肿大而单独出现。

1. 脑膜脑炎 是最常见的并发症,一般在腮腺炎高峰时,出现发热、头痛、呕吐、颈项强直、Kernig 征阳性,以及脑脊液改变等;一般预后良好,大多在 2 周内恢复正常,多无后遗症;但重症可留有神经系统后遗症,甚至危及生命。

2. 睾丸炎或卵巢炎 多在腮腺炎起病后 4～5 天,腮腺肿大开始消退时发生。男孩最常并发睾丸炎,主要为睾丸明显肿胀疼痛,以单侧为多,可并发附睾炎、鞘膜积液和阴囊水肿,30%～50%的病例睾丸可发生不同程度的萎缩,一般不影响生育,大多数患儿有发热、寒战等全身反应。女孩发生卵巢炎,但发生率比睾丸炎少,主要表现为腰部酸痛、下腹疼痛和压痛,月经不调,一般不影响生育。

3. 胰腺炎 常发生于腮腺肿大数日后。表现为上腹部疼痛和压痛,伴有体温骤然上升、恶心和呕吐等症状。由于单纯腮腺炎即可引起血、尿淀粉酶升高,故不宜作为诊断依据。检测血脂肪酶升高有助于胰腺炎诊断。

4. 其他并发症　如心肌炎、乳腺炎、肾炎、胸膜炎、甲状腺炎、关节炎、肝炎、角膜炎等。

(四)辅助检查

1. 血、尿淀粉酶测定　90％患儿发病早期有血清淀粉酶和尿淀粉酶增高,有助于该病的诊断。无腮腺肿大的脑膜炎患儿,血淀粉酶和尿淀粉酶也可升高。故测定淀粉酶可与其他原因引起的腮腺肿大或其他病毒性脑膜炎相鉴别。血脂肪酶增高,有助于胰腺炎的诊断。

2. 血清学检查

(1)抗体检查:用 ELISA 法检测血清腮腺炎病毒的 IgM 抗体,可作为近期感染的诊断,前提是 1 个月内未接种过腮腺炎减毒活疫苗。双份血清特异性 IgG 抗体效价有 4 倍以上增高有诊断意义。

(2)病原检查:近年来有应用特异性抗体或单克隆抗体来检测腮腺炎病毒抗原,可作为早期诊断。应用 PCR 技术检测腮腺炎病毒 RNA,有很高的敏感性。

3. 病毒分离采集　检测患儿唾液、血、尿或脑脊液,及时接种鸡胚或人胚肾细胞进行病毒分离试验,阳性标本采用红细胞吸附抑制试验或血凝抑制试验进行鉴定。

(五)鉴别诊断

1. 急性淋巴结炎　耳前、颈部、颌下淋巴结炎,有时易与腮腺炎、下颌下腺炎相混淆,应注意鉴别:淋巴结发炎时,局部疼痛较重,肿胀的淋巴结边缘清楚,质地较硬,不以耳垂为中心,局部红肿灼热明显,腮腺管口无红肿,常有头面或口咽部感染灶,周围血象白细胞总数及中性粒细胞增高。

2. 化脓性腮腺炎 中医称之为"发颐"。常为细菌感染,多为一侧腮腺肿大,双侧同时发生者少见。局部疼痛剧烈拒按,红肿灼热明显。腮腺导管口可呈现红肿,挤压腮腺有脓液自腮腺管口流出。无传染性。血常规检查示白细胞总数和中性粒细胞百分数明显增高。

3. 其他病毒性腮腺炎 流感病毒、副流感病毒、肠道病毒中的柯萨奇 A 组病毒等均可引起腮腺炎,对再次发生病毒性腮腺炎的病例,需根据血清学检查和病毒分离进行鉴别。

二、治疗

本病为病毒感染的自限性疾病,西医无特异性治疗药物,主要为对症治疗。中医以清热解毒、软坚散结为基本治疗原则,同时配合外治法,可促进腮肿消退。

(一)中医治疗

本病施治前应辨常证与变证。常证仅见发热、耳下腮肿者,为邪犯少阳证;或壮热不退,耳下腮肿、疼痛明显等热毒壅盛之证。若伴神志不清,反复抽搐,或睾丸肿痛,少腹疼痛者,则为变证。本病以清热解毒,软坚散结为基本法则。邪犯少阳者属轻症,治以和解少阳,散结消肿;热毒蕴结者属重症,治宜清热解毒,软坚散结,变证当以清热解毒,息风开窍,或清肝泻火,活血止痛。此外,可配合外治法,软坚散结,消除局部肿胀。

1. 热毒壅盛

[证候] 高热,一侧或双侧耳下腮部漫肿疼痛,范围

大,坚硬拒按,触之痛甚,张口咀嚼困难,或有烦躁不安,面赤唇红,口渴欲饮,头痛呕吐,咽红肿痛,颌下肿块胀痛,纳差,便秘溲赤,舌质红,舌苔黄,脉滑数。

[辨证]　本证为痄腮重症,临床以高热,烦躁,口渴,腮部漫肿疼痛,坚硬拒按,张口咀嚼困难为特征。本证易发生变证,须及早辨识。

[治法]　清热解毒,软坚散结。

[方药]　普济消毒饮加减。腮部肿痛,硬结不散者,加夏枯草、昆布、海藻软坚散结;高热、烦躁者,加石膏、知母清热泻火;便秘者,加大黄、芒硝通腑泻热;呕吐者,加竹茹清胃止呕。

2. 邪犯少阳

[证候]　轻微发热恶寒,一侧或双侧耳下腮部,或颌下漫肿疼痛,边缘不清,触之痛甚,咀嚼不便,或有头痛,咽红咽痛,纳少,舌质红,舌苔薄白或薄黄,脉浮数。

[辨证]　本证为痄腮初起,临床以低热或无发热,耳下腮部肿痛,全身症状不著为特征。

[治法]　和解少阳,散结消肿。

[方药]　柴胡葛根汤加减,腮肿明显者,加夏枯草清肝泻火,散结消肿;咽喉红肿者,加马勃、板蓝根、玄参清热解毒利咽;纳少呕吐者,加竹茹、陈皮降逆止呕。

3. 邪陷心肝

[证候]　高热不退,耳下腮部漫肿疼痛,坚硬拒按,头痛项强,烦躁,呕吐剧烈,或神昏嗜睡,反复抽搐,舌质红,舌苔黄,脉弦数。

[辨证]　本证以腮部漫肿疼痛,高热不退,头痛项强,

嗜睡,甚或神昏抽搐为临床特征。

[治法] 清热解毒,息风开窍。

[方药] 清瘟败毒饮加减。神志昏迷者,另服至宝丹清热镇惊开窍;抽搐频作者,加紫雪丹以解毒平肝息风;头痛剧烈者,加龙胆草、石决明清肝泻火;恶心呕吐者,加竹茹、代赭石降逆止呕。

4.毒窜睾腹

[证候] 腮部肿胀同时或腮肿渐消时,男性多有一侧或两侧睾丸肿胀疼痛,女性多有一侧或两侧少腹疼痛,痛时拒按,或伴发热,溲赤便结,舌质红,舌苔黄,脉弦。

[辨证] 本证以腮部肿胀同时或消退后,出现睾丸肿胀疼痛,或少腹部疼痛为临床特征。

[治法] 清肝泻火,活血止痛。

[方药] 龙胆泻肝汤加减。睾丸肿大明显者,可加荔枝核、橘核、青皮、莪术、皂荚以行气散滞,消肿止痛。少腹痛甚伴腹胀便秘者,加大黄、枳壳、木香理气通腑泻热。

(二)西医治疗

对高热患儿可采用物理降温或使用解热药;严重头痛和并发睾丸炎者可酌情使用镇痛药;合并睾丸炎时,用"丁"字带托住阴囊;重症患儿可短期应用肾上腺皮质激素,疗程3~5天;合并胰腺炎时应禁食、静脉输液加用抗生素;也可使用干扰素。

三、临床心得

本病治疗分为内服、外用二类。内服药:初起风热时毒,郁阻少阳,故治宜疏风清热,解郁消肿,方用银翘散加减治之。中期风热重症毒热亢盛,蕴蒸少阳,治宜清热解毒,软坚散结,方用普济消毒饮加减治之。后期热退肿不消,治宜活血化瘀,软坚散结。若神昏谵语,烦躁不安,可酌情选用"三宝"治之。

在临床治疗时首先注意腮肿的软硬。痄腮濡软,按之没指,根蒂不坚硬而热属发颐。软与硬说明邪的轻重而已,软者风重,硬者毒热重,软而无根可不用药而愈。肿而硬一般要用药治疗。治疗此病的药物选择如下:疏风药,如荆芥、防风、薄荷、僵蚕、柴胡。临床使用荆芥、防风、柴胡时除表郁者一般不可轻易使用,尤其毒热过重者,用药反而肿胀。

解毒药有金银花、连翘、蒲公英、紫花地丁、板蓝根、大青叶。清热药有黄芩、栀子、大黄、龙胆草。其中大黄既可通便又可活血化瘀,消肿甚佳。初起,表郁重者不可过用寒遏,免致热伏不得外达,肿反不消。活血化瘀药有牡丹皮、赤芍、红花。软坚散结药有昆布、夏枯草、生牡蛎、浙贝母、马勃、元参。此类药用于无大热,腮肿日久不消,取其软坚散结,急热肿痛时可选后三味用。昏迷惊厥药有安宫牛黄散、紫雪丹。

在治疗上,初起一两天,兼表邪,肿而软的,宜清热解毒兼透表散邪,略用宣消之药,如马勃、苦梗等;肿已四五日而硬痛者,当清热解毒之中兼用消肿散结之药,如川贝、夏枯草等。毒热过重者,禁用柴胡、升麻等升提药,免引毒热上攻,反令头面肿大,但初起无大热时,亦不可过用寒凉,以免热郁结不散而肿不消。如症中兼见大便秘结者,当用生大黄,既清热破血散结,又可通便清热,此是秘诀。方剂中加用元参,以育阴清热,解毒之功大于养阴。此病禁食鱼腥等发物。

第四节 手足口病

手足口病(HFMD)是由多种肠道病毒引起的急性出疹性传染病,临床以发热和手足肌肤、口咽部发生皮疹、疱疹为特征。少数病例可出现脑膜炎、脑炎、脑脊髓炎、肺水肿、循环障碍等,个别重症患儿病情进展快,易发生死亡。手足口病是现代新认识的发疹性传染病,无相应中医病名,多属中医学"时疫""温病""疫疹"等范畴。

手足口病流行无明显的地区性,一年四季均可发病,以夏、秋季节多见,5—7月是手足口病的发病高峰期。任何年龄均可感染,以隐性感染为主,5岁以下儿童占多数,尤其以3岁以下发病率最高。男性患儿多于女性患儿。病例以散居儿童为主,特别是农村散居儿童,其次是幼托儿童和学生。该病在流行期间,可发生幼儿园集体感染和家庭聚集发病现象。

本病是以发热,手、足、口腔发有疱疹为特征,由病毒引起的一种流行性传染性疾病。临床常见发热,流涕,不欲进食,手足心、手指、足趾背分肉之际可见疱疹,相对而生,甚至肘、膝等部亦出现皮疹,呈充血性红斑,或丘疹或疱疹,小如粟米,大如豆粒,有痒感,溃后痛减,口腔及舌咽腭部充血,并有散在的疱疹,破后溃疡,形成口疮。

该病多由于感染湿热毒疫之邪,自口鼻及肌肤所侵入,并蕴结于上、中二焦,内伤脾胃与肺,因湿热重浊、湿蕴、黏腻,与热毒相结,则充斥肌腠、四肢、口腔,深入于血,外发红疹、溃疡后作痛作痒。由于脾主肌肉,达于四肢,开窍于口,因而湿热之毒自血循经入络,外发脾之四末、手足指端。手足指为气血难到之处,而湿热又易于积蓄之所,严重时可及手足掌心等处,湿热上蒸于口,因而口腔、舌咽腭峡溃疡,形成手足口综合征。中湿热毒各有所偏盛。或湿热并盛,或毒热并重,因之药物亦应有所偏重。其湿偏重者,加藿香、佩兰叶以增强芳香化湿浊的作用;热偏重者,除生石膏加量外,还要加牡丹皮、紫草等以清热凉血;毒邪重者,加紫花地丁、大青叶、败酱草等以清热解毒。

一、诊断要点与鉴别诊断

(一)诊断要点

手足口病的临床诊断以手、足、口、臀部皮疹,伴或不伴发热为主要表现,常见于学龄前儿童,尤以 3 岁以下患儿多见;极少数重症病例皮疹可不典型;咽拭子或咽喉洗液、粪便或肛拭子、脑脊液或疱疹液,以及组织标本病毒分离、病原核酸检测、血清特异性抗体检测可帮助诊断,确定病原学诊断。

临床分为 4 期:①手足口病/疱疹性咽峡炎期;②神经系统受累期;③心肺衰竭期;④生命体征稳定期。临床分型依据病情轻重,分为普通病例和重症病例。

(二)临床表现

普通病例仅手、足、口、臀部皮疹,伴或不伴发热。重症病例表现如下。

1. 重型 出现神经系统受累表现。如精神差、嗜睡、易惊、谵妄;头痛、呕吐;肢体抖动,肌阵挛、眼球震颤、共济失调、眼球运动障碍;无力或急性弛缓性麻痹;惊厥。体征可见脑膜刺激征,腱反射减弱或消失。

2. 危重型 出现下列情况之一者:①频繁抽搐、昏迷、脑疝;②呼吸困难、发绀、血性泡沫痰、肺部啰音等。③休克等循环功能不全表现。

手足口病重症病例危重型,病死率较高,应早期识别。具有以下特征,尤其是 3 岁以下的患儿,应密切观察病情变化:①持续高热不退;②精神差、呕吐、易惊、肢体抖动、无力;③呼吸、心率增快;④出冷汗、末梢循环不良;⑤高血压或低血压;⑥外周血白细胞计数明显升高($>15\times10^9/L$)或显著降低($<2\times10^9/L$);⑦高血糖($>9\mathrm{mmol/L}$)。

(三)辅助检查

1. 血常规检查 白细胞计数正常或降低,以淋巴细胞增多为主。病情危重者白细胞计数可明显升高或显著降低。

2. 血生化检查 部分病例可有轻度肝酶及心肌酶水平升高,程度与病情和预后密切相关。并发脑炎者可有血糖升高,并发多器官功能损害者可出现血氨、血肌酐、尿素氮等升高。C-反应蛋白一般不升高。

3. 病原学检查 组织培养分离肠道病毒是诊断的"金标准"。EV71 等肠道病毒特异性核酸检测阳性是确认手足口病的主要方法;咽、呼吸道分泌物,疱疹液,粪便阳性检出率高;血清学检查,以急性期与恢复期血清中肠道病毒中和抗体滴度 4 倍以上增高证明病毒感染。

4. 血气分析 呼吸系统受累时可有动脉血氧分压降低,血氧饱和度下降,二氧化碳分压升高,酸中毒。

5. 脑脊液检查 神经系统受累脑脊液可表现为外观清

亮,压力增高,白细胞计数增多,多以单核细胞为主,蛋白正常或轻度增多,糖和氯化物正常。

6. 物理学检查

(1)胸部 X 线检查:可表现为双肺纹理增多,网格状、斑片状阴影,部分病例以单侧为著。

(2)磁共振:神经系统受累者可有异常改变,以脑干、脊髓灰质损害为主。

(3)脑电图:可表现为弥漫性慢波,少数可出现棘(尖)慢波。

(4)心电图:重症病例可见心动过速或过缓,Q-T 间期延长,ST-T 改变。

(四)鉴别诊断

手足口病普通病例需与水痘、丘疹样荨麻疹及脓疱疮等相鉴别;仅表现疱疹性咽峡炎而无皮疹者需与疱疹性龈口炎相鉴别;神经系统受累期需与其他疾病所致脑炎和脑膜炎相鉴别;重症手足口合并急性弛缓性瘫痪需与脊髓灰质炎相鉴别;重症手足口发生神经源性肺水肿应与重症肺炎相鉴别;以循环障碍为主的重症手足口病需与暴发性心肌炎相鉴别。

口疮常以口腔内出现单个或成簇小疱疹为主要临床特征,好发于颊黏膜、齿龈、舌、唇内和唇黏膜及邻近口周皮肤,疱疹周围有红晕,迅速破溃后形成溃疡,有时可累及软腭和咽部,不伴有手、足、臀部皮肤疱疹。

二、治疗

(一)中医治疗

手足口病属中医学"温病"范畴,临证多为实证、热证,风火湿热炽盛是手足口病流行的关键,主要辨风热(温热)还是湿热,辨轻症与重症。轻症发热同时或之后出现皮疹或疱疹,辨风热与湿热,以疱疹为佐证。重症可见壮热,有皮疹或疱疹,出现易惊、肢体抖动,甚者出现颈项强直和抽搐等症状,辨为火热炽盛,内陷厥阴,扰动肝风,或湿热窜及经络,亦可见疫毒内陷,心阳虚衰,肺气外脱之证。

治疗原则为清热祛湿解毒,轻症治宜宣肺解表,清热化湿;重症治宜清气凉营,解毒祛湿。出现邪毒内陷或邪毒犯心者,又当配伍清心开窍、镇惊息风,或益气养阴、活血祛瘀等法;因小儿脾胃薄弱,故遣方用药还应注意,解表不可过于辛散,祛湿不可峻利温燥,清热解毒不可过于寒凉,应中病即止,以免耗气伤阴,损伤脾胃。

1. 辨证论治

(1)轻症

①邪犯肺脾:症见口腔内硬腭、颊部、齿龈、唇内、舌部等处出现疱疹,破溃后形成溃疡,疼痛流涎,拒进饮食;1～2天后手掌足跖出现斑丘疹,皮疹迅速转化为疱疹,分布稀疏,疹色红润,根盘红晕不著,疱液清亮;前驱症状多为发热轻微或不发热、流涕、咳嗽、咽红疼痛、纳差、恶心、呕吐、泄泻;舌质红,苔薄黄腻,脉浮数;治疗原则为宣肺解毒,清热化湿。方用甘露消毒丹加减。

②湿热毒盛:症见口腔部出现疱疹,并迅速破溃形成溃疡面,溃疡灼热疼痛,流涎,拒食;手掌足跖出现疱疹,可波及腿部、臀部,疱疹分布稠密或成簇出现,疹色紫暗,根盘红晕显著,疱液浑浊;可伴有持续高热、烦躁、口臭、口渴,小便黄赤,大便秘结;也有的皮疹稀少,体温不高,精神萎靡;舌

质红绛,苔黄腻,脉滑数。治疗原则为清气凉营,解毒化湿。方用清瘟败毒饮加减。

③气阴两伤:身热渐退,皮疹渐消,咽干唇燥,食欲缺乏,或病程较长,低热反复,多汗易汗,纳呆便溏,神疲乏力,舌红少津,苔剥脱或苔薄白,脉细数无力。治疗原则为益气养阴,清热生津。方用沙参麦冬汤加减。

(2)重症

①邪陷心肝:壮热持久不退,烦躁,谵语,精神萎靡,嗜睡,神昏,项强,易惊,抽搐、呕吐;疱疹稠密,疱液浑浊紫暗,疱疹形小;或可见疱疹数量少,甚则无疹;舌质红绛,舌苔黄燥起刺,脉弦数有力。治疗原则为清热解毒,息风开窍。方用羚角钩藤汤加减。

②邪伤心肺:身热不退,频咳,气急,胸闷,心悸,不能平卧,烦躁不安,甚则面色苍白,唇指发绀,肢厥冷汗,咳粉红色泡沫样痰;疱疹稠密,疱液浑浊,疱疹可波及四肢、臀部、肛周;或可见疱疹数量少,甚则无疹;舌质暗红,舌苔白腻,脉沉细无力。治疗原则为泻肺逐水,解毒利湿。方用己椒苈黄丸合参附汤加减。

③邪毒侵心:心悸怔忡,烦躁不宁,唇甲发绀,面白多汗,肢厥;疱疹渐消;舌质紫暗,脉微,或见结代。治疗原则为清热化湿,宁心通络。方用葛根黄芩黄连汤合血府逐瘀汤加减。

2. 口服中成药

(1)蓝芩口服液:每支 10ml,0—1 岁每次 1/2 支,1—3 岁每次 2/3 支,3—5 岁每次 1 支,每日 3 次。

(2)蒲地蓝消炎口服液:每支 10ml,0—1 岁每次 1/3 支,

1—3 岁每次 1/2 支,3—5 岁每次 2/3 支,5 岁以上每次 1 支,每日 3 次。

(3)康复新液:3 岁以下每次 3ml,3 岁以上每次 5ml,每日 3 次,含服 1 分钟以上,皮疹处外擦康复新液,每日 3 次。

(4)金莲清热泡腾片:1 岁以下每次 1 片,每日 3 次,高热者每日 4 次;1—15 岁每次 1~2 片,每日 4 次,高热者每 4 小时 1 次。

(5)小儿牛黄清心散:口服,1 岁以内每次 1 袋,1—3 岁每次 2 袋,3 岁以上酌增,每日 1~2 次。

3. 中药注射剂

(1)痰热清注射液:0.3~0.5ml/kg,最高剂量不超过 20ml,加入 5%葡萄糖注射液或 0.9%氯化钠注射液 100~200ml,静脉滴注,每日 1 次。用于邪犯肺脾证、邪伤心肺证。

(2)喜炎平注射液:5~10mg/(kg·d),加入 5%葡萄糖 100~250ml 中静脉滴注,最大剂量不超过 100mg/d。用于邪犯肺脾证、湿热毒盛证。

(3)热毒宁注射液:最高剂量不超过 10ml,以 5%葡萄糖注射液或 0.9%氯化钠注射液 50~200ml 稀释后静脉滴注,每日 1 次。

4. 外治疗法

(1)西瓜霜、冰硼散、珠黄散:任选 1 种,涂搽口腔患处,每日 3 次。用于口腔疱疹未溃破者。

(2)锡类散:涂搽口腔内患处,每日 3 次。用于口腔疱疹溃破者。

(3)炉甘石洗剂:涂搽手足疱疹患处,每日 3 次。用于手足疱疹瘙痒者。

(4)金黄散、青黛散:任选 1 种,麻油调,敷于手足疱疹患处,每日 3 次。用于手足疱疹重者。

(5)开喉剑喷雾剂:喷口腔,每日 3～4 次。

5. 灌肠疗法　清开灵注射液 10～20ml,双黄连注射液 10～20ml,任选一种,保留灌肠,每日 1 次。用于邪犯肺脾证、湿热毒盛证、邪陷心肝证。中药保留灌肠(普通型:白茅根、金银花、野菊花各 6g,黄连 1g,生石膏 12g,知母、藿香各 3g,紫草 10g,青蒿、生甘草各 5g。重症:生石膏 15g,桂枝、生大黄各 1g,广地龙、栀子、全蝎各 5g,滑石、寒水石各 10g,生龙骨、生牡蛎各 6g,赤石脂 3g)。

(二)西医治疗

1. 一般治疗　注意隔离,避免交叉感染;适当休息,清淡饮食,做好口腔和皮肤护理;严密观察病情变化,密切监护。

2. 早期应用抗病毒药物　如利巴韦林、干扰素。

3. 对症治疗　高热者积极采用物理降温,必要时给予解热镇痛药对乙酰氨基酚,每次 10～15mg/kg 口服;烦躁不安者给予异丙嗪每次 1mg/kg 肌内注射;皮肤瘙痒者,给予炉甘石洗剂外涂;口腔疱疹破溃者,用 1％～3％过氧化氢或 2％碳酸氢钠溶液漱口,疼痛严重者,进食前可先涂 2％丁卡因。

4. 并发症治疗

(1)神经系统受累治疗

①控制颅内高压:限制入量,给予甘露醇每次 0.5～1g/kg,每 4～8 小时 1 次,20～30 分钟静脉注射,根据病情调整

给药间隔时间及剂量。必要时加用呋塞米。

②静脉注射免疫球蛋白,总量 2g/kg,分 2～5 天给予。

③酌情应用糖皮质激素治疗。参考剂量:甲泼尼龙 1～2mg/(kg·d);氢化可的松 3～5mg/(kg·d);地塞米松 0.2～0.5mg/(kg·d),病情稳定后,尽早减量或停用。个别病例进展快、病情凶险,可考虑加大剂量,如在 2～3 天给予甲泼尼龙 10～20mg/(kg·d)(单次最大剂量不超过 1g)或地塞米松 0.5～1mg/(kg·d)。

④其他对症治疗:降温、镇静、止痉。

(2)呼吸、循环衰竭治疗

①保持呼吸道通畅,吸氧。

②确保两条静脉通道通畅,监测呼吸、心率、血压和血氧饱和度。

③呼吸功能障碍时,及时气管内插管使用正压机械通气,并根据血气分析、X 线胸片结果随时调整呼吸机参数。

④在维持血压稳定的情况下,限制液体入量(有条件者根据中心静脉压测定调整液量)。

⑤头肩抬高 15°～30°,保持中立位;留置胃管、导尿管。

⑥药物应用:根据血压、循环的变化可选用米力农、多巴胺、多巴酚丁胺等药物;酌情应用利尿药治疗。

⑦保护重要脏器功能,维持内环境的稳定。

⑧监测血糖变化,严重高血糖时可应用胰岛素。

⑨抑制胃酸分泌:可应用西咪替丁、奥美拉唑等。

⑩有效抗生素防治继发肺部细菌感染。

三、临床心得

本病主要以脏腑辨证为纲,根据病程、发疹情况及临床伴随症状判定病情轻重,区别病变脏腑。属轻症者,病程短,疱疹仅限于手足掌心及口腔部,全身症状轻微,或伴肺脾二经症状;若为重症,则病程长,除手足掌心及口腔有疱疹外,全身症状较重,常伴高热、烦躁、口痛、拒食等,甚或出现邪毒内陷、邪毒犯心等心经、肝经证候。部分重症病例,疫毒炽盛,可迅速内陷心肝而出现高热神昏、抽搐、胸闷、心悸、咳喘、咯血、肢体瘫痪等,可危及生命。

临床也可以温病学理论为指导,按卫、气、营、血辨证,并结合脏腑经络辨证。早期病邪在肺卫,表现为发热、流涕、咳嗽、咽痛等症状,疱疹主要在手太阴肺经循行部位;继而出现卫气同病见脾胃湿热的证候:口痛、流涎、拒食、恶心、呕吐、便溏等,疱疹主要分布在脾胃两经循行部位;若邪毒炽盛可出现气营两燔的证候,进一步可逆传心包,内陷厥阴。恢复期则见气阴耗损的证候。

同时,辨别湿与热的偏盛程度是本病在卫、气分阶段的辨证关键。不规则发热,热势低,口渴喜热饮,精神不振,胸脘满闷,恶心呕吐,大便黏腻不爽,疱疹较大,为湿重于热;壮热持续,口渴喜冷饮,烦躁,大便干,疱疹稠密,盘根深红,为热重于湿;热势较高,口渴不欲饮,疱疹散在手足掌心或口周、口内、臀部等部位,根盘红晕,疱液清亮,为湿热并重。治疗上,偏湿盛者,治以利湿化湿为主,佐以清热解毒,但祛湿不可太过,以防伤阴耗液,化燥生风;偏热重者,以清热解毒为主。

第五节 病毒性脑炎

病毒性脑炎是指各种病毒引起的脑实质炎症,如果脑膜同时受累则称为病毒性脑膜脑炎。临床以发热、头痛、呕吐、嗜睡或惊厥及脑膜刺激征等为主要表现。中医学可归属"温病""急惊风""痉证"等范畴,若以精神神经症状为主可归入"癫狂""痫证"范畴。

病毒性脑炎(除乙型脑炎、森林脑炎外),多无地域性,具有"散发性"和病原多元性的特点。近年来,流行性乙型脑炎的发病率明显下降,肠道病毒诱发的小儿病毒性脑炎呈现上升态势,如肠道病毒 EV71 引起的手足口病脑炎等;从病毒与年龄的关系特征来看,肠道及呼吸道侵入性病毒致婴幼儿得病的概率较大;单纯疱疹病毒的侵入致大龄儿童得病的机会增多。

农村的发病率略高于城市,任何年龄均可发病,以 3 岁以下小儿为多见,有免疫缺陷的体弱儿更易罹患。本病的预后与病情轻重密切相关,病情轻者预后良好,1～2 周可完全恢复,少数患儿起病急骤,进展迅速,如果得不到及时治疗,可导致严重的神经系统后遗症,如瘫痪、智力低下,甚至短期内死亡。

一、诊断要点与鉴别诊断

(一)诊断要点

病毒性脑炎诊断主要根据急性起病的全身感染中毒症状、脑膜刺激征、脑脊液检查细胞轻、中度增高,除外其他疾病,确诊需脑脊液病原学检查。大多数病毒性脑膜炎或脑炎的诊断有赖于排除颅内其他非病毒性感染、Reye 综合征等常见急性脑部疾病后确立。少数患者明确地并发于某种病毒性传染病,或脑脊液检查证实特异性病毒抗体阳性者,可直接支持颅内病毒性感染的诊断。脑脊液病毒特异性抗体测定,脑脊液病毒培养和鉴定以区分不同病毒感染,确定病原学诊断。对已明确病毒性脑炎的患者,应尽快确定或排除有特效治疗方法的单纯疱疹病毒性脑炎。

(二)临床表现

1. **惊厥**　主要表现为全部性或局灶性抽搐发作。

2. **颅内压增高**　表现为头痛、呕吐、血压增高等,婴儿表现为烦躁不安、容易激怒、前囟饱满等,若出现呼吸节律不规则或瞳孔不等大,则考虑颅内高压并发脑疝的可能性。

3. **意识障碍**　轻者无意识障碍,重者可出现不同程度的意识障碍、精神症状和异常行为,如狂躁、幻觉、失语,以及定向力、计算力与记忆力障碍等。

4. **局灶性表现**　脑部病变累及的部位及程度不同,临床表现多样。如小脑受累可明显出现共济失调;脑干受累可明显出现交叉性偏瘫和中枢性呼吸衰竭;基底神经节受累明显则出现手足徐动、舞蹈动作和扭转痉挛。

5. **病理反射和脑膜刺激征**　均为阳性。

(三)辅助检查

1. **周围血白细胞计数及分类检验**　白细胞计数正常或降低或轻度升高,淋巴细胞比例上升,常有异型淋巴细胞。

2. **影像学检查**　病毒性脑炎影像学表现缺乏特异性,甚至可以无阳性影像学表现,致病的病毒种类繁多,但病理改变却是相似的。CT 表现主要为脑实质低密度影、占位效应及不均匀的造影剂增强。MRI 优于 CT,能比 CT 更早发现颅内的炎性病灶。MRI 无颅底伪影干扰,能较好地显示颅后窝病灶,在显示病灶的数量、范围等方面均较 CT 敏感和准确。脑部 CT 或 MRI 还可排除其他疾病,如脑出血、脑脓肿、脑肿瘤、卒中等,确定脑内有无局灶性改变,中等及重症病例评估预后等。

3. 脑电图(EEG)　只能提示异常脑功能,不能证实病毒感染性质。以弥漫性或局限性异常慢波背景活动为特征,少数伴有棘波、棘慢综合波。EEC 改变与病毒感染后病理改变的严重程度、临床症状和病理变化一致。EEG 是监测脑功能变化及病理变化的敏感指标,能够较早地反映脑组织损害程度,对协助诊断、疗效观察及预后评价有较高的临床应用价值。

4. 脑脊液检查(CSF)　脑脊液无色透明,压力正常或增高,细胞数轻度增加,可达$(10\sim1000)\times10^6/L$。早期以多形核细胞为主,8～48 小时后以淋巴细胞为主,糖和氯化物含量正常,蛋白略升高,涂片和培养无细菌发现。CSF 是鉴别其他颅内感染的重要指标,但病毒性脑炎病情的严重程度和 CSF 检测指标并不一定成正相关,大约 70% 病毒性脑炎患者的 CSF 表现正常或轻微异常,有 3%～5% 的严重感染者 CSF 检查完全正常。

5. 病毒学检查　部分患儿脑脊液病毒核酸检测阳性,病毒培养及特异性抗体测试阳性,恢复期血清特异性抗体滴度高于急性期 4 倍以上有诊断价值。

(四)鉴别诊断

小儿病毒性脑炎需与颅内其他非病毒性感染相鉴别,如化脓性、结核性、隐球菌脑膜炎,脑脓肿,肺炎支原体脑炎,寄生虫(如弓形虫)、立克次体、钩端螺旋体及神经梅毒等感染,也需与 Reye 综合征、感染后脑炎(急性播散性脑脊髓炎)、多发性硬化症、脑肿瘤、复发性无菌性脑膜炎(Mollaret 脑膜炎)、中毒性脑病、颅内血肿、血管病变及系统性红斑狼疮性脑病等鉴别。

1. 急惊风　昏迷、抽搐为一过性,热退后抽搐自止者为表热;高热持续,反复抽搐、昏迷者为里热,神志昏迷,高热痰鸣,为痰热上蒙清窍;妄言谵语,狂躁不宁,为痰火上扰清空;深度昏迷,嗜睡不动,为痰浊内陷心包,蒙蔽心神。婴幼儿时期应与感冒夹惊鉴别。感冒夹惊多发生在 3 个月～5 岁,在感受外邪初期,当体温在 38℃ 以上时,突然发生惊厥,无颅内感染和其他导致惊厥的器质性或代谢性异常,一次热程中仅有 1 次发作。

2. 痫病　以突然昏仆,口吐白沫,肢体抽搐,移时自醒为特点,一般不发热,年长儿较为多见,多有家族史,脑电图检查可见癫痫波。

3. 厥证　以突然昏倒、不省人事、四肢逆冷为主要表现,厥证多出现四肢逆冷而无肢体抽搐或强直等表现。

二、治疗

(一)中医治疗

病毒性脑炎具有热、痰、风的临床和病理特点,因此治疗可从热、痰、风论治。治疗原则清热、豁痰、开窍、息风。急性期以解热为先,邪在卫表者,治宜疏风清热;邪入气分者,治宜清气泻热;邪郁化火,入营入血者,治宜清营凉血解毒,并结合痰证、风证,施以开窍豁痰、息风镇痉等法。恢复期及后遗症期以扶正祛邪为要,余邪未尽,虚热不退者,治宜养阴清热;痰蒙清窍,神识不明者,治宜豁痰开窍或泄浊醒神;内风扰动,肢体失用者,治宜益气活血祛风或搜风通络舒筋。除内治疗法外,还可配合使用针灸、推拿、敷贴等疗法,必要时需中西医结合治疗。

1. **辨热证** 热证主要表现为发热,但有表热、里热之区别。初起邪在卫气,表里俱热,以表热为主。若病情进展,邪入气营,则转为里热,高热持续,口渴引饮,烦躁不安,甚或神昏抽搐;若病情进一步发展,邪热深伏于里,则出现身热起伏,夜热早凉,昏迷抽搐等邪入营血证候。恢复期热证多由实转虚,出现热伤阴津,阴虚发热。

2. **辨痰证** 痰证主要表现为神识异常,又有有形之痰与无形之痰之分,痰浊、痰火之别。无形之痰的主症是心神失主,痰浊蒙窍者神识模糊,口噤不语,嗜睡昏迷;痰火扰心者烦躁不安,狂躁谵语,嚎叫哭闹。有形之痰的主症是痰壅咽喉,其痰闻之有声、吐之可见,重者可见神识异常表现。恢复期、后遗症期痰证仍要辨痰火与痰浊。痰火症见躁扰不宁,烦躁哭闹;痰浊症见神识不清,痴呆失语,吞咽困难,喉中痰鸣。

3. **辨风证** 风证在急性期的主要表现为抽搐,但有外风、内风之不同。外风邪在卫分,内风邪入气营。恢复期、后遗症期风证的主要表现为肌力和肌张力异常,其中属实证者,症见强直性瘫痪或癫痫发作;属虚证者,症见肢体不用、肌肉痿软。

4. **急性期**

(1)邪犯卫气:症见发热恶寒,或但热不寒,头痛项强,无汗或少汗,口渴引饮,恶心呕吐,或见抽搐,神烦不安或嗜睡,舌质红,苔薄白或黄,脉浮数或洪数,指纹青紫。治疗原则为疏风解表,清热解毒。方用银翘散合白虎汤加减。

(2)气营两燔:症见高热持续,头痛剧烈,呕吐频繁,颈背强直,烦躁谵语,四肢抽搐,喉中痰鸣,唇干渴饮,溲赤便结,舌质红绛,苔黄厚,脉数有力,指纹紫滞。治疗原则为清气凉营,泻火解毒。方用清瘟败毒饮加减。

(3)邪陷心肝:症见身热起伏,夜热早凉,四肢抽搐,两目上视,项强口噤,角弓反张,神识昏迷,手足躁扰,甚或神昏狂乱,肢端厥冷,呼吸深浅不匀,舌干绛无苔,脉细数。治疗原则为清热解毒,息风开窍。方用犀角地黄汤合羚角钩藤汤加减。

5. 恢复期、后遗症期

(1)阴虚内热:症见低热不退,或呈不规则热,两颧潮红,手足心热,虚烦不宁,时有惊惕,咽干口渴,大便干结,小便短少,舌红少苔或无苔,脉细数,指纹淡紫。治疗原则为养阴清热。方用青蒿鳖甲汤加减。

(2)痰浊蒙窍:症见神识不清,或耳聋失语、痴呆,吞咽困难,口角流涎,喉间痰鸣,舌质淡,苔厚腻,脉濡滑。治疗原则为豁痰开窍。方用涤痰汤加减。

(3)气虚血瘀:症见面色萎黄,神疲肢倦,肌肉痿软无力,肢体不用,舌质淡,苔薄白,脉细弱。治疗原则为益气养阴,活血通络。方用补阳还五汤加减。

(4)风邪留络:症见肢体强直瘫痪,或震颤拘挛,关节僵硬,或角弓反张,或癫痫发作,舌苔薄白,脉细弦。治疗原则为搜风通络,养血舒筋。方用止痉散加味。

6. 中成药

(1)中药传统制剂:紫雪丹,每次 0.1~0.2g,温开水调服,每日 1 次;安宫牛黄丸,每次 1/2~1 丸,每日 1 次,口服。

(2)小儿牛黄清心散口服:1 岁以内每次 1 袋,1~3 岁每次 2 袋,3 岁以上酌增,每日 1~2 次。

(3)清开灵注射液:1ml/kg 加入 0.9%盐水中灌肠,每日 1 次。

(4)喜炎平:10mg/(kg·d),加入 5%葡萄糖液或 0.9%盐水中静脉滴注。

(5)醒脑静注射液:0.5~1.0ml/kg,静脉滴注,每日 1 次。

(二)西医治疗

本病缺乏特异性治疗,治疗原则包括:①维持水、电解质平衡与合理营养供给;②控制脑水肿和颅内高压;③控制惊厥发作及严重精神行为异常;④抗病毒药物。

1. *一般治疗*　注意营养供给,维持水和电解质平衡。给予足够的热量和营养物质,不能进食者应鼻饲,必要时静脉补液,对营养状况不良者给予静脉营养剂或白蛋白。重症患儿应注意呼吸道和心血管功能的监护与支持。

2. *对症治疗*

(1)控制高热:可给予物理降温及化学药物降温。

(2)及时处理颅内高压和呼吸循环功能障碍:一般选用 20%甘露醇 0.5~1g/kg,每 4~8 小时 1 次,必要时联合应用呋塞米、白蛋白、激素等。

①呋塞米:每次 0.5~2mg/kg,静脉注射或肌内注射,酌情每日 2~4 次。

②人血清白蛋白:20%白蛋白每次 0.5~1g/kg,加入 10%葡萄糖稀释至 5%缓慢滴注,每日 1~2 次。

激素抑制干扰素和抗体形成,可导致病毒感染加重和扩散,不宜久用,一般不超过 7 天。水痘脑炎禁用激素。

(3)控制惊厥:可适当给予止惊药如地西泮、苯巴比妥等。

①地西泮:每次 0.2～0.3mg/kg。1 mg/min 速度静脉注射,必要时 15 分钟后重复 1～2 次,剂量可递增至 0.3～0.4mg/kg。每次总量不超过 10mg。

②氯硝西泮:首用 0.05～0.0625mg/kg。每日总量 0.1～0.15mg/kg。因影响病情评估建议限制使用。

③咪达唑仑:可肌内注射、滴鼻、肛门给药及静脉给药,不良反应轻,停药可迅速苏醒。

本病在惊厥控制后不需长期口服抗癫痫药,但以下情况遗留后遗症可能性较大,近期反复发作也易加重脑损伤,故在负荷量后,建议加用口服抗癫痫药:①反复全身性、部分性发作状态;②部分性发作后有运动、言语等障碍;③昏迷超过 24 小时并伴有抽搐者;④影像学有局灶性炎症病灶或梗死灶者。病后 3 个月、6 个月复查脑电图,若背景活动正常,动态脑电图无痫样放电、临床无后遗症,则可考虑渐停抗癫痫药。

3. 病因治疗

(1)对于单纯性疱疹病毒可给予阿昔洛韦治疗,每次 10mg/kg,于 1 小时内静脉注射,每 8 小时用 1 次,疗程 1～2 周。

(2)对其他病毒感染可酌情选用干扰素、更昔洛韦、利巴韦林、静脉注射免疫球蛋白等。

①干扰素:α 干扰素用量为每次 100 万 U,肌内注射,每

日 1 次,3~5 日为 1 个疗程。

②更昔洛韦:能对抗所有的疱疹病毒,对 CMV 有强抑制作用,5mg/(kg·d),静脉滴注,每 12 小时 1 次。

③利巴韦林:对单纯疱疹病毒、乙脑病毒、腺病毒等均有抑制作用。常用剂量为 10~15mg/(kg·d),静脉滴注,疗程为 1~2 周。

4. 肾上腺皮质激素的应用　对重症、急性期的病例,应考虑用肾上腺皮质激素制剂,首选地塞米松,每次 0.5~1.0mg/kg,每日 3 次。2 天后减量,减至每次 0.1~0.5mg/kg,根据病情应用 3~7 天。

5. 大剂量丙种球蛋白(IVIG)　IVIG 除可抑制病毒外,还可通过多种途径下调免疫应答,如灭活补体活化产物,抑制独特型抗体,封闭巨噬细胞 Fc 受体,抑制多种炎症介质包括细胞因子、趋化因子、金属蛋白酶等,从而减轻严重反应。病毒性脑炎的治疗一般采用 IVIG 400mg/(kg·d)连用 5 天的方法。

应用 IVIG 治疗病毒性脑炎应尽量早期、足量、足够疗程使用,同时配合适当脱水药,如甘露醇、地塞米松等,重症或极重症病例也可以配伍甲基泼尼松龙冲击疗法,甘露醇及呋塞米可在 IVIG 后 30 分钟内静脉注入。

6. 神经细胞保护药　可使用具有神经保护作用的神经代谢药,目前使用的脑细胞代谢活化药有爱维治、大脑组织液、脑组织注射液、脑活素、丽珠赛乐、乙酰谷酰胺、胞二磷胆碱、吡拉西坦片、盐酸吡硫醇片、奥得金等。

7. 钙通道拮抗药　防止钙细胞内内流,扩张脑血管,改善脑组织循环,增加血流量,改变血液流变学。临床上多使用盐酸氟桂利嗪、尼莫地平进行治疗。

8. 纳洛酮　国内学者临床观察认为纳洛酮可促进意识障碍恢复。

9. 神经生长促进因子　包括神经生长因子和成纤维细胞生长因子,是一种广谱的神经营养因子,具有促进神经元再生及神经突起生长,维持大脑皮质神经元存活和促进血管增生等作用。必须指出的是,由于 hFCF 具有促进神经胶质细胞增生的作用,临床上应严格掌握其适应证、治疗时机和治疗时间长短,防止 hFCF 引起神经胶质细胞增生,加重神经损伤。

10. 神经节苷脂　神经节苷脂(GMI)是一种糖鞘脂,是哺乳动物细胞膜的组成成分,对神经系统的发育和再生起着重要作用。

11. 维生素 B 族药物　维生素 B_1、维生素 B_6、维生素 B_{12} 参与神经代谢。维生素 B_{12} 制剂有一定促进神经损伤修复与再生的作用,适宜较长时间使用。

12. 1,6-二磷酸果糖　也用于本病的治疗中。每天 $100\sim250mg/kg$,溶解成 10% 的溶液,以 $0.5\sim1ml/min$ 速度静脉滴注。

13. 高压氧治疗　对于急性期昏迷患者,高压氧治疗 $2\sim4$ 次有助于意识的恢复。有报道,病毒脑病患者经高压氧治疗 1 周左右就有明显进步,$1\sim2$ 个疗程后基本痊愈。对于头痛明显者,高压氧治疗 $1\sim2$ 次,头痛可明显减轻。

三、临床心得

病毒性脑炎不同病因病机、不同发病阶段、不同临床表现，从热、痰、风论治也不同。以治热为例，如肺系（呼吸道）疾病引起，常以宣肺发表清热为法，或辛凉或直折里热；如脾系（肠道感染）疾病所致，常以芳化清热或消导化滞为法；如痄腮并发则用清热解毒，化痰散结法。后期发热多为虚，且热不盛，常用滋阴退热，益气退热等法。治痰之法，如有形之痰，表现为喉中痰声辘辘，舌苔白腻等；无形之痰，则表现为嗜睡，昏迷或精神、情志异常，或肢体运动障碍，根据痰在不同部位，治疗应区别对待。可用宣肺化痰，通腑涤痰、开窍化痰、息风化痰、清热化痰、导滞化痰、芳香泄浊化痰、通络化痰等不同方法。疾病后期多由痰瘀阻络所致，常用通络化痰、滋阴化痰、健脾化痰等。又如治风，以平肝息风镇静为基本方法，或兼清热或兼化痰或兼解毒，主要区分是高热所致还是痰邪作祟。后期则为虚风，常用温中回阳、育阴潜阳、健脾补肾等法。临床上常见高热、惊厥、昏迷，往往互为因果，互相交织，即高热易引起惊厥，惊厥持续则加重发热和脑水肿（主要表现为昏迷、痰鸣等），脑水肿又加重惊厥。这与中医学"热盛生风、风盛生痰、痰盛生惊"认识完全吻合，所以，治热、治痰、治风不能机械割裂，而应掌握孰轻孰重、属实属虚。三者之中，热易退、惊易止，而痰难速化，"痰"与脑水肿密切相关，所以难求速效，但从痰论治比单纯地使用脱水、利尿药要更有助症状改善。

（付秀英　刘玉环）

第3章 寄生虫病

寄生虫病是儿童时期常见病之一,对儿童健康危害大,轻者出现营养不良,重者导致小儿生长发育障碍或出现并发症。本章主要介绍蛔虫病、蛲虫病和绦虫病。

第一节 蛔 虫 病

蛔虫病是小儿时期最常见的寄生虫病之一。儿童发病率最高,以3—10岁多见。农村发病率高于城市。轻者多无明显症状。但部分患儿可因蛔虫寄生在小肠,出现腹痛、食少等消化道症状。若蛔虫误入邻近的胆囊等器官,可出现严重并发症,甚至危及生命。

本病西医与中医病名相同,属于中医学"蛔虫""长虫"范畴。

一、诊断要点与鉴别诊断

(一)诊断要点

根据临床症状和体征,特别是有吐蛔虫或排蛔虫史,或粪便检查找到蛔虫卵可予确诊。血中嗜酸性粒细胞增多,有助于诊断。有并发症出现时,需与外科其他急腹症相鉴别。

(二)临床表现

1. **幼虫移行期症状**　蚴虫进入肺泡引起蛔幼性肺炎或蛔虫性嗜酸细胞性肺炎,表现为咳嗽、胸闷、喘息、发热等,肺部可闻及干啰音,胸部 X 线检查可见肺部呈点状、片状或絮状阴影,且病灶阴影多变,出现与消失均快,血嗜酸性粒细胞明显增多。偶有幼虫移行至肝、脑、眼等器官,出现肝大、右上腹痛、癫痫、眼睑肿胀、视网膜炎等。

2. **成虫引起的症状**　常见腹痛,位于脐周,疼痛不剧烈、喜按揉。部分患儿伴食欲不振或多食易饥、腹泻或便秘。大量而长期的蛔虫感染可引起营养不良、贫血、生长发育延缓等,同时出现神志不安、夜惊、磨牙、异食癖、易怒等神经症状;虫体异种蛋白引起的过敏可见荨麻疹、鼻黏膜及咽部瘙痒、哮喘等症状。

(三)并发症

1. **蛔虫性肠梗阻(虫瘕)**　蛔虫扭结成团阻塞肠道,或蛔虫刺激肠壁引起痉挛可造成蛔虫性肠梗阻。表现急骤起病,脐周或右下腹阵发性剧痛,伴呕吐,腹胀,肠鸣音亢进,可见肠型和蠕动波,可扪及条索状包块。腹部 X 线检查可见肠充气和液平面。

2. **胆道蛔虫症(蛔厥)**　蛔虫窜入胆道、胆囊可引起胆道蛔虫症。临床表现为突发剑突下或右上腹阵发性剧烈绞痛,痛时患儿屈体弯腰、辗转不安、全身冷汗、面色苍白,恶心、呕吐,可吐出胆汁和蛔虫,腹部触诊多无明显阳性体征或仅有右上腹压痛;随着虫体完全钻入胆道、胆囊,可出现发热、黄疸、外周血白细胞计数升高。若蛔虫窜入肝,可导致肝脓肿。其他还可见胆道大出血、胆囊破裂、胆汁性腹膜炎、急性出血性胰腺炎、肠穿孔等并发症。

3.肠穿孔及腹膜炎　多继发于持续较久的蛔虫性肠梗阻或阑尾炎,由于肠壁循环障碍、缺血、坏死而致穿孔,发生腹膜炎。表现为剧烈腹痛,伴以明显的腹膜刺激症状,但当全身衰弱时可只有进行性腹胀;X线检查可见膈下游离气体。

(四)辅助检查

1.粪便涂片　可查到蛔虫卵。

2.血常规检查　可有嗜酸性粒细胞增多。

二、治疗

蛔虫病的治疗在于及时有效地驱虫,中医治疗在驱蛔杀虫的同时注重调理脾胃。若出现并发症时,则应解痉镇痛,控制感染;经内科治疗无效时,应及时予以外科手术治疗。

(一)中医治疗

本病以六腑辨证为纲,蛔虫病临床表现有轻有重,病势有缓有急,轻者仅见脐周时有疼痛;伴有并发症者,则较急重。治疗原则为驱蛔杀虫,调理脾胃;出现蛔厥证时先安蛔止痛,继以驱蛔杀虫。

1.辨证论治

(1)蛔虫证

[证候]　脐周腹痛,时作时止,饮食不振,症见消瘦,面色萎黄,或恶心、呕吐,或大便下虫。患儿睡眠不安,寐中磨牙,甚则爱挖鼻孔、咬衣角、嗜食泥土等;有的患儿面部出现淡色白斑,巩膜出现蓝色斑点,或下唇出现颗粒样大小白

点,粪便镜检见蛔虫卵。

[辨证]　本证为蛔虫病最常见证型。临床以发作性脐周腹痛,饮食异常,大便下虫或粪检见蛔虫卵为特征。

[治法]　驱蛔杀虫,调理脾胃。

[方药]　使君子散加减。若腹痛明显,加延胡索、川楝子、木香行气止痛;恶心、呕吐者,加半夏、生姜、竹茹和胃降逆,驱虫药应在空腹时给服,每日 1 剂,可连续服用 2～3 天。

(2)蛔厥证

[证候]　具有蛔虫证的一般症状,突然右上腹阵发性绞痛,弯腰屈背,辗转不安,恶心、呕吐,肢冷汗出,呕吐胆汁或蛔虫重者腹痛持续,畏寒发热,甚则出现黄疸。舌苔黄腻,脉弦数或滑数。

[辨证]　本证有蛔虫证病史,临床以上腹部绞痛,呕吐,肢冷为特征。

[治法]　安蛔定痛,继以驱虫。

[方药]　乌梅丸加减。若畏寒发热,出现黄疸,舌苔黄腻者,则去附子、桂枝、干姜等温燥之品,酌加茵陈、大黄、栀子、黄芩清热利湿,安蛔退黄。腹部剧烈疼痛时,可用陈米醋口服,每次 20～30ml,1 小时服 1 次,连服 3～6 次待疼痛缓解,可按蛔虫病治法继续驱虫,若为胆道死蛔,可直接予以大承气汤加茵陈蒿汤治疗。

(3)虫瘕证

[证候]　除具有蛔虫证的一般症状外,突然脐腹阵发性剧烈疼痛,频繁呕吐,或呕蛔虫,便秘,腹胀,腹部可扪及质软、无痛的可移动包块。病情持续不缓解者,见腹硬、压痛明显,肠鸣,无矢气。舌苔白或黄腻,脉滑数或弦数。

　　[辨证]　本证多有蛔虫证病史。临床以脐腹剧痛,呕吐,腹部条索或团状柔软包块,可移动为特征。

　　[治法]　通腑散结,驱蛔下虫。

　　[方药]　驱蛔承气汤加减。还可先服生豆油 80～100ml,以润滑肠腑,下虫驱虫。早期考虑药物治疗,疼痛缓解后予驱虫治疗;若完全梗阻,出现腹硬、压痛,腹部闻及金属样肠鸣音或气过水声,应及时手术治疗。

(二)西医治疗

1. 驱虫治疗

(1)甲苯达唑:为广谱驱虫药,对成虫、幼虫及虫卵均有作用。2 岁以上儿童剂量为每次 100mg,每日 2 次,连服 3 日,不良反应小,偶见胃肠不适、呕吐、腹泻、头晕、头痛、皮疹等。

(2)枸橼酸哌嗪:能阻断虫体神经肌肉接头冲动传递,使蛔虫不能吸附在肠壁而随粪便排出。剂量为每日 150mg/kg,全日量不超过 3g,空腹或睡前顿服,连服 2 日,便秘者可加导泻药。

(3)阿苯达唑(肠虫清):为广谱驱虫药。可直接抑制虫体对葡萄糖的摄入,使虫体无法生存。2 岁以上儿童,剂量为每次 400mg(2 片),睡前 1 次顿服。治愈率达 96%。必要时,10 日后可重复 1 次。不良反应小,可见头晕、头痛、食欲减退、恶心、腹痛等。

2. 并发症的治疗

(1)胆道蛔虫病:治疗原则为解痉止痛、控制感染和驱虫。可用阿托品、颠茄酊或东莨菪碱解痉止痛;并发胆道感染或肝脓肿者,应及早采用有效抗生素以控制感染;驱虫最好选用使虫体肌肉麻痹之驱虫药。内科治疗无效者,可手术治疗。

(2)蛔虫性肠梗阻:不完全梗阻可采用禁食、胃肠减压、输液、解痉等处理腹痛缓解后可予驱虫治疗,完全性肠梗阻时需及时手术治疗。

(3)蛔虫性腹膜炎或阑尾炎:明确诊断后及早手术治疗。

第二节　蛲　虫　病

蛲虫病是由蛲虫寄生于人体所致的常见肠道寄生虫病。临床以夜间肛门周围及会阴部瘙痒,并见到蛲虫为特征。发病儿童高于成人,常在集体儿童机构和家庭中传播流行。

本病西医与中医同名,中医文献最早记载蛲虫病名的《诸病源候论·九虫病诸候》云:"蛲虫,至细微,形如菜虫,……'居胴肠间'。"至今仍沿用此名。

一、诊断要点与鉴别诊断

(一)诊断要点

有肛周、会阴瘙痒的典型症状,同时见到成虫或检出虫卵即可确诊。由于雌虫不在肠内产卵,故大便中查虫卵阳性率低,最好于小儿入睡 1～3 小时后,细致查找肛周、会阴处,找到白色线样成虫;或在肛周皱襞上刮取、粘取虫卵,然后镜检观察虫卵,多次检查可提高阳性率。

(二)临床表现

最常见症状为肛周及会阴部皮肤瘙痒难忍,夜间尤甚,睡眠不安,表现为半夜突然惊哭、烦躁不安、食欲减退、恶心呕吐、腹痛腹泻等。可因搔损局部皮肤而发生皮炎,以致继发感染。偶有蛲虫侵袭邻近器官引起尿道炎、阴道炎,出现尿频、尿急。如果侵入阑尾或腹膜,可致阑尾炎、腹膜炎。

(三)辅助检查

可用棉拭子或玻璃棒拭抹肛门周围皱襞处,然后涂于玻片上,于镜下检查蛲虫卵。

二、治疗

蛲虫病的治疗主要在于杀虫止痒。采用内服与外治结合的方法。本病还要重视预防,防治结合,才能达到根治的目的。

1. 恩波吡维铵 是治疗蛲虫的首选药物。可抑制虫体的呼吸并阻碍其对葡萄糖的吸收。剂量为 5 mg/kg(最大量 0.25g),睡前 1 次顿服,2～3 周后重复 1 次。口服本品可将粪便染成红色。

2. 噻嘧啶 为广谱高效驱虫药。可麻痹虫体,使其排出体外。口服极少吸收,剂量为 11mg/kg(最大量 1g),睡前顿服,2 周后重复 1 次。

3. 甲苯达唑 是目前治疗蛲虫病主要药物之一,疗效佳,副作用少。每次 100mg,每日 2 次,连服 3 日。2 周后重复 1 次。

4. 单方验方

(1)驱虫粉:常用使君子粉杀虫,大黄粉泻下虫体,以8:1比例混合。每次剂量为(年龄＋0.6g),每日 3 次,饭前 1

小时吞服,每日总量不超过 12g,7 日为 1 个疗程。此后每周服药 1～2 次,可防止再感染。

(2)百部煎剂:百部 30g,浓煎灌肠,10 日为 1 个疗程。用于驱杀蛲虫。

(3)百部 50g,苦参 25g。共研细末,加凡士林调成膏状,每晚睡前用温水清洗肛门后涂药膏,连用 7 天。用于杀虫止痒。

5.局部外用药　每次排便后或睡前,用温水洗净肛门,再涂以 2%氧化氨基汞软膏或 10%氧化锌软膏,既可止痒,又可减少自身再感染。或用双羟萘酸噻嘧啶栓剂,每粒 0.2g,每晚塞肛 1 粒,连用 3～5 日;或用蛲虫软膏(含百部浸膏 30%,龙胆草 0.2%),每晚涂肛周及肛内,连用 7 日。

第三节　绦　虫　病

绦虫病是由绦虫寄生于人体肠道所致的一类寄生虫疾病。临床以腹痛,腹泻,食欲减退,大便排出绦虫节片为特征。青壮年感染率高,10 岁以下儿童较少见。某些少数民族地区发病率较高,与生活习惯(如生食肉类)相关。

本病西医与中医同名,属于中医学"白虫"或"寸白虫"范畴。《诸病源候论·寸白虫候》曰:"寸白者,九虫内之一虫也。长一寸而色白,形小褊。"

一、诊断要点

(一)诊断要点

有生食或进食半生的牛肉、猪肉史,粪便中检出虫卵,看到虫体节片,或肛拭涂片找到虫卵即可确诊,或皮下结节病理检查见到囊尾蚴亦可确诊;如病久,囊虫已死亡而发生钙化,局部 X 线检查可作参考;囊尾蚴抗原做皮内试验、补体结合或沉淀试验阳性,亦可作为诊断参考。

(二)临床表现

潜伏期为 2～3 个月。最常见症状为大便中出现白色节片状虫段。其次为腹痛,大多为上腹或全腹隐痛,少数可出现肠绞痛,进食后腹痛缓解。患儿可有恶心、呕吐、腹泻、便秘、食欲减退或亢进等。寄生于肌肉与皮下组织的囊虫病为结节型,结节数目可为一两个至数百、数千个,躯干多于四肢,不痛痒,不粘连,无炎症反应。最危重者为脑囊虫病,常表现为癫痫、精神失常、瘫痪等。眼囊虫病以视网膜受损最多,可在玻璃体内发现大小不等圆形或椭圆形浅灰色包囊,影响视力,甚至失明。

(三)辅助检查

怀疑脑囊虫病可做脑 CT、MRI 扫描检查以助诊断。

二、治疗

绦虫病的治疗在于迅速有效地驱虫,中医治疗在驱虫的同时注重调理脾胃。

1. 改良南瓜子槟榔汤 槟榔治猪肉绦虫的效果较好,对牛肉绦虫的作用较弱,需与南瓜子合用,可明显提高疗效。槟榔能使绦虫头部及前段瘫痪,南瓜子可使绦虫中后段节片瘫痪,两者合用可使整个虫体变软,通过小肠蠕动而排出。带皮南瓜子 50～150g,槟榔 30～120g,同时放入砂锅中,加水 300～600ml,煎煮 30～60 分钟,取汁 150～350ml,

晨起空腹口服,30～60 分钟后冲服硫酸镁 5～30g,1～6 小时有完整活动虫体排出。儿童酌用小剂量。驱虫之后,继服香砂六君子汤健运脾胃。

2. 氯硝柳胺　可杀死绦虫的头节及体节前段。该药对虫卵无效。<2 岁每日 0.5g,2－6 岁每日 1g,>6 岁每日 2g,分 2 次空腹服,两次之间间隔 1 小时,服时应将药片嚼碎后吞下,服后 2 小时服泻药。

3. 吡喹酮为广谱驱虫药　对绦虫虫体和蚴虫均有作用,疗效高于氯硝柳胺。剂量为 10～15mg/kg,空腹顿服。治疗脑囊虫的剂量为每日 20～30mg/kg,分 3 次口服,连服 4～6 日,总剂量 120～18mg/kg,间隔 2～3 个月,可继用 1～4 个疗程。

驱绦虫治疗的注意事项:留置 24 小时粪便寻找头节。在排便时要坐在盛有水温和体温相同的生理盐水中排便,以免虫体因遇冷收缩而不能全部排出;治疗满 3 个月无虫卵和节片排出为治愈。

4. 手术治疗　眼囊虫病可手术摘除。脑室内单个囊虫也可手术治疗。

三、临床心得

虫证是小儿常见病和多发病。以蛲虫病和蛔虫病多见。其病因多为脾胃虚弱,感染诸虫等。而环境也是一个十分重要的因素。由于环境差、饮食卫生习惯不良,导致成虫证多发。在托幼机构更由于餐饮具、玩具、卧具共用,而导致互相传染。因此,对于虫证的治疗,以搞好环境卫生,养成良好的卫生习惯为前提。

对蛔虫有驱蛔、安蛔、下蛔三法。对蛲虫则以驱虫为主，打断其生物链，其可自愈。蛔虫有得酸则安，得辛则伏，得苦则下的特性。故令其安以乌梅、五味子，令其伏以细辛、川椒，令其下以大黄。欲驱蛔，必先安蛔、伏蛔，再以苦寒泻下，可驱蛔。一般以晨起空腹服用为佳。

（付秀英　王　倩）

第4章　呼吸系统疾病

第一节　咳　嗽

　　咳嗽是小儿多发的病证,尤其冬春之季较为常见,因幼儿肌肤娇嫩,脏腑薄弱,寒温不知自调,最易感受六淫之邪。《黄帝内经》有"五脏六腑皆能令人咳"之说。受邪之脏主要在肺,肺为娇脏,最易受邪,因肺与皮毛相合,通于口鼻,邪自外入,首先犯肺,气逆失利,致成咳嗽。一般以有声无痰谓之咳,有痰无声谓之嗽。

　　外感风寒温热,过食肥甘厚味,内积蕴热,炼津为痰,气道失利致咳嗽病发。如《难经》提出"形寒饮冷则伤肺"。外邪侵袭口鼻,郁于皮毛腠理,令肺气失宣,滞塞肺络而致喘咳。《巢氏病源》记载:"咳病由肺虚感寒所成,寒搏于气,气不得宣。肺主气,邪乘于肺,则肺胀,肺胀则气管不利,不利则气道涩,故气上喘逆。"这是因为寒邪外束所引起。叶天士说:"春月寒暖忽冷,先受温邪,继为冷束,咳嗽痰喘最多。"如因热熏蒸肺胃,火热刑金,灼伤津液,炼液为痰,肺失肃降气道不利,而致肺气上逆,喘憋咳嗽,这是俗话说的"寒包火",其后寒亦化热。因此小儿病痰热者居多。

　　肺与皮毛相通,自口鼻吸清呼浊,运行清阳,肺气郁闭不宣,则肃降失职,即现气逆咳嗽,如水液输化无权,滞于肺络,凝结为痰,或由热盛烁津为痰,阻滞气机而作喘,甚则气滞血行不畅而见喘憋,鼻翼扇动,面色青紫或苍白。

邪气客肺,肺气不宣,肃降失职即现咳嗽喘憋,鼻扇痰壅,胁陷等危重证候。初起,如感寒邪,一般可见发热、恶寒、无汗、喘促,鼻塞声重,舌淡红、苔薄白较润,脉浮,为表寒束肺之证;如表有寒,里有痰饮,则见恶寒,身痛无汗,喘咳,稀痰,胸闷,舌苔白滑,甚则不得卧,脉多弦而不数。初起感受风温:症见身热,自汗,畏风,咳嗽,口渴,舌红、苔薄白,脉浮数等肺卫病候。如肺胃皆热,可见壮热咳嗽,喘憋,口渴汗出烦闷,舌红苔黄,脉数等肺胃热盛,失于肃降等证候。热盛灼伤津液,肺胃阴伤:症见身热口渴,烦躁咳嗽,鼻干翼动,唇焦舌红少苔,脉弦数。其治疗,初期以宣肺利气化痰为主;后期阴伤有热者,用滋阴清热;最后治肺虚弱,扶正固气。

一、临床诊断分析

儿童慢性咳嗽的病因很多,可单独存在或合并存在,且有时咳嗽为疾病唯一的表现,给诊断和治疗带来困难。近年来,随着医学界对咳嗽重视程度的提高,以及基础研究和临床研究的不断深入,对咳嗽的病因、发病机制、治疗等都有了新的认识。明确慢性咳嗽定义为咳嗽为主要或唯一症状,病程>4周,胸部X线未见明显异常者。儿童慢性咳嗽包括以下多种疾病。

(一)诊断要点

1. 咳嗽变异性哮喘(CVA) 是引起我国儿童尤其是学

龄前和学龄期儿童慢性咳嗽的最常见原因。

(1)持续咳嗽＞4 周,通常为干咳,常在夜间和(或)清晨发作,运动、遇冷空气后咳嗽加重,临床上无感染征象或经过较长时间抗菌药物治疗无效。

(2)支气管扩张药诊断性治疗可使咳嗽症状明显缓解。

(3)肺通气功能正常,支气管激发试验提示呼吸道高反应性。

(4)有过敏性疾病病史,以及过敏性疾病阳性家族史。过敏原检测阳性可辅助诊断。

(5)除外其他疾病引起的慢性咳嗽。

2. **上呼吸道咳嗽综合征(UACS)** 是引起儿童尤其是学龄前与学龄期儿童慢性咳嗽第 2 位主要病因。各种鼻炎、鼻窦炎、慢性咽炎、腭扁桃体和(或)增殖体肥大、鼻息肉等上气道疾病均可能引起慢性咳嗽。

(1)持续咳嗽＞4 周,伴有白色泡沫痰(过敏性鼻炎)或黄绿色脓痰(鼻窦炎),咳嗽以晨起或体位变化时为甚,伴有鼻塞、流涕、咽干并有异物感和反复清咽等症状。

(2)咽后壁滤泡明显增生,有时可见鹅卵石样改变,或见黏液样或脓性分泌物附着。

(3)抗组胺药、白三烯受体拮抗药和鼻用糖皮质激素对过敏性鼻炎引起的慢性咳嗽有效,化脓性鼻窦炎引起的慢性咳嗽需要抗菌药物治疗 2~4 周。

(4)鼻咽喉镜检查或头颈部侧位片、鼻窦 X 线片或 CT 片可有助于诊断。

3. (呼吸道)感染后咳嗽(post-infection cough,PIC) 是引起幼儿和学龄前儿童慢性咳嗽的常见原因,也是儿童慢性咳嗽病因中诊断修正率最高者。

（1）近期有明确的呼吸道感染史。

（2）咳嗽持续＞4周,呈刺激性干咳或伴少量白色黏痰。

（3）胸部 X 线片检查无异常或仅显示双肺纹理增多。

（4）肺通气功能正常,或呈现一过性气道高反应。

（5）咳嗽通常具有自限性;如果咳嗽时间超过 8 周,应考虑其他诊断。

（6）除外其他原因引起的慢性咳嗽。

4. **胃食管反流性咳嗽（CERC）** 24 小时食管下端 pH 监测是诊断 CERC 的"金标准",但完成该项操作有一定难度和(或)家长不同意进行此项侵入性操作,由此可能低估了我国 GERC 的发病率。 与此同时,长期咳嗽也可能导致儿童胃食管反流。

（1）阵发性咳嗽最好发的时相在夜间。

（2）咳嗽也可在进食后加剧。

（3）24 小时食管下端 pH 监测呈阳性。

（4）除外其他原因引起的慢性咳嗽。

5. **心因性咳嗽** ACPP 建议:儿童心因性咳嗽应在除外多发性抽动症,并且经过行为干预或心理治疗后咳嗽能得到改善时才能诊断,常见于学龄期和青春期的儿童。

（1）年长儿多见。

（2）日间咳嗽为主,专注于某件事情或夜间休息咳嗽消失,可呈雁鸣样高调的咳嗽。

（3）常伴有焦虑症状,但不伴有器质性疾病。

（4）除外其他原因引起的慢性咳嗽。

6. **非哮喘性嗜酸粒细胞性支气管炎（NAEB）** 在儿童

慢性咳嗽病因中约占 13.5%。

(1)刺激性咳嗽持续>4 周。

(2)胸部 X 线片正常。

(3)肺通气功能正常,且无气道高反应性。

(4)痰液中嗜酸粒细胞相对百分数>3%。

(5)支气管扩张药治疗无效,口服或吸入糖皮质激素治疗有效。

(6)除外其他原因引起的慢性咳嗽。

7. 过敏性(变应性)咳嗽(atopic cough,AC)　临床上某些慢性咳嗽患儿,具有特应性体质,抗组胺药物、糖皮质激素治疗有效,但其又非支气管哮喘、CVA 或 NAEB 等,文献中将这类咳嗽称为过敏性(变应性)咳嗽。

(1)咳嗽持续>4 周,呈刺激性干咳。

(2)肺通气功能正常,支气管激发试验阴性。

(3)咳嗽感受器敏感性增高。

(4)有其他过敏性疾病病史,变应原皮试阳性,血清总 IgE 和(或)特异性 IgE 升高。

(5)除外其他原因引起的慢性咳嗽。

8. 耳源性咳嗽　人群中 2%～4%具有迷走神经耳支(Amold 神经),当中耳发生病变时,迷走神经受到刺激会引起慢性咳嗽。耳源性咳嗽是儿童慢性咳嗽的一个少见原因。

9. 药物诱发性咳嗽　儿童虽不常见,但仍应警惕。血管紧张素转换酶抑制药、β 肾上腺素受体阻断药如普萘洛尔等药物可诱发慢性咳嗽,通常表现为持续性干咳,夜间或卧位时加重,停药 3～7 天咳嗽明显减轻乃致消失。

10. 多病因的慢性咳嗽　要注意儿童慢性咳嗽病因的

复杂性和可变性,有些病因彼此间是有重叠的。"构成比研究"报道:多病因致慢性咳嗽患儿占总合格病例的 8.54%,尤其是 UACS 合并 CVA,占了多病因病例的 50.13%,其次是 PIC 合并 UACS(26.10%)。

(二)辅助检查

1. **影像学检查** 常规进行胸部 X 线检查,必要时可以行胸部 CT 检查以明确诊断。对怀疑增殖体肥大的患儿,可以摄头颈部侧位片,了解增殖体增大的情况。鼻窦部 CT 片若显示鼻窦黏膜增厚 4mm 以上、或窦腔内有气液平面、或模糊不透明,则是鼻窦炎的特征性改变。

2. **肺功能** 5 岁以上患儿应常规行肺通气功能检查,并可根据第 1 秒用力呼气量进一步做支气管舒张试验或支气管激发试验,以助 CVA、NAEB 和 AC 的诊断与鉴别诊断。

3. **鼻咽喉镜检查** 对怀疑有鼻炎、鼻窦炎、鼻息肉、增殖体肥大/肿大的患儿,可以做鼻咽喉内镜检查明确诊断。

4. **支气管镜检查** 对怀疑呼吸道发育畸形、呼吸道异物(包括呼吸道内生异物、痰栓)等引起的慢性咳嗽可以做支气管镜检查及灌洗。

5. **诱导痰或支气管肺泡灌洗液细胞学检查和病原微生物分离培养** 可以明确或提示呼吸道感染病原,也可根据嗜酸性粒细胞百分率明确 NAEB 的诊断。

6. **血清总 IgE、特异性 IgE 和皮肤点刺试验** 对怀疑与过敏相关的慢性咳嗽、了解患儿有无特应性体质等有一定参考价值。

7. **24 小时食管下端 pH 监测** 是确诊 GERC 的金标准。对怀疑 GERC 患儿,应进行此项检查。

（三）鉴别诊断

小儿慢性咳嗽可与多种疾病相鉴别。如先天性呼吸道疾病、异物吸入、特定病原体引起的呼吸道感染、迁延性细菌性支气管炎等。

二、治疗

（一）中医治疗

辨证论治

（1）风热咳嗽

［症状］　发热较重，无汗或少汗，咳嗽少痰，咽红作痛，面颊发红，鼻流黏涕，大便干，尿黄，舌质红或舌边尖红，苔薄白少津或薄黄，脉浮数。

［治则］　微辛解表，宣肺止咳。

［方药］　芦根 15g，麻黄 1.5g，杏仁 10g，紫苏子 10g，紫苏梗 10g，桑叶 6g，前胡 10g，紫菀 10g，黄芩 10g，枳实 10g，枳壳 10g。

（2）痰热咳嗽

［症状］　身发高热，无汗或有汗，咳嗽痰鸣，甚则作喘，口渴思饮，烦急不宁，面颊红赤，午后较重，腹胀便秘，舌质较红，苔见白厚或黄腻，脉滑数，指纹多青紫。

［治则］　清肺化痰。

［方药］　自制清肺降气汤加减。芦根 20g，白茅根 20g，炙麻黄 1.5g，生石膏 18g，生桑白皮 10g，葶苈子 6g，紫苏子 6g，杏仁 10g。

加减：热重者可加金银花、连翘清热解毒；里热重者加知母、元参或生石膏加重剂量至 25～30g；表邪未尽者可加佩兰叶芳香疏邪;表郁无汗者加薄荷 6g,紫苏叶 3g;夹食滞,舌苔白厚,腹胀满加炒莱菔子 3g;便秘加瓜蒌 10g、大黄 1.5g;咳喘者,麻黄加量至 3～5g,细辛 1.5g 以定喘;呕吐者,加藿香、竹茹;因痰而吐者,加生姜汁数滴;因咳而吐逆者,加用旋覆花、代赭石;腹痛者加陈皮、广木香;腹胀者加厚朴 3g,大腹皮 10g;便溏或痰盛者加茯苓、冬瓜仁、生牡蛎;热痰者用竹沥水或海浮石;痰盛胸憋作喘者可加石菖蒲、川郁金利气开痰;湿痰者用陈皮、半夏。本方亦可配以牛黄清热散加重清热化痰之力。

(3)脾湿肺热咳嗽

[症状] 咳嗽痰多,痰稀清白,痰声辘辘,胸闷少食,腹胀便溏,舌质淡红、苔白,指纹沉滞或清长,脉滑。

[治则] 健脾清肺,理气化痰。

[方药] 芦根 15g,冬瓜仁 10g,炙麻黄 15g,苦杏仁 6g,紫苏梗 6g,云茯苓 10g,法半夏 5g,青黛 6g,生蛤壳 10g,炒薏米 15g。

加减:如痰盛便泄重者,可加生牡蛎既可固敛止泻又可化痰,或加生薏米健脾止泻,便次过多者亦可用诃子收敛肺气,兼固肠止泻。咳减痰少,仍不纳食,腹胀者,可加少许炒谷芽和胃,大腹皮以利气消胀。

(4)肺燥咳嗽

[症状] 干咳无痰,或少痰黏稠,咳嗽不爽,咳引胸痛,口鼻干燥,二便不畅,舌红少苔,或苔白干燥少津,脉细数。

[治则] 辛凉甘润,养阴清肺。

[方药] 霜桑叶 6g,甜杏仁 10g,枇杷叶 10g,北沙参 10g,麦门冬 10g,肥玉竹 10g,全瓜蒌 10g,肥知母 6g,紫苏梗

10g。

[加减] 如口干思饮,可加石斛增液,天花粉养阴生津;痰不易咳出者,可加川贝母润肺、散结化痰,或用青黛清热化痰;痰中带血,或鼻衄者,加用白茅根、荷叶、丝瓜络以清热凉血止血。

(二)西医治疗

治疗方法 儿童慢性咳嗽的处理原则是明确病因,针对病因进行治疗。病因不明者,可进行经验性对症治疗;如果治疗后咳嗽症状没有缓解,应重新评估。对慢性咳嗽患儿要注意去除或避免接触过敏原、烟雾等环境诱发和加重咳嗽的因素。儿童慢性咳嗽常见病因的治疗原则如下。

(1)UACS治疗

1)过敏性(变应性)鼻炎:予以抗组胺药物、鼻喷糖皮质激素治疗,或联合鼻黏膜减充血剂、白三烯受体拮抗药治疗。

2)鼻窦炎:予以抗菌药物治疗,可选择阿莫西林或阿莫西林＋克拉维酸钾或阿奇霉素等口服,疗程至少 2 周,辅以鼻腔灌洗,选用鼻腔局部减充血剂或祛痰药物治疗。

3)增殖体肥大:根据增殖体肥大程度,轻、中度者可鼻喷糖皮质激素联用白三烯受体拮抗药,治疗 1～3 个月并观察等待,无效可采取手术治疗。

(2)PIC治疗:PIC 通常具有自限性,症状严重者可考虑使用口服白三烯受体拮抗药或吸入糖皮质激素等治疗。

(3)GERC治疗:主张使用 H_2 受体拮抗药西咪替丁和促胃动力药多潘立酮,年长儿也可以使用质子泵抑制药。改变体位取半卧位或俯卧前倾 30°,改变食物性状,少量多餐等对 GERC 有效。

（4）CVA 治疗：可予以口服 β_2 受体激动药（如丙卡特罗、特布他林、沙丁胺醇等）做诊断性治疗 1～2 周，咳嗽症状缓解者则有助诊断。一旦明确诊断 CVA，则按哮喘长期规范治疗，选择吸入糖皮质激素或口服白三烯受体拮抗药，或两者联合治疗，疗程至少 8 周。

三、临床心得

燥有温凉之分，多发于秋季。肺为娇脏，喜清肃濡润。燥邪侵肺，受自口鼻，肺伤气逆，清肃之令失职，上逆作咳，咳引胁痛，燥伤津液则口鼻干燥，目涩清窍失利，二便不畅，治宜清燥养阴润肺。本例病发于秋，为燥邪所侵袭，因其反复感邪，清窍受阻，肺失濡养，故于方中加菊花、荷叶以清头目，加用天花粉、石斛除加重滋阴之力外，尚有清燥除热之功用。另选解语汤之蝉衣，以求复声疗音哑，用甜杏仁则如俗话所说：甜者甘润之意。本例受凉燥后因时日渐久，则转为燥热，故用清燥热养阴液为治而获效。

咳嗽一般以有声无痰谓之咳，有痰无声谓之嗽。《黄帝内经》中有五脏六腑皆令人咳之说，而受邪之脏，主要在肺。肺为娇脏，感受外界风、寒、暑、热之邪皆可致病。本文中讲外感咳嗽仅以风热所致咳嗽为主，这是因为小儿为纯阳之体，感受寒邪，很快入里化热，故小儿咳嗽病以痰热者居多。又因肺与皮毛相通，自口鼻吸清呼浊。若运行清阳之气，则气血运行循环正常。若肺气郁闭不宣，则肃降失职，即现气逆咳嗽，水液输化功能降低，滞于肺络，凝结为痰；或由热盛炼液为痰，皆可阻滞气机而咳喘，甚则气滞血行不畅而见喘憋，鼻翼扇动，张口抬肩，此为咳甚见喘，当从哮喘症论治。

　　咳嗽除辨证论治用方外，还要特别注意应用其加减。发热重者可加鱼腥草、金银花。里热重者加知母、元参、生石膏。无汗表邪者，可加薄荷或紫苏叶。食滞而苔厚垢者加莱菔子、焦神曲。便秘者加瓜蒌、酒大黄。烦闷者加焦栀子、淡竹叶；呕吐者加藿香、竹茹，因痰而吐者加姜汁数滴，因咳而吐逆者加用旋覆花、代赭石。腹痛者加陈皮、木香。腹胀者加厚朴、大腹皮。便溏者，因湿痰盛可加茯苓、冬瓜仁、生牡蛎，减葶苈子；痰多因热者，用竹沥水或海浮石。痰稠黏不易咳出者，可选用川贝、竺黄、胆南星，甚者可少量用白芥子。痰稀者，用半夏、橘红。面或眼睑浮肿因于痰湿者，用生蛤壳、冬瓜皮、薏米、炒秫米。久喘浮肿，阳气见虚，水湿不化者，可加细辛。喘憋胸闷者，加白矾水浸过的川郁金或薤白。痰阻喉间，气道不利者，加用蛇胆陈皮末。午后有低热，喘咳略重者，系阴分见伤，兼而气逆，用桑白皮、地骨皮。干咳少痰，舌红少苔或久有低热，为阴虚，加麦冬、北沙参、百合等。久喘肺气不收，出现喘喝者，方中减紫苏子、葶苈子等破气之药，而加用五味子或诃子、白果之类。丸散：人工牛黄可退热，清痰通便；牛黄抱龙丸可清热化痰，镇惊安神；金黄抱龙丸可化痰除热；牛黄可清热散结，羚羊粉可退热清痰止喘。

　　总之，咳嗽是儿科的常见病，辨证准确，选方用药恰当，治疗必获较好疗效。

第二节　反复呼吸道感染

　　反复呼吸道感染是以上呼吸道感染、扁桃体炎、支气管炎及肺炎在一段时间内反复发生、经久不愈为主要临床特征的疾病。反复呼吸道感染患儿简称"复感儿"。其发病率有逐年上升的趋势,我国儿科呼吸道感染占门诊患儿的80%,其中30%为反复呼吸道感染。本病多见于6个月－6岁的小儿,1－3岁的小儿最为常见。

一、诊断标准与鉴别诊断

(一)诊断标准

参照2007年中华医学会儿科学分会修订的"反复呼吸道感染的临床概念和判断条件",根据年龄、潜在的原因及部位不同,将反复呼吸道感染分为反复上呼吸道感染和反复下呼吸道感染,反复呼吸道感染的诊断见表4-1。

表 4-1　反复呼吸道感染诊断

年龄（岁）	反复上呼吸道感染（次/年）	反复下呼吸道感染（次/年）	
		反复气管支气管炎	反复肺炎
0－2岁	7	3	2
2－5岁	6	2	2
5－14岁	5	2	2

注:①两次感染间隔时间至少7天以上;②若上呼吸道感染次数不够,可以将上、下呼吸道感染次数相加,反之则不能,但若反复感染是以下呼吸道为主,则应定义为反复下呼吸道感染;③确定次数需连续观察1年;④反复肺炎是指1年内反复患肺炎2次,肺炎需由肺部体征和影像学证实,两次肺炎诊断期间肺炎体征和影像学改变应完全消失

(二)中医辨证

肺脾气虚,症见咳喘迁延不愈,或愈后又作,面黄少华,

纳呆食少,倦怠乏力,或恣食肥甘生冷,肌肉松弛或大便溏薄,咳嗽多汗,唇口色淡,舌质淡红,脉弱,指纹淡。治疗原则为补益肺脾。营卫失调,症见反复外感,恶风、恶寒,面色少华,四肢不温,多汗,舌质淡、苔薄白,脉无力,指纹淡红。治疗原则为调和营卫,固表益气。气阴两虚,症见反复感冒,手足心热,低热,多汗,神疲乏力,口干喜饮,纳呆食少,舌质红,少苔或无苔,脉细无力,指纹淡红。治疗原则为益气养阴。方用玉屏风散合人参五味子汤加减。脾肾两虚,症见反复外感,面色萎黄或少华,形体消瘦,肌肉松软,鸡胸或见龟背,腰膝酸软,形寒肢冷,四肢不温,发育落后,气短,动则喘甚,少气懒言,多汗易汗,食少纳呆,舌质淡,苔薄白,脉沉细。治疗原则为温补肾阳,健脾益气。肺胃实热,症见反复外感,咽微红,口臭、口舌易生疮,汗多而黏,夜寐欠安,大便干,舌质红,苔黄,脉滑数。治疗原则为清泻肺胃。方用凉膈散加减。

(三)辅助检查

1. 外周血检查

(1)血常规:病毒感染时白细胞总数正常或偏低,中性粒细胞减少,淋巴细胞计数相对增高;细菌感染时白细胞总数及中性粒细胞均增高。

(2)C 反应蛋白(CRP):细菌感染时,CRP 浓度上升;非细菌感染时则上升不明显。

(3)体液免疫功能:临床主要检测血清免疫球蛋白(IgG、IgA、IgM 及 IgE),患儿多有 IgG、IgA 降低。也可通过检测血浆蛋白定量及血清蛋白电泳判断。

(4)细胞免疫功能:外周血中 T 淋巴细胞亚群(CD 细胞

分类)比值多见异常。总 T 淋巴细胞、$CD4^+$细胞百分率、$CD4^+/CD8^+$比值可明显降低,$CD8^+$细胞百分率则明显升高。

2. 病原学检查

(1)病毒分离:起病初期行咽拭子或鼻咽分泌物检查。

(2)血清特异性抗体检测:主要检测 IgM 和 IgG 抗体。发病早期血清中抗体以 IgM 为主,但持续时间较短,后期或恢复期抗体以 IgG 为主,持续时间较长。

(3)细菌培养和药敏:取痰液、血液等进行细菌培养可明确病原菌,同时进行药物敏感试验。

3. X 线胸片　用于急性期,轻度上呼吸道感染胸部摄片多无异常。气管支气管炎多呈肺纹理增粗改变,少数可见肺门阴影增深。支气管肺炎表现为点状或小斑片状肺实质浸润阴影;免疫低下致感染较重时,可呈节段性肺炎、大叶性肺炎表现。

4. 其他相关检查

(1)唾液 sIgA:反映呼吸道局部黏膜的免疫功能。

(2)人抗链球菌溶血素 O(ASO):部分患儿感染时血中 ASO 滴度增高,提示链球菌感染,多见于扁桃体反复化脓者。

(3)冷凝集试验:可用于支原体感染的筛查。

(4)微量元素检测:多有不同程度的微量元素减少。

(5)支气管镜检查:包括纤维支气管镜检查、呼吸道黏膜光镜检查、呼吸道黏膜电镜检查等。

(6)肺功能测定:通气功能测定和必要时进行支气管激发试验、支气管舒张试验。

(四)鉴别诊断

可与过敏性鼻炎、慢性鼻窦炎、慢性咽炎、咳嗽变异型哮喘及以下疾病类证相鉴别。

1. **鼻鼽**　以突然和反复发作性鼻塞、鼻痒、喷嚏、流清涕为特征,可常年发作,也可季节性发作,或在气候突变,异物刺激时发作。

2. **哮喘**　表现为反复发作的哮鸣气喘。发作时喘促气急,喉间痰吼哮鸣,重者不能平卧、呼吸困难、张口抬肩、口唇青紫。

3. **过敏性咳嗽**　表现为刺激性干咳,多为阵发性,白天或夜间咳嗽,常伴有咽喉发痒,油烟、灰尘、冷空气等容易诱发。通气功能正常,诱导痰细胞学检查嗜酸粒细胞比例不高。抗生素治疗无效。

4. **变应性鼻炎**　多见于晨起鼻瘅、鼻塞、流涕、打喷嚏,常因接触发物而发病。常诉咽喉部异物感、口腔黏液附着、频繁清喉、咽痒不适等。有时声音嘶哑,讲话也会诱发咳嗽。抗组胺药治疗有效。

二、治疗

西医主要是针对引起患儿复感的病因进行治疗,酌情配合免疫调节药,以消除易感因素;中医以扶正固本为主,调整脏腑功能,提高患儿抗病能力。

(一)中医治疗

中医辨治思路主要在于辨别邪正的消长与病程分期,同时可参考八纲辨证和脏腑辨证,首分虚实,继辨脏腑。感染期以邪实为主,应注意分辨表里寒热。初起多有外感表证,病位以肺为主,当辨风寒、风热、外寒里热的不同,进一步发展可影响脾胃,形成夹积、夹痰之证。甚者可有肺胃实热表现,伴见咽红、口臭、大便干结诸候。本病多有里虚的病机存在,属本虚标实。迁延期邪毒渐平,虚象显露,热、痰、积未尽,肺脾肾虚显现,可有明显的虚实夹杂表现;恢复期当辨肺脾肾何脏虚损为主。自汗、气弱、气短懒言者多为肺虚,面黄少华、食少乏力者多属脾虚,生长迟缓,骨骼不坚者多为肾虚。

发作期按相应疾病治疗,祛邪治标发散以微汗为度,不宜过汗耗伤津气,并兼顾正气,适当佐以扶正之品;迁延期以扶正为主,兼以祛邪;恢复期以固本为要,选用益肺固表、调和营卫、补肾壮骨、益气养阴之法。

本病的辨证重在明察邪正消长变化,以八纲辨证及脏腑辨证为主。正虚者,以肺、脾、肾虚损为主;邪实者,以肺胃实热居多。关键要抓住用药的时机,虚证当补虚同本为要,健脾益气,补肺固表;或扶正固表,调和营卫;或温补肾阳,健脾益气;或养阴润肺,益气健脾;实证以清热泻火,通腑泻热。除内服药物治疗外,还可予推拿、艾灸、敷贴等疗法。

1. 肺脾气虚

[证候] 反复外感,面黄少华,动则多汗,少气懒言,形体消瘦,肌肉松弛,厌食,或大便溏薄,口唇色淡,舌质淡红,脉数无力,或指纹淡。

[辨证] 本证多见于后天失调,喂养不当,乏乳早断之小儿,或久病耗气者。临床以易感,面白或黄,动则多汗,少气懒言,纳差,便溏为特征。

[治法] 健脾益气,补肺固表。

[方药] 玉屏风散加减。余邪未清者,加大青叶、黄

芩、连翘清其余热;汗多者,加五味子固表止汗;纳少者,加鸡内金、炒谷芽、生山楂开胃消食;便溏者,加炒薏苡仁、茯苓健脾化湿;便秘积滞者,加生大黄、枳壳消积导滞。

2. 营卫失调

[证候]　反复外感,恶风畏寒,平时多汗、汗出不温,肌肉松弛,面色少华,四肢不温,舌淡红,舌苔薄白,脉无力,或指纹淡红。

[辨证]　本证多见于素体卫阳不足小儿,或在外感后屡用解表发汗药过剂汗多伤阳,以致卫阳失于固护、营阴失守外泄,外邪极易入侵。临床以恶风畏寒,多汗易汗,汗出多而不温为特征。

[治法]　扶正固表,调和营卫。

[方药]　黄芪桂枝五物汤加减。汗多者,加龙骨、牡蛎固表止汗;兼有咳嗽者,加百部、杏仁、炙款冬花宣肺止咳;身热未清者,加青蒿、连翘、银柴胡清宣肺热。

3. 脾肾两虚

[证候]　反复外感,面白无华,肌肉松弛,多汗易汗,食少纳呆,大便溏烂,或食后即泻;立、行、齿、发、语迟,或鸡胸龟背,腰膝酸软,形寒肢冷,夜尿多,或五更泄泻,舌苔薄白,脉数无力。

[辨证]　本证多见于先天禀赋不足、后天调养失宜,或多病久病之小儿。临床以面黄少华,形体消瘦,纳呆便溏,发育迟缓,腰膝酸软,形寒肢冷为特征。

[治法]　温补肾阳,健脾益气。

[方药]　金匮肾气丸合理中丸加减。五迟者,加鹿角霜、补骨脂、生牡蛎补肾壮骨;汗多者,加黄芪、煅龙骨益气

固表;低热者,加鳖甲、地骨皮以清虚热;阳虚者,加鹿茸、紫河车、肉苁蓉温阳固本。

4.肺胃阴虚

[证候] 反复外感,面色潮红,或颧红少华,皮肤不润,唇干口渴,盗汗自汗,手足心热,大便干结,舌质红,舌苔少或花剥,脉细数,或指纹淡红。

[辨证] 本证多见于素体阴虚,或者屡患热病、嗜食辛热燥性食品伤阴者。临床以面色潮红,皮肤不润,唇干口渴,大便干结为特征。

[治法] 养阴润肺,益气健脾。

[方药] 生脉散合沙参麦冬汤加减。舌质干红者加生地黄、玄参、地骨皮养阴清热;大便干结者加瓜蒌仁、柏子仁、郁李仁润肠通便;盗汗者加五味子、酸枣仁、糯稻根敛阴止汗;干咳阵作者加桑白皮、百合、百部润肺止咳。

5.肺胃实热

[证候] 反复外感,咽微红,口臭,口舌易生疮,汗多而黏,夜寐欠安,大便干,舌质红,苔黄,脉滑数。

[辨证] 本病常见于平时嗜食肥甘辛辣或素体内热者。临床以口臭,易生疮,便干为特征。

[治法] 清热泻火,通腑泄热。

[方药] 凉膈散加减。扁桃体肿大者加玄参、赤芍;口舌生疮者加栀子、通草清泻心火。

(二)西医治疗

感染期治疗需根据上、下呼吸道感染的不同情况予以相应的治疗。缓解期可适当予以免疫调节治疗。

1.抗感染治疗 抗感染治疗为病因治疗,需选择敏感的抗生素,既有利于提高疗效,又可减少不良反应。

2. 免疫调节治疗　对于患有免疫缺陷或免疫功能低下者,应给予免疫调节药。

(1)胸腺肽:具有明显的解热、抗炎、促进肾上腺皮质功能及镇静作用,可促进中性粒细胞吞噬能力,提高血清中溶菌酶的含量。

(2)转移因子:是细胞免疫反应中的一种重要介质。

(3)干扰素:具有明显的免疫调节活性及增强巨噬细胞功能,可使病毒的繁殖受到抑制。

(4)丙种球蛋白:可提高血清 IgG 水平,补充多种抗体,防止某些细菌及病毒感染。

(5)泛福舒:为非特异性免疫调节药,是多种细菌的溶解产物,可提高患儿的 IgA 和 IgG 水平。

(6)脾氨肽冻干粉:可用于治疗细胞免疫功能低下、免疫缺陷和自身免疫功能紊乱的患儿。

(7)匹多莫德:通过刺激非特异性自然免疫、体液免疫和细胞免疫产生效应。

(8)必思添:能刺激抗体生成;增强细胞免疫,增强巨噬细胞趋化和吞噬功能,IL-1 分泌增加,从而提高细胞免疫和体液免疫功能。

3. 维生素治疗　维生素 A 对机体的细胞免疫和体液免疫都有重要的促进作用,并且能够保持呼吸道上皮细胞的完整性,使呼吸道黏膜受到保护。维生素 D 对细胞的增长、分化和免疫功能具有重要作用,能增强单核-巨噬细胞系统的免疫功能。

4. 微量元素治疗　必要时补充微量元素。

三、临床心得

治疗儿童感冒要根据社会发展、人们饮食结构的改变来进行。中医对儿童疾病的辨证论治，往往会收到较好的效果。

观名医著作，笔者亦有类似心得。滕宣光老先生认为，中医学对外感时令邪气有着严格的区分，由于发病季节、所感邪气不同，临床亦有不同见证。春天时令之气当至而不至，外感多有风寒，症见憎寒发热，肢体酸痛，鼻塞流清涕，咳嗽稀痰，头痛无汗。风寒自皮毛入侵，治宜辛温解表，可予荆防败毒散、杏苏散，宣肺散寒。儿童稚阳，风寒极易化热，临证常见风寒转温的过程。症见身热恶寒，鼻塞清涕，口渴思饮，咽喉肿痛等外寒里热证候。治用辛凉甘苦，清气泻热，佐以辛温，疏散风寒。春应暖而反热，是时令之气至而太过，外感多有风热，症见发热重，不恶寒，有汗，鼻干无涕，咳嗽黄稠痰，咽喉肿痛，口干思凉。风热之邪从口鼻而入，治用银翘散或桑菊饮，辛凉疏风宣解，表邪不解则入里化热，若热稽阳明，出现壮热面赤，口渴引饮大汗出，脉洪大，可予白虎汤清气泻热。夹食滞者，可见便干或稀溏黏滞不爽，呃逆呕吐，加用承气汤以釜底抽薪，攻里泻热。若温热逗留，气分不透，则窜扰营分，出现气营两燔，症见发热晡作夜重，口渴思凉，舌红苔黄厚，予以清气凉营。小儿外感应变迅速，发热几日则见营热证候，表现为夜热重，舌质红绛，可予青蒿、银柴胡、地骨皮、白薇、牡丹皮，既可迅速凉营退热，又可防止高热惊厥。临床不可过用苦寒药物，致使苦燥伤阴，亦不可用甘寒以防腻热。如因高热引动肝风，出现惊风肢厥,治用辛凉苦甘,清气透邪,佐用钩藤、菊花、羚羊角粉息风退热。若兼有咽喉肿痛,化腐生脓者,选用野菊花、连翘、大青叶、射干,清热解毒利咽喉;大便干结者,宜用川大黄通腑导滞。先夏至日为病温,后夏至日为病暑。夏至后,气候热渐为暑,暑中兼湿,上为炎热下迫,下为湿气上蒸,人处湿蒸热迫之中,感受邪气,谓之暑温,症见高热,汗出,口渴喜凉,烦急,头晕头痛,身倦酸痛,食欲不振,舌红苔白腻,治宜清热祛暑,芳香化浊。以香薷、薄荷清暑,藿香、青蒿化浊,石膏、知母清气,白薇、牡丹皮凉营,野菊花、大青叶解毒利咽。暑热盛者,以清热为主,芳化为辅。湿热偏盛者,症见身热不扬,午后热甚,头晕,四肢酸倦,胸闷腹胀,以三仁汤加减,宣化畅中,清热利湿。

湿性黏滞,腻热难解,临床又常有湿恋气分、热不宣泄而内搏营分的见证,表现为午后身热,至夜尤甚,神倦欲寐,胸闷体倦,舌苔白腻,质胖、尖边红,若见此证,仍可与杏仁、白蔻仁、生薏苡仁以宣畅三焦气机,加用青蒿、银柴胡、白薇、牡丹皮清热凉营,三焦通畅,湿可宣化,营热透达,热退从速;若发热持续,经久不退,寒热往来,口苦咽干,头晕身倦,食欲欠佳,此为湿秽之邪伏于募原,应仿效柴胡达原之法开达募原,辟秽化浊,常获良效。如症见寒热往来,胸闷胁痛,头晕耳鸣,此属湿热邪气客于少阳,治用芳香化浊,和解少阳。以上虽属温病,但证候各异,可见六气时令中淫邪过偏所致外感不同。又有湿热邪气互结,人身经络脏腑、筋膜滑囊、肌肉关节无不侵犯,故辨证审因,随气应变,是治外感时令湿热病之要领。

人之精气源于食物,胃之消化、脾之吸收、肺之灌溉,营养五脏六腑,轻清者为营气,浓厚者为卫气,营行脉中,卫行脉外,循行不息,维持体内外各个组织的生理活动。脾胃功能影响营卫气血之充盈,营不充于内,卫小同于外,因而虚弱之儿,虽有表证而不宜解表,汗之则卫气愈虚,营气更衰,法当扶正祛邪。

幼儿平素喂养不当,脾胃虚弱,病初虽为外感,而伴纳少便稀、形体瘦弱、汗多肢凉,故以黄芪、党参、甘草甘温补益,桂枝、生姜通阳,芍药和营;患儿治疗初用解表清热之桑菊、紫雪而热不退,是为肺脾两虚,故予益气调营,则热退症消。患儿因吐泻脾虚,致营卫失充,所以持续发热,故予益气和营,则正复邪除;因腹泻,脾不健运,湿渍脾阳,外感风温,内外合邪,致发高热,故予清热化湿、益气和营,则发热始退。治病应求于本。小儿脏腑柔嫩,藩篱疏薄,凡小儿发热或高或低,体温午前高于午后,热程较长,于指(趾)端及耳郭边缘较凉,气短自汗,精神弱、乏力,食少便溏,唇舌俱淡,应从"甘温除热"辨证论治。

随着时代的发展,在物质丰富的同时,人们的饮食结构也发生了变化,儿童发病也出现了新的情况,因此,在诊治儿童感冒时也要随之变化,但始终应坚持辨证论治的原则。

1. 儿童感冒内热是其根本　饮食习惯多以肉食为主。中医学认为,儿童是"纯阳"之体,患病以实证、热证居多,由此看来,饮食不合理加上儿童的生理特点,内热产生较为普遍也就不足为怪了。外感风寒是其标。从临床来看,儿童感冒一年四季均可见到,但是以冬、春季发病率为高。而此季节孩子往往穿得过多,极易出汗,而此时如果生活不注意,赶上大风降温,孩子很容易感受风寒而发病。由此导致的"内热外感"型感冒居多。

2. 治疗儿童感冒以清热为主 治疗儿童感冒的基础上加重清热比重是治疗儿童感冒的关键,如生石膏、知母、酒黄芩、炒栀子等药;二是加重消食导滞药,大便以通为顺,如焦三仙(焦山楂、焦神曲、焦麦芽)、鸡内金、炒枳壳等,大便干燥严重者可加熟大黄等。

3. 治疗儿童感冒要考虑咽喉 适当加 1～2 味清利咽喉的中药,可以起到良好的效果。

第三节 小儿肺炎

肺炎是西医病名,属中医学"发热证""咳嗽证""喘证"范畴,是小儿常见病、多发病,是威胁婴幼儿健康、影响其成长,甚至造成死亡的主要原因。

肺为娇脏,肺主气,司呼吸,肺主皮毛,主一身之表,通于口鼻,又为水之上源,施布津液,上濡空窍,润肤泽毛,肺与大肠相表里。因此,内热外感皆可侵袭肺脏而发病。《黄帝内经·素问》在咳论篇中有"五脏六腑皆能令人咳"的论述。肺炎属西医学病名,在中医学文献中很少用此病名。但用"肺炎"一词说明其发病机制尚有所见,如清代汪昂《汤头歌诀》中说:"肺炎咳嗽此方施。"此与现代医学肺炎的证候,不尽相同。此谓肺炎似中医学的"马脾风"证,马脾风虽以喘憋痰鸣为主症,但其发病来势较急而短暂,而一般"肺炎"则无此急暴。从肺炎的主要症状:喘憋、胸高、鼻扇、痰壅等证情来看,当然常可于喘咳诸症的范围内见之,但由于它有身热、口渴、自汗、咳嗽等症,又与"风温"相似,并且有部分患儿的临床表现相当于"秋燥"病,由此看来,本病当属于温病的范畴,还应当于有关的多种疾病中探求肺炎的辨证方法,才有可能在临床上收到预期的疗效。

肺炎的发病与年龄、季节、地域、病原体种类等因素密切相关。可发生于任何年龄,多见于 3 岁以下婴幼儿,年龄越小,发病率越高,病情越重。四季均可发病,北方冬春季节、南方夏秋季节多见;肺炎支原体、流感病毒感染多见于冬、春季节,呼吸道合胞病毒感染多见春季,腺病毒感染冬季较多。病毒性肺炎在 1—3 岁儿童中患病率最高,支原体肺炎在 3—7 岁儿童中最多。总发病率北方略高于南方,病毒性肺炎南方略高于北方。局部地区还可表现出某种病原体感染高发趋势。

肺炎的中医证型分布特点与年龄、发病阶段、地域、病原体等多因素有关。5 岁以下患儿以痰热闭肺证为主,5 岁以上以风热闭肺证为主。发病初期以风热闭肺证、痰热闭肺证为主,中后期部分患儿可由实证向虚证转变,后期以阴虚肺热证和肺脾气虚证最多见。在肺炎初期,南方与北方证型的分布无明显差异,均以风热闭肺和痰热闭肺两证为主。肺炎中后期,北方以阴虚肺热多见,南方以肺脾气虚居多。肺炎支原体、腺病毒感染中痰热闭肺较常见,呼吸道合胞病毒感染多见风热犯肺和痰热闭肺。

一、临床诊断分析

(一)诊断和诊断进展

肺炎的诊断以发热、咳嗽、气促为主要表现。肺部体征早期可不明显或仅有呼吸音粗糙,后可闻及固定中、细湿啰音。胸部 X 线检查可见两肺有斑片状阴影。辅助检查如血白细胞计数及分类检查,痰、咽拭子细菌培养或病毒分离,免疫荧光检查等,可区分细菌或病毒感染,必要时做厌氧菌培养。

诊断标准因患儿年龄不同略有差异。新生儿有咳嗽、发热或无热、肺部有或无啰音、口中泡沫较多、呼吸急促等症状。

近年来肺炎支原体感染发病率上升,小儿肺炎支原体感染的诊断标准如下。

①咳嗽早期呈阵发性干咳,临床症状重,但肺部体征常缺乏。

②胸片以单侧肺病变为主且以右下肺发病多。

③肺部体征与症状以及影像学表现不一致。

④白细胞计数高低不一,以中性粒细胞比例升高为主,红细胞沉降率轻度至中度增快。

⑤有肺外病变的表现。

⑥病程迁延,临床上对常规治疗效果不佳,使用红霉素或阿奇霉素疗效满意。

①②项者应先考虑支原体感染,具备①~⑥项者,可做出临床诊断。

(二)辅助检查

1. 外周血检查

(1)血常规:细菌性肺炎白细胞总数和中性粒细胞多增高,甚至可见核左移,胞质有中毒颗粒;病毒性肺炎白细胞总数正常或降低,淋巴细胞增高,有时可见异型淋巴细胞。

(2)C 反应蛋白(CRP):细菌感染时,CRP 浓度上升;非细菌感染时则上升不明显。

2. 病原学检查

(1)病毒分离:应于起病 7 日内取鼻咽或气管分泌物标本做病毒分离,阳性率高。

(2)冷凝集试验:可用于肺炎支原体感染的过筛试验。

(3)细菌培养和涂片:取痰液、肺泡灌洗液、胸腔穿刺液或血液等进行细菌培养可明确病原菌,同时应进行药物敏感试验。亦可做涂片染色镜检,进行初筛。

(4)细菌或病毒核酸检测:应用杂交或 PCR 技术,检测病原体特异性核酸(RNA 或 DNA),此法灵敏,可进行微量检测。

(5)病原特异性抗体检测:发病早期血清中主要为 IgM 抗体,后期或恢复期以 IgG 为主。

3. 血气分析 对重症肺炎伴呼吸困难者,可行 PaO_1、$PaCO_2$ 及血 pH 测定。

4. 胸部 X 线检查 细菌性肺炎可呈支气管肺炎或大叶性、节段性肺炎表现。支气管肺炎表现为两肺下野、心膈角区及中内带见点状或小斑片状肺实质浸润影。大叶性、节段性肺炎病变分布以右上叶最多,左下叶最少见,一般不累及右尖段、左上叶前段,严重者可伴胸腔积液。支原体肺炎可表现为间质性肺炎、支气管肺炎、节段性肺炎等多种类型,不同类型可混合出现。其中,间质改变最为多见,病变一般仅限于一侧或局部,较少合并肺气肿。节段性改变病灶的密度高而不均匀,其附近或远离部位常见局限性间质病变,并可合并肺门结构紊乱或肺门淋巴结肿大。病毒性肺炎以间质性病变为主,X 线检查常表现为阴性,部分可表现为肺纹理增多、点状或小结节状模糊阴影、肺气肿等。不同病原体所致的肺炎,细菌性肺炎 X 线胸片改善最快,其次为支原体肺炎,病毒性肺炎改善最慢。

以发热、咳嗽为主的普通肺炎 X 线检查表现多以斑片状、肺段及大叶阴影为主,伴有明显喘息的肺炎胸片常表现为肺纹理增强和(或)小结节阴影改变。若临床表现与 X 线检查改变明显不一致,症状较轻而 X 线检查改变明显,应多考虑支原体肺炎。X 线检查表现还与肺部啰音有关,肺部啰音越多,X 线检查阳性检出率越高。

5. 胸部 CT 平扫 与 X 线相比较,CT 检查可更好地对支气管炎症、混合性病理改变、间质性肺炎等病理情况进行良好的判定。CT 检查提示肺炎患儿的肺部病变多为单侧发生,实质性浸润性改变的比例高,肺部支气管壁增厚;部分患儿可见胸腔积液,偶见肺门淋巴结肿大。

支原体肺炎的 CT 影像学表现类型更为多样化,包含大面积斑片状影、斑点状影、肺部纹理增多、条索状影、毛玻璃样影等,其中以大面积斑片状影为主。严重者合并支气管壁加厚、肺门及纵隔淋巴结肿大、空洞征象、胸腔积液等。

6. 降钙素原(PCT) 对于细菌性肺炎特异性较强。

7. 细胞免疫指标 外周血中 $CD3^+$、$CD4^+$ T 淋巴细胞水平和 $CD4^+/CD8^+$ 比值降低,$CD8^+$ T 淋巴细胞水平和 $CD4^+CD25^+$ Treg 细胞水平升高,CD64 表达增加。

8. 病原特异性抗原检测 可作为相应病原体感染的证据。

9. 胸部 B 超检查 可检测肺炎致局部实变或支气管内由炎性渗出物充填等,还可探查胸腔积液的部位及液量。

(三)鉴别诊断

本病应与上呼吸道感染、急性支气管炎、支气管哮喘、毛细支气管炎、肺结核、纵隔囊肿及肿瘤、气管异物、喉部梗阻,以及咳嗽、哮喘等多种疾病类证相鉴别。

1. **咳嗽** 以咳嗽、咳痰为主要表现,可伴有发热,不伴有气急、喘促等呼吸困难表现。

2. **哮喘** 以反复发作性的喘促气急,喉间哮鸣,呼气延长为主要特征,严重者不能平卧、张口抬肩,摇身撷肚、唇口发绀。常在夜半至清晨发作或加剧。

二、治疗

(一)中医治疗

本病主要辨常证与变证。常证初期辨风寒与风热,中期辨痰证与热证,恢复期辨气虚与阴虚。肺炎早期以外感表证为主,有风寒闭肺或风热闭肺证之别,若寒热难辨可借鉴是否有咽红等症以佐证;痰热闭肺者,痰、热、咳、喘均剧;毒热闭肺虽痰象不著,但热毒炽盛,壮热、咳剧、喘憋、烦躁及可见伤阴诸象。变证可见壮热,神昏,四肢抽搐,颈项强直等邪陷厥阴证或面色苍白,口唇爪甲发绀,呼吸浅促,额汗不温,脉微弱疾数等心阳虚衰证。

治疗原则为开肺化痰,宣肺平喘。痰多者首先应涤痰,喘甚者应予平喘;肺热者宜清肺泻热;病久气阴耗伤者,宜补气养阴;邪陷厥阴者,宜平肝息风,清心开窍;心阳虚衰者,急以救逆固脱,温补心阳。

肺炎喘嗽临床辨证还可见痰湿壅肺、痰瘀互结之证。喘息气促,咳嗽频发,喉间痰鸣或咳痰量多,舌苔白腻,脉滑者,为肺气不利,痰湿壅肺,治以降逆平喘,温化痰湿。日久痰涎壅盛,甚则呼吸不畅,面唇青紫,咳痰带血,舌暗红或青紫者,为痰瘀互结,阻滞脉络,加以活血化瘀。

小儿肺炎喘嗽极期兼见烦躁、嗜睡,高热难退,咳嗽喘急痰壅,不思饮食,大便秘结,小便短赤,唇红苔黄燥,脉弦滑者,此为温热邪气由肺及胃,肺胃热盛,腑气不通,治以通腑泻热。

肺炎喘嗽亦可归为中医学"温病"范畴,以"卫气营血"辨之。注意掌握"热邪"的变化和气阴存亡规律,以清热解毒法贯穿治疗始终,并适时佐以益气养阴之法。

有学者提出了肺炎可见湿热闭肺的证型。婴幼儿肠道菌群结构不完善,肺炎大量应用抗生素治疗易出现腹泻症状;加之小儿脾常不足,饮食结构变化,易脾失健运,湿浊内生,郁而化热;肺与大肠相表里,肺热与大肠之湿相合,亦见湿热之证。此证以身热缠绵、咳声重浊、痰涎壅盛,胸闷泛恶、纳少便稀为主要特点。亦有学者提出支原体肺炎可见燥热闭肺的证型。风寒闭肺,症见恶寒发热,无汗,咳嗽气促,痰稀色白,舌淡红,苔薄白,脉浮紧;治疗原则为辛温宣肺,化痰止咳;方用华盖散加减。风热闭肺,症见发热恶风,微有汗出,咳嗽气急,痰多,痰黏稠或黄,口渴咽红,舌红,苔薄白或黄,脉浮数;治疗原则为清热宣肺,化痰平喘;方用麻杏石甘汤合银翘散加减。痰热闭肺,症见壮热烦躁,喉间痰鸣,痰稠色黄,气促喘憋,鼻翼扇动,或口唇发绀;舌质红,苔黄腻,脉滑数;治疗原则为清热宣肺,涤痰定喘;方用五虎汤合葶苈大枣泻肺汤。毒热闭肺,症见高热持续,咳嗽剧烈,气急鼻扇,喘憋,涕泪俱无,鼻孔干燥,面赤唇红,烦躁口渴,小便短黄,大便秘结,舌红而干,舌苔黄,脉滑数;治疗原则为清热解毒,泻肺开窍;方用黄连解毒汤合麻杏石甘汤加减。阴虚肺热,症见病程延长、低热盗汗,面色潮红,干咳无痰,舌质红而干,苔光剥,脉细数;治疗原则为养阴清肺;方用沙参麦冬汤加减。肺脾气虚,症见病程延长,低热起伏,气短多汗,咳嗽无力,纳差,便溏,面白神疲,四肢欠温,舌质偏淡,苔薄白,脉细无力;治疗原则为益气健脾;方用人参五味子汤加减。心阳虚衰症见突然面色苍白,口唇发绀,呼吸浅促,额汗不温,四肢厥冷,虚烦不安,右胁下可出现瘀块,舌苔薄白,质略紫,脉象微弱疾数;治疗原则为温补心阳,救逆固脱;方用参附龙牡救逆汤。邪陷厥阴症见壮热神昏,烦躁谵语,四肢抽搐,口噤项强,两目上视,舌质红绛,指纹青紫,可达命关,或透关射甲;治疗原则为平肝息风,清心开窍;方用羚角钩藤汤合牛黄清心丸。

1. 肺热夹表　本型多见于肺炎初期,临床证候表现在两个方面。

(1)风寒外束,肺气失宣

主症:发热恶寒,无汗面赤,咳嗽声重气粗,舌红、苔薄白而润,脉浮数。

本型多由于气候暴暖复冷。先受温邪,继而寒束,以致肺热先郁,寒邪束表,肺气不宣。治以微辛解表,宣肺止咳。常用方剂如三拗汤、杏苏散等。方药可用:紫苏叶 6g,紫苏梗 6g,杏仁 6g,前胡 6g,枳壳 3g,苦梗 6g,陈皮 3g。

(2)风温袭肺,肺失宣降

主症:身热,自汗,微恶风(小儿多不能自述恶风寒感觉,凡在诊视时有形寒怕冷的表现,如揭衣被时皮肤出现粟粒状小粒等象,为有恶风寒证候),咳嗽,气粗微喘,或鼻翼微扇,口渴,舌质红、苔薄白或薄黄,脉浮数。

这些证候,即叶天士所说的"温邪上受,首先犯肺",盖肺与皮毛相合,上通口鼻,外受温邪,肺胃内应。表为邪闭,肺气不得宣散,郁结而热。肺热宜凉,表邪宜散。适于采用辛凉宣肺疏表,常用方剂以桑菊饮为基础,随症加减。热重加生石膏、知母,无汗稍加薄荷,目赤烦躁加炒栀子,痰多加川贝母。方药:芦根 15g,桑叶 6g,菊花 10g,杏仁 6g,牛蒡子 6g,连翘 10g,生石膏 18g,瓜蒌 10g,知母 6g。

2. **肺胃热盛**　本型多见于肺炎的中期,临床表现有以下 3 种情况。

(1)痰热蕴肺,肺失清肃

主症:高热自汗,咳嗽有痰,气促微喘,鼻翼微扇,舌红、苔薄黄或略黄厚,脉浮滑数。

此证多为表邪化热入里,肺热较重,热盛炼液为痰。治宜清热化痰,宣降肺气。常用方剂为桑杏汤加减。方药:芦根 15g,菊花 10g,杏仁 10g,生桑白皮 10g,栀子 6g,葶苈子 6g,枇杷叶 10g,桑叶 10g,浙贝母 10g,生石膏 10g,北沙参 10g。

(2)痰热闭肺,肺气上逆

主症:午后热重,口渴烦躁,喘促鼻扇,胸高痰鸣,口燥咽干,唇红干焦,舌质红绛少苔,脉数。

此因表邪化热入里,燥热弥漫于中、上二焦,以致肺胃俱热,耗伤津液。此时热虽盛,但不宜过用苦寒直折泻火,用苦寒能助燥,更易伤阴(津),辛温宣散之剂更当禁用。治以清肃肺胃开痰,略佐生津,用麻杏石甘汤加苏葶丸等。方药:鲜芦根 15g,鲜茅根 15g,麻黄 1g,桃仁 6g,杏仁 6g,生石膏 18g,桑白皮 10g,石菖蒲 6g,川郁金 6g,紫苏子 10g,紫苏梗 10g,葶苈子 6g,连翘 10g,鱼腥草 15g,地骨皮 10g。加减:热重加金银花、知母、炒栀子,生石膏可用到 24～30g,或牛黄抱龙丸,或牛黄清热散。无汗可加薄荷 10g,或紫苏叶 5g。挟食滞而舌苔厚垢者,加莱菔子。大便不畅者加瓜蒌 15g,或郁李仁 6g。痰盛黏稠者加白芥子 1.5g,或姜汁竹沥水、胆南星、天竺黄。湿痰盛者加生海蛤 10g,或冬瓜仁 10g。腹胀者用旋覆花、代赭石(布包)各 6～10g,阴伤腹不胀加北沙参、麦冬、花粉。

(3)肺胃痰热,肃降失职,腑气不畅

主症:发热,烦躁,咳嗽,痰鸣,面颊赤,大便秘结,尿黄少,舌红,苔黄厚干,脉弦滑。此证多因肠有热结,热邪熏蒸于肺。肺与大肠相表里,肺气不降,失于清肃,致使喘憋加重。吴鞠通说:"喘促不宁,痰涎壅滞,右寸实大,肺气不降者,宣白承气汤主之。"这是脏腑同治、釜底抽薪的办法,适合上述证候,使肺气得宣,肺气下降,便通热降,喘憋可见减轻。亦有专用泻下法治疗肺炎的报道。一般方用麻杏石甘汤加瓜蒌、元明粉、知母,重则用生大黄另泡兑入,见泻停用生大黄。方药:芦根 15g,茅根 15g,麻黄 1.5g,桃仁 10g,杏仁 10g,生石膏 18g,生桑白皮 10g,知母 6g,人工牛黄 1.5g,元明粉(分冲)3g,生大黄(另泡兑入)15g。

3. **正虚邪实,脏气受损**

(1)痰饮阻肺,升降失调,肃降无权

主症:高热或低热,喘咳痰多,喉间痰鸣,胸高鼻扇,面色黄白,舌淡红,苔滑或白腻。

此证多因痰盛阻滞胸膈，气机不畅，中焦失运，治宜辛开除痰，理脾化湿，以二陈汤加味或配以苏合香丸。方药：茯苓 10g，半夏 6g，橘红 6g，白前 10g，生海蛤 10g，桑白皮 10g，紫苏子 10g，紫苏梗 10g，旋覆花 10g，代赭石 10g，葶苈子 6g，杏仁 6g。

加减：腹胀者加大腹皮、厚朴；喘甚加银杏；便溏者加诃子、生薏仁，减葶苈子；痰盛加少量白芥子 1.5g。

（2）肺脾气虚，上盛下虚

主症：喘憋腹胀，四末发凉或水肿，痰声辘辘，精神疲乏，面色㿠白，或便溏，舌淡苔白滑，脉弦细或缓等证。

此证多由于气耗阴伤而及于阳，阳气式微，表现为上盛下虚，中焦失运，宜补肺气，益脾气，通心阳。常用苓桂术甘汤加减。如阳气暴脱，喘渴冷汗，四肢发凉，面色苍白，脉微等证，可用人参急煎频服，或用人参 6～10g，淡附子 10g，生牡蛎 18g，水煎服。

4. 肺肾两伤，肾不纳气

主症：喘喝无力，呼多吸少，喘憋鼻扇，口周发绀，精神萎靡，二目少神，闭目不睁，舌红焦干，头身大汗，脉虚、脉弱无力等证。

此因肺热津伤过甚，肺与肾金水相生，肺阴伤，势必波及于肾，肾阴亦伤，为肺气化源欲绝、肾不纳气之危证。治疗急宜扶正固摄为主，不可泻肺，如仍高热先用白虎汤加人参汤合用，安宫牛黄散或羚羊镑煎水兑服，低热用生脉散配合上药亦可。正如吴鞠通所说：太阴温病，脉浮大而芤，汗大出微喘，甚则鼻孔扇者，白虎加人参汤，头身大汗不止，脉若散大者，急用之，倍人参之意，采用白虎加人参。其身无高热,而有肾不纳气,正气欲脱,如陈飞霞所说"虚败之证,忽然张口大喘,入少出多,而气息往来无滞,此肾不纳气,浮散于外"的证候时,急用生脉散以敛欲散之气。此时困难的是,既要固将绝之气,又需祛壅塞之痰邪,二者不可偏废,可加用蛇胆、陈皮末等药少力专之品。方药:北沙参 30g,麦冬 10g,五味子 6g,百合 15g,生牡蛎 18g。酌加安宫牛黄散或羚羊角(代)。

5. 余热未尽

主症:身有低热,微咳少痰,食欲减退,精神疲倦,略有烦意等象,此为恢复阶段。阴证已平,仍有余热未净,肺有虚热,胃气未复,属虚多邪少,当以甘润清养之法,润肺化痰,升提胃气,以沙参麦冬汤加减。方药:北沙参 15g,麦冬 10g,生枇杷叶 10g,竹茹 10g,生谷芽 10g,浙贝母 6g,杏仁 10g,丝瓜络 10g,瓜蒌 10g。加减:虚烦者加少量栀子、地骨皮,如午后热久不退者,用青蒿鳖甲汤加生牡蛎、白芍、白薇、百合、百部、生桑白皮等药。注意:恢复阶段,用药剂量宜小;如用大剂量反伤正气,恢复较慢。

6. 邪正进退情况

病邪轻重进退,是正气与病邪消长的过程,掌握病机的进退情况,对于判断用药、治疗、预后等方面都有一定意义。一般可有 3 种情况。

(1)邪正俱实:邪气旺盛,正气不衰,为正邪相持阶段,虽然高热咳喘等症可见,但精神尚好,面色不晦,脉不虚弱。多见病之初期。

(2)邪正俱衰:症状明显减退,体质出现虚弱,如身热,咳嗽,喘憋见好,但精神弱,体质消瘦,舌红少苔,脉细等虚象。多见病之恢复期。

（3）正虚邪实：临床症状很危重，而正气见虚衰，如高热、喘憋、痰盛，而见到精神萎靡，面色苍白，口周发绀，手足发凉，脉细弱等象，属于正不胜邪，多见于邪热过盛、发热过久或素体质弱的患儿。

（二）西医治疗

采用综合治疗，原则为控制炎症，改善通气功能，对症治疗，防治并发症。

1. **一般治疗**　保持室内空气流通，经常翻身，变换体位，以利痰液排出。注意水和电解质的补充，纠正酸中毒和电解质紊乱。

2. **抗生素治疗**　明确为细菌感染或病毒感染继发细菌感染者应使用抗生素。抗生素使用原则如下。

（1）根据病原菌选择敏感药物。

（2）早期治疗。

（3）选用渗入下呼吸道浓度高的药物。

（4）足量、足疗程。

（5）重症联合用药或静脉给药。

青霉素敏感者首选青霉素或阿莫西林（羟氨苄青霉素）；青霉素过敏的患儿可用红霉素。若为金黄色葡萄球菌感染可选苯唑西林钠或氯唑西林钠。流感嗜血杆菌感染首选阿莫西林加克拉维酸（或加舒巴坦）。大肠埃希菌或肺炎杆菌感染首选头孢曲松或头孢噻肟。肺炎支原体、衣原体感染选用大环内酯类抗生素如红霉素、罗红霉素、阿奇霉素等，支原体感染肺炎至少用药 2～3 周，以免复发。

3. **抗病毒治疗**　尚无理想的抗病毒药物。常用利巴韦林等。

4．对症治疗

（1）吸氧：有缺氧表现应及时吸氧，一般采用鼻前庭导管持续吸氧。若有"三凹征"及明显发绀，宜用面罩给氧。

（2）保持呼吸道通畅：可用超声雾化使痰液稀释便于排出，并定时清除鼻痂及鼻腔分泌物。

（3）降温止惊：高热患儿宜用物理降温，湿敷头部，35％酒精擦浴或微温盐水高位灌肠。亦可用退热药如对乙酰氨基酚、布洛芬等。

（4）心力衰竭治疗：除镇惊、给氧外，可给予快速洋地黄制剂，以增强心肌的收缩力，减慢心率，增加心搏出量。一般选用毒毛旋花子苷 K 或西地兰。应用血管扩张药减轻心脏负荷，是治疗心功能不全方面的一项重要措施，常用酚妥拉明和东莨菪碱。

（5）肾上腺皮质激素的应用：可减少炎症渗出，解除支气管痉挛，改善血管壁通透性，减少脑脊液产生，降低颅内压，改善微循环。适应证：①中毒症状明显；②严重喘憋；③脑水肿、中毒性脑病、感染性休克、呼吸衰竭等。

5．并发症治疗　对并发脓胸、脓气胸者，应及时抽脓、抽气。对年龄小、中毒症状重，或脓液黏稠，经反复穿刺抽脓不畅者，或张力性气胸都宜考虑胸腔闭式引流。

6．免疫抑制药　可以提高支原体肺炎的临床治愈率，并降低复发率。

7．电子纤维支镜下支气管肺泡灌洗术　支气管肺泡灌洗（BAI）是指利用纤维支气管镜探进至病变肺段，或是亚段支气管的一种新型介入技术手段，同时应用无菌生理盐水对其加以灌洗,改善呼吸道通气的诊疗技术手段。此法已成为难治性肺炎支原体肺炎及肺不张的临床治疗有效措施。其灌洗液(BAIF)还可用于肺部疾病诊断、鉴别诊断及疗效评价。

三、临床心得

对高热喘憋的患儿,应以清热为主,定喘为辅,在麻杏石甘汤中所用的麻黄量小,1g 左右,达到开肺的目的即可。如喘重热轻或无大热者则以定喘为主(分清虚实),麻黄量可加大到 3～6g,达到定喘的目的(其他病水肿用之则行水不发汗)。对患有先天性心脏病的患儿,并发肺炎者最好不用麻黄,如必用时应加服收敛药,如五味子、诃子、银杏或配伍生脉散,麻黄也不要超过 1g。对喘憋痰盛者,应加菖蒲、川郁金(白矾水浸)之类开痰得气药,比单用麻杏石甘汤疗效好。肺炎的病因系温热之邪,在高热时期可加用金银花、连翘、鱼腥草等清热解毒之品。对出现昏迷、烦躁不安等热窜营阴之象,当加用清营开窍之品,如牡丹皮、赤芍、牛黄清热散(人工牛黄)、紫雪丹等药。兼见抽搐可采用息风化痰药,如珍珠母、僵蚕、钩藤、天竺黄、竹沥水等药。喘憋较重,鼻扇,指纹青褐,口周、爪甲发青,属有风气,血行不畅,气阻血滞,当加活血化痰之药,如丹参、桃仁(与杏仁合用)、薤白之类,宣达气机。久喘或颜面水肿(眼睑肿)时,加用北细辛,以通肺肾利尿,在喘中兼见便溏或便次多时,应避用葶苈子,以免加重泄泻,而喘反加重。如因热移大肠,大便臭秽者,尚可应用。桑白皮最好用生不用炙。生桑白皮既降肺气又可清热。痰壅盛者加蛇胆陈皮末(猴枣面),或少量白矾面等药,皆可使痰减少,但不持久,少时则咽中复见痰鸣,但可暂缓其急。热盛时不用甘草,免其壅气滞邪;久喘可用,如气管炎合并哮喘。肺炎用药宜清通,补虚除恢复后期可用阿胶补肺,高热时期不用,以免碍胃留痰。麻疹合并肺炎,应以治透疹毒为主,兼治肺炎,往往疹透毒达,肺炎转轻。

肺炎患者注意忌食糖、油脂、肥肉、鱼腥,尤以羊肉为甚,此皆属发物,有助热生痰致喘之弊,其他如葡萄留邪,香蕉助痰等皆须留意。

第四节　儿童哮喘

哮喘是儿科常见的一种呼吸道疾病,易反复发作,迁延难愈,病程越长,对患儿机体影响越大。如能坚持治疗,大多可以治愈。否则病情可由轻转重,由急性转为慢性,甚则可以终年不愈。故小儿哮喘病的防治工作,较成人更为重要。

哮与喘略有区别,轻者为喘,重者为哮。喘为哮之始,哮为喘之渐。凡呼吸急促,张口抬肩,不得平卧者谓之喘。喘时喉中伴有哮鸣声者谓之哮。喘指气息而言,哮指声音而言。哮必兼喘,而喘不一定兼哮。喘易治而哮难治。以上说明哮与喘,在临床辨证施治中是有区别的。但二者又可以相互影响,互为因果,故统称哮喘。

哮喘病因很多。《保婴撮要》云:"喘急之症,有因暴惊触心者,有因寒邪壅盛者,有因风邪外客者,有因食咸酸积滞者,有因膏粱积热,熏蒸清道者。"若小儿先天禀赋不足或后天失调,机体素弱,腠理不密,卫气不固,则不能适应外界气候的突然变化,易为外邪所侵,首先是肺气虚损,导致外邪的侵袭。无论寒邪或热邪,外感或内伤,皆可影响肺气的宣透与肃降而咳喘。肺为娇脏,不耐寒热的侵袭,若反复发作,病程日久,则气阴俱伤,势必由肺波及脾肾。因脾为后天之本,与肺关系密切,脾虚则运化失调,积液成痰,痰阻气道,则呼吸不利。肾为先天之本,肾虚则脾气不振,湿痰内生。肺肾同源,肺主出气,肾主纳气,出纳失职,则肺气宣降无力,进而导致二脏功能失调而病情加重。《景岳全书》云:"哮有宿根。"说明本病具有反复发作、连年不愈的特点。

　　本病有病程较长、反复发作、病久则虚的特点,故正虚是本病的主要矛盾,亦是辨证的主要依据。在缓解期要抓紧时机,以补虚为主。在急性发作期,多兼感外邪而诱发,无论是何种诱因,皆为邪实,故急性发作期的临床表现,多是虚实兼见、寒热并存,或痰浊互结,三者可相互夹杂,或互相转化。因此,哮喘在急性发作期属本虚标实证。其治疗大法,一般在发作时治标,缓解时治本,初病祛邪,病久扶正,虚喘者补之,实喘者泻之,虚实兼见者,补虚泻实兼顾之。

一、诊断标准与鉴别诊断

(一)诊断标准

　　参照 2016 年中华医学会儿科分会呼吸学组《儿童支气管哮喘诊断与防治指南》。

　　1. 哮喘诊断标准　　主要依据呼吸道症状、体征及肺功能检查,证实存在可变的呼气气流受限,并排除可引起相关症状的其他疾病。

（1）反复喘息、咳嗽、气促、胸闷，多与接触变应原、冷空气、物理、化学性刺激、呼吸道感染、运动及过度通气（如大笑和哭闹）等有关，常在夜间和（或）凌晨发作或加剧。

（2）发作时双肺可闻及散在或弥漫性，以呼气相为主的哮鸣音，呼气相延长。

（3）上述症状和体征经抗哮喘治疗有效，或自行缓解。

（4）除外其他疾病所引起的喘息、咳嗽、气促和胸闷。

（5）临床表现不典型者（如无明显喘息或哮鸣音），应至少具备以下 1 项：①证实存在可逆性气流受限：支气管舒张试验阳性；吸入速效 β_2 受体激动药（如沙丁胺醇压力定量气雾剂 $200\sim400\mu g$）后 15 分钟第 1 秒用力呼气量（FEV_1）增加≥12％；抗感染治疗后肺通气功能改善。给予吸入糖皮质激素和（或）抗白三烯药物治疗 4～8 周，FEV 增加≥12％。②支气管激发试验阳性。③最大呼气峰流量（PEF）日间变异率（连续监测 2 周）≥13％。

符合第（1）～（4）条或第（4）（5）条者，可诊断为哮喘。

2. 咳嗽变异性哮喘（CVA）的诊断

（1）咳嗽持续＞4 周，常在运动、夜间和（或）凌晨发作或加重，以干咳为主，不伴有喘息。

（2）临床上无感染征象，或经较长时间抗生素治疗无效。

（3）抗哮喘药物诊断性治疗有效。

（4）排除其他原因引起的慢性咳嗽。

（5）支气管激发试验阳性和（或）PEF 日间变异率（连续监测 2 周）≥13％。

（6）个人或一二级亲属过敏性疾病史，或变应原检测阳性。

以上第(1)~(4)项为诊断基本条件。

3. 哮喘分期与分级

(1)哮喘的分期:根据临床表现,哮喘可分为急性发作期、慢性持续期(chronic persistent)和临床缓解期。急性发作期是指突然发生喘息、咳嗽、气促、胸闷等症状,或原有症状急剧加重;慢性持续期是指近3个月内不同频度和(或)不同程度地出现过喘息、咳嗽、气促、胸闷等症状;临床缓解期系指经过治疗或未经治疗症状、体征消失,肺功能恢复到急性发作前水平,并维持3个月以上。

(2)哮喘的分级:哮喘的分级包括急性发作严重度分级、病情严重程度分级和哮喘控制水平分级。哮喘急性发作严重度分级主要是根据哮喘急性发作时的症状、体征、肺功能及血氧饱和度等情况,进行严重度分级,以确定发作期的治疗方案;病情严重程度分级是通过评估过去4周的哮喘症状进行病情分级,为制订治疗方案提供依据;哮喘控制水平分级用于评估已规范治疗的哮喘患儿是否达到治疗目标,并作为治疗方案调整的依据。

(二)临床表现

1. 典型表现　咳嗽和喘息反复出现,并常于夜间或清晨加重。发作前可有流涕、打喷嚏和胸闷,发作时呼吸困难,呼气相延长伴有喘鸣声。严重病例呈端坐呼吸,恐惧不安,大汗淋漓,面色青灰。体格检查可见桶状胸、"三凹征",肺部满布哮鸣音,严重者呼吸道广泛堵塞,哮鸣音反可消失。

2. 咳嗽变异性哮喘　儿童哮喘可无喘息症状,仅表现为反复和慢性咳嗽,称为咳嗽变异性哮喘。常在夜间和清晨发作,运动可加重咳嗽。部分患儿最终发展为典型哮喘。

(三)辅助检查

1. **肺通气功能检测** 肺通气功能检测是诊断哮喘的重要手段,也是评估哮喘病情严重程度和控制水平的重要依据。在支气管扩张药使用前后测定可明确气流受限的可逆性;监测病情变化及昼夜改变;对于哮喘加重者,可判断气流梗阻程度及其对治疗的反应。主要用 1 秒用力呼气容积/用力肺活量(FEV_1/FVC)及呼气峰流速(PEF)两种方法测定是否存在气流受限及其程度。多数患儿在哮喘发作期间或有临床症状或体征时,可出现 FEV_1(正常≥80%预计值)和 FEV_1/FVC(正常≥80%)等参数的降低。对疑诊哮喘儿童,如出现肺通气功能降低,可考虑进行支气管舒张试验,评估气流受限的可逆性;如果肺通气功能未见异常,则可考虑进行支气管激发试验,评估其呼吸道反应性;或建议患儿使用峰流量仪每日两次测定峰流量,连续监测 2 周。如患儿支气管舒张试验阳性、支气管激发试验阳性,或 PEF 日间变异率≥13%均有助于确诊。

2. **过敏状态检测** 吸入变应原致敏是儿童发展为持续性哮喘的主要危险因素,儿童早期食物致敏可增加吸入变应原致敏的危险性。血清变应原特异性 IgE 测定是采用体外定性的酶免疫分析法,对人血清或血浆中的过敏原特异性 IgE 抗体进行定性检测,对过敏原诊断有价值。

3. **血气分析** 对重症哮喘患儿,监测 PaO_2、$PaCO_2$ 及血 pH,有利于掌握患儿哮喘病情,指导治疗。

4. **呼吸道炎症指标检测**

(1)诱导痰嗜酸性粒细胞分类计数:诱导痰嗜酸性粒细

胞水平增高程度与气道阻塞程度及其可逆程度、哮喘严重程度以及过敏状态相关。

（2）呼出一氧化氮（FeNO）检测：FeNO 由呼吸道细胞产生，其浓度与炎症细胞数目高度相关，可作为呼吸道炎症的生物标志物。这一指标的连续监测有助于评估哮喘的控制水平和指导优化哮喘治疗方案的制定。

5. 支气管镜检查　反复喘息或咳嗽儿童，经规范哮喘治疗无效，怀疑其他疾病，或哮喘合并其他疾病，如呼吸道异物、呼吸道局灶性病变（如呼吸道内膜结核、呼吸道内肿物等）和先天性结构异常（如先天性呼吸道狭窄、食管-气管瘘）等，应考虑予以支气管镜检查以进一步明确诊断。

6. 胸部影像学检查　哮喘诊断评估时，在没有相关临床指征的情况下，不建议进行常规胸部影像学检查。反复喘息或咳嗽儿童，怀疑哮喘以外其他有影像学检查指征的疾病时，依据临床线索所提示的疾病选择进行胸部 X 线片或 CT 检查。

（四）鉴别诊断

本病需要与以下疾病相鉴别。

1. 毛细支气管炎　多由呼吸道合胞病毒及副流感病毒所致，多见于 2－6 个月婴儿，血清病毒抗体检测或咽拭分离有助于诊断。

2. 喘息性支气管炎　多见于 3 岁以内，临床见发热，咳嗽伴喘息，抗感染治疗后，喘息症状消失，但应密切注意或随访，警惕为支气管哮喘的早期。

3. 支气管淋巴结结核　该病是由肿大淋巴结压迫支气管或因结核病变损伤支气管壁导致部分或完全阻塞，临床表现为阵发性、痉挛性咳嗽，喘息，伴疲乏、低热、盗汗等症状，结核菌素检查可协助诊断。

4. 呼吸道异物　有异物吸入史，剧烈呛咳，胸部 X 线检查、支气管镜检可有助于确诊。

二、治疗

哮喘控制治疗应尽早开始，要坚持长期、持续、规范、个体化治疗原则。①急性发作期：快速缓解症状，如平喘、抗感染治疗；②慢性持续期和临床缓解期：防止症状加重和预防复发，如避免触发因素、抗感染、降低气道高反应性、防止气道重塑，并做好自我管理。中医则在急性发作期以祛邪治标为主；慢性持续期则标本兼顾；临床缓解期则扶正固本为主。

（一）中医治疗

1. 哮喘发作期　分寒、热两证，以"急则治标"为治则。寒则祛寒，热则清热。

（1）寒喘（感寒作喘，内有寒饮）

［主症］　面色黄白，消瘦，形寒肢冷，咳喘痰多，痰色稀白，甚则咳唾，或呕吐大量痰液，鼻流清涕，尿清便溏，舌质偏淡，舌苔薄白，脉浮数无力。

［辨证］　素虚咳喘，痰饮内伏。感邪诱发，痰浊阻肺，肺失宣降。

［治则］　宣肺散寒，温化寒饮，止咳平喘，佐以透邪。

［方药］　射干麻黄汤或小青龙汤加减。

（2）湿痰喘（多因脾虚痰阻，肺失肃降，多见于婴幼儿）

［主症］　咳喘，痰声辘辘，反复发作，食欲减退，二便失

常而无热象。

　　[辨证]　湿痰内伏,阻于呼吸道。

　　[治则]　益气健脾,温化湿痰。

　　[方药]　二陈汤加减。

　　(3)热喘(肺热气喘,痰热蕴肺或肺胃蕴热)

　　主症:面赤口温,咳喘气促,夜间尤甚,痰黄黏稠,或发热汗出,小便短赤,大便秘结,舌质偏红,舌苔偏黄,脉浮数或滑数。

　　辨证:素虚咳喘,痰热蕴肺,感邪诱发,肺失清肃。

　　治则:清热宣肺,化痰平喘,佐以透邪。

　　方药:若偏热重者,用麻杏石甘汤合银翘散加减;喘偏重者,用定喘汤加减;若咳重者酌加百部、蝉蜕;喘重者加地龙、诃子;热重者酌加黄芩,或重用生石膏;大便秘结者,酌加瓜蒌、大黄,或元明粉冲服。

　　(4)正虚气喘(指素体虚弱,感受气候影响或异味刺激而发)

　　[主症]　体弱消瘦,多汗易感,咳喘突然发作,发作前,有打喷嚏、流清涕之先兆。一般外无表邪,内无实热之表现,舌质正常,苔少或无苔,脉细无力。

　　[辨证]　气虚咳喘,正虚邪乘。

　　[治则]　扶正祛邪,益气平喘。

　　[方药]　用补肺汤,或六君子汤加减。若多汗者,酌加煅牡蛎、浮小麦、五味子;气虚体弱者,酌加黄芪、黄精。

　　2. 哮喘缓解期　经过治疗后,哮喘虽暂时缓解,但内脏之虚,尚未根除,根据"缓则治本"的原则,从扶正补虚着手,增强机体抗病能力,以防复发。

（1）肺虚喘（指肺气虚，气虚则表不固，自汗怕冷，易为邪乘而发）

［主症］　面色㿠白，气短懒言，语声低微，倦怠乏力，四肢不温，舌质偏淡，舌苔薄少，脉细无力。

［治则］　补益肺气，固表止汗。

［方药］　玉屏风散加味。若汗多加五味子、煅牡蛎；肢冷酌加附子、干姜；食欲减退，或小便频数，酌加鸡内金、木瓜。

（2）脾虚喘

［主症］　多发于气候突变或寒冬季节，除见肺气虚症状外，还伴有痰多清稀，或泡沫痰，倦怠乏力，食欲减退，四肢不温，背部怕冷，喜暖恶寒，小便清长，大便溏稀，舌质偏淡，苔少，或舌有齿痕，脉细缓无力。

［辨证］　脾肺俱虚，湿痰内伏。

［治则］　益气健脾，理气化痰。

［方药］　六君子汤加减。

（3）肾虚喘（肺脾病久，势必波及于肾，二脏可互为因果，本病多发于冬，或终年不愈，经常反复发作）

［主症］　除咳喘所见症状外，伴有面色萎黄或褐暗，精神不振，气短懒言，形寒肢冷，多汗易感，尿频便溏，舌质暗淡，或舌胖淡有齿痕，苔少或无苔，脉沉细无力。

［辨证］　三脏俱虚，阴阳耗伤，肾不纳气。

［治则］　调补阴阳，以固下元。

［方药］　补中益气汤，或七味都气丸加减。偏阳虚者，用金匮肾气丸方加减；偏阴者，用六味地黄丸方加减；若气阳俱虚者，可用河车大造丸方加减。

(二)西医治疗

1. 急性发作期治疗

(1)氧疗:有低氧血症者,采用鼻导管或面罩吸氧,以维持血氧饱和度在 94% 以上。

(2)吸入速效 β_2 受体激动药:是治疗儿童哮喘急性发作的一线药物。如具备雾化给药条件,雾化吸入应为首选。可使用氧驱动(氧气流量 $6\sim8L/min$)或空气压缩泵雾化吸入。雾化吸入沙丁胺醇或特布他林,体重 $\leqslant20kg$,每次 2.5mg;体重 $>20kg$,每次 5mg;第 1 小时可每 20 分钟吸入 1 次,以后根据治疗反应逐渐延长给药间隔,根据病情每 $1\sim4$ 小时可重复吸入治疗。如不具备雾化吸入条件时,可使用压力型定量气雾剂(pMDI)经储雾罐吸药,每次单剂喷药,连用 $4\sim10$ 喷(<6 岁 $3\sim6$ 喷),用药间隔与雾化吸入方法相同。

(3)糖皮质激素:全身应用糖皮质激素是治疗儿童哮喘重度发作的一线药物,早期使用。以减轻疾病的严重度,给药后 $3\sim4$ 小时即可显示明显的疗效。可根据病情选择口服或静脉途径给药。药物及剂量如下。

①口服:泼尼松或泼尼松龙每日 $1\sim2mg/kg$,疗程 $3\sim5$ 天,口服给药效果良好,不良反应较小,但对于依从性差、不能口服给药或危重患儿,可采用静脉途径给药。

②静脉:注射甲基泼尼松龙每次 $1\sim2mg/kg$ 或琥珀酸氢化可的松每次 $5\sim10mg/kg$,根据病情可间隔 $4\sim8$ 小时重复使用。若疗程不超过 10 天,可无须减量直接停药。

③吸入:早期应用大剂量吸入性糖皮质激素(ICS)可能有助于哮喘急性发作的控制,可选用雾化吸入布地奈德悬

液每次 1mg,或丙酸倍氯米松混悬液每次 0.8mg,每 6~8 小时 1 次。但病情严重时不能以吸入治疗替代全身糖皮质激素治疗,以免延误病情。

(4)抗胆碱能药物:短效抗胆碱能药物(SAMA)是儿童哮喘急性发作联合治疗的组成部分,可以增加支气管舒张效应,其临床安全性和有效性已确立,尤其是对 β_2 受体激动药治疗反应不佳的中重度患儿应尽早联合使用。药物剂量:体重≤20kg,异丙托溴铵每次 $250\mu g$;体重>20kg,异丙托溴铵每次 $500\mu g$,加入 β_2 受体激动药溶液中雾化吸入,间隔时间同吸入 β_2 受体激动药。

(5)茶碱:在哮喘急性发作的治疗中,一般不推荐静脉使用茶碱。如哮喘发作经上述药物治疗后仍不能有效控制时,可酌情考虑使用,但治疗时需密切观察,并监测心电图、血药浓度。氨茶碱负荷量 4~6mg/kg(≤250mg),缓慢静脉滴注 20~30 分钟,继之根据年龄持续滴注,维持剂量每小时 0.7~1mg/kg,如已用口服氨茶碱者,可直接使用维持剂量持续静脉滴注。亦可采用间歇给药疗法,每 6~8 小时缓慢静脉滴注 4~6mg/kg。

(6)经合理联合治疗,但症状持续加重,出现呼吸衰竭征象时,应及时给予辅助机械通气治疗,在应用辅助机械通气治疗前禁用镇静药。

2.慢性持续期和临床缓解期治疗 根据哮喘的病情严重度分级,确定治疗方案每 1~3 个月审核 1 次方案,根据病情控制情况调整方案。如哮喘控制,并维持至少 3 个月,治疗方案可考虑降级,直至确定维持哮喘控制的最低剂量;如部分控制或未控制,则考虑升级治疗。但升级治疗前必须考虑影响治疗的其他因素,比如检查患儿吸药技术、变应原回避情况、遵循治疗方案的依从性等。

三、临床心得

支气管哮喘临床辨证与素体禀赋、诱发因素及疾病的病程密切相关。由于感邪的性质和体质上的差异,所以又有寒热的区别。急性发作期多见寒性哮喘、热性哮喘等;慢性持续期是在相当长的时间内出现不同程度咳喘症状,可见痰邪恋肺,虚实夹杂;临床缓解期则邪去正伤而见肺脾气虚、肾气虚弱、肺肾阴虚。本病易反复发作,属痼疾难疗,采用长期、持续、规范和个体化的治疗和家庭管理十分重要,所以临床要解除儿童哮喘缓解后不需继续治疗的误区。

(黄　倩　张红伟　杨红新)

第5章　消化系统疾病

第一节　儿童厌食

厌食是小儿时期的一种常见病证,临床以较长时期厌恶进食、食量减少为特征。本病多由喂养不当、他病伤脾、先天不足、情志失调引起,其中以喂养不当引起者最为常见。本病病变脏腑主要在脾胃,脾主运化,脾胃调和,则口能知五谷饮食之味,若脾胃不和,纳化失职,则造成厌食。本病在城市儿童发病率较高,患儿除食欲不振外,一般无其他明显不适,预后良好。但长期不愈者,可使气血生化乏源,抗病能力下降,而易罹患他证,甚或影响生长发育转化为疳证。

小儿厌食以饮食不节,喂养不当为主要病因,有些家长对儿童过分爱护,在优越的生活条件下,唯恐孩子吃得少,长得慢,这是一种揠苗助长的心情。对于孩子饮食无节,过食油腻甘醇,或在非炎热的气候季节中过食生冷瓜果,贪食寒凉或偏食某一种食物,引起脾胃运化壅遏呆滞。虽然也有因热病之后津液受伤,胃阴未复,或大病之后正气尚虚,脾胃功能减弱等因,但较上述饮食失节者为少见。儿科医籍中常提到"若要小儿安,常须三分饥与寒",是有一定道理的。

一、诊断要点及鉴别诊断

(一)诊断要点

(1)较长时期食欲减退,厌恶进食。食量明显少于同龄儿童。

(2)有喂养不当,先天不足,病后失调,或环境、气候影响及情志不遂史。

(3)面色少华,形体偏瘦,但神态尚可。

(4)排除其他消化系统疾病和全身性疾病引起的厌食。

国内外中西医学者在具体明确"厌食"进食量的诊断指标上认为:3 岁以下厌食症患儿每天面食、米饭、面包等谷类食物摄取量<50g;3 岁以上患儿每天谷类食物摄取总量<75g,同时,肉、蛋、奶等摄入量极少。对厌食患儿膳食情况调查上认为:蛋白质热能摄入量不足,仅为标准供给量的 70%～75%;矿物质及维生素摄入量不足,仅为标准供给量的 5%等。以上这些认识和数据都为"厌食"的诊断标准化提供了新的依据和思路。

(二)临床表现

厌食常见主症:食少,无食欲,面黄,消瘦,舌红少苔或白厚或剥苔,脉细弱或见弦滑。厌食的治疗原则:胃阴不足者,当益胃阴生津;脾阳不足者,当健脾益气。用药当柔和,不可过分消导,避免重伤胃气。若因暴饮暴食所伤者,自当除外。总之,治疗厌食以调节脾胃气阴为主。

1. 脾失健运　症见食欲不振,厌恶进食,食则脘腹饱胀,形神尚可,舌苔薄白或薄腻,脉滑。

2. **脾胃气虚** 症见不思进食,食量减少,面色少华,形体偏瘦,肢倦乏力,舌质淡,苔薄白,脉无力。

3. **脾胃阴虚** 症见不思进食,口干多饮,皮肤偏燥,大便秘结,小便短黄,甚或烦躁少寐,手足心热,舌红少津,苔少或剥脱,脉细。

(三)实验室检查

部分患儿有小细胞低色素性贫血改变。

(四)鉴别诊断

1. 除食欲减退外,同时可见形神不振,大便不调,或伴有低热;其特点一般待秋凉后自行转愈。

2. 积滞:有伤食伤乳病史,病程较短,除不思乳食外,常伴有腹胀腹痛、嗳气酸腐、大便酸臭等症。

3. 疳证:疳证患者有食欲不振,亦有食欲亢进或嗜食异物者,形体明显消瘦并可兼烦躁不宁或萎靡不振,口疳、眼疳、疳肿胀等症。

应按不同证候特点来选方配伍用药,并在药物治疗的同时应注意合理调养,纠正不良的饮食习惯。

二、治疗

(一)中医治疗

1. 辨证论治

(1)外感病后,余热未净,脾胃已伤

[主症] 低热,不思饮食,或偶见干哕,便干,尿黄,舌红少苔,脉细略数。

[治法] 清余热,养胃阴,升发胃气。

[方药] 藿香 10g,竹茹 6g,橘皮 3g,花粉 10g,生枇杷

叶 10g,生谷芽 10g,焦四仙 18g,石斛 6g,知母 6g,生白扁豆 10g。

[加减]　便溏者,去知母、焦四仙,加黄连 15g,鸡内金 6g。夹热者,可加连翘或菊花。夜卧不安者,可加蝉蜕、钩藤。低热不退者,可加地骨皮、青蒿。

(2)寒凉伤脾,脾失健运,湿阻中焦

[主症]　面黄失泽,鼻头青黄,身倦乏力,四肢疲乏,时或腹痛,或当脐痛,或脘腹痛,大便溏或不稀而软,尿清,舌淡红、苔少薄白,脉沉细弱。

[治法]　温化健脾,燥湿和胃。

[方药]　半夏(或半夏曲)6g,橘核 12g,白蔻(或壳砂)6g,藿香 10g,紫苏梗 6g,薏苡仁 10g,茯苓 10g,炒谷芽 10g,炒稻芽 10g。

[加减]　腹痛可加白芍、甘草以和阴止痛,或用香附、延胡索以行气止痛,寒重加小茴香或吴茱萸。丸剂用香橘丹,玉枢丹亦可加用。

(3)饮食不节,克伤脾胃,食滞中焦

[主症]　恶食,嗳腐吞酸,口中热气,腹胀烦急,大便可见臭恶,并有不消化食物,舌红、苔白厚腻,或苔中心垢腻,或黄厚,脉滑数有力。

[治法]　消导化滞,兼清郁热。

[方药]　焦四仙 30g,鸡内金 6g,莱菔子 10g,藿香 6g,连翘 10g,通草 3g。

[加减]　一般新患积食多兼有蓄热,因此清热之药不可少。兼有表邪者可加用紫苏叶、荆芥穗之类以疏表。里热重而大便秘结者,可加决明子或熟大黄;脘满腹胀者,可

加枳实或大腹皮、槟榔。日久积滞将成疳者,三棱、莪术亦可酌情而用。丸剂如保和丸或烂积丸,单独服用量为1.5~3g;亦可布包煎于汤剂中服用。

(4)素体本弱,脾胃两虚

主症:不思饮食,或食少,偶见干呕,面黄消瘦,身倦乏力,精神较差,或兼有自汗、盗汗。舌淡红嫩,少苔或脱苔,或地图舌,严重者光剥无苔,脉细无力。

治法:健脾养胃,补益中气,固护阴液。

方药:莲子肉15g,白扁豆10g,山药10g,黄精10g,黄芪10g,茯苓6g,生甘草3g,石莲子10g,北沙参10g,生谷芽10g。

加减:大便干者,可加大芸、麻仁、黑芝麻以滋养润便;便溏者加诃子;汗多加五味子、浮小麦、生牡蛎等。丸剂可用黄精丸、启脾丸、混元丹。

2. 中医其他疗法

(1)中成药:①儿康宁糖浆。每次10ml,每日3次。用于脾胃气虚证。②健儿消食口服液。3岁以内一次5~10ml,3岁以上一次10~20ml,每日2次。用于脾失健运证。

(2)中药敷贴疗法:丁香开胃贴(丁香、苍术、白术、豆蔻、砂仁、木香、冰片按照一定比例制成药丸),置于胶布护圈中,药芯对准脐部(神阙穴)贴12小时以上,每日1贴,3贴为1个疗程。此法适用于脾失健运证。

(3)针灸疗法:①取中脘、足三里、胃俞、天枢等穴,脾失健运者平补平泻,脾胃气虚者用补法,脾胃阴虚者加阴陵泉、内关,中等刺激不留针。隔日1次,5次为1个疗程。另各证均可针刺四缝穴,4 天 1 次,以刺后见血无黏液为止。②取耳穴脾胃、小肠、肝、交感,将王不留行子按压于穴位上,胶布固定。隔日 1 次,双耳轮换,10 次为 1 个疗程。每日按压 3～5 次,每次 3～4 分钟,以稍感疼痛为度。此法适用于厌食各证。

(4)推拿疗法:①补脾土,运内八卦,清胃经,掐揉掌横纹,摩腹,揉足三里。此法适用于脾失健运证。②补脾土,运内八卦,揉足三里,摩腹,捏脊。此法适用于脾胃气虚证。③揉板门,补胃经,运八卦,分手阴阳,揉二马,揉中脘。用于脾胃阴虚证。④捏脊疗法。此法适用于厌食各证。

(二)西医治疗

1. 治疗原则　针对不同病因,采取积极的治疗手段,去除原发病因。停止使用能引起胃肠道反应的抗生素和其他相关药品。做好合理喂养,并帮助患儿培养良好的卫生饮食习惯,营造轻松愉快的生活环境。

2. 药物治疗

(1)对缺锌患儿可给予口服葡萄糖酸锌,每日 1～1.5mg/kg,分 2 次口服。

(2)口服小儿胃蛋白酶合剂,每次 5～10ml,分 3 次口服,餐前服用;或多酶片,每日 1～2 片,分 3 次口服,餐前服用,对增进食欲有一定的作用。

(3)胃肠动力药如多潘立酮,每次 0.3mg/kg,分 3 次口服,餐前服用,可用于肠胃动力障碍引起的厌食。

3. 治疗进展　随着研究的进一步深入发展,近年来发现肠道微生态制剂治疗儿童厌食有一定的疗效,如口服益生菌类生物制剂,可调节人体肠道环境,促进肠道正常菌群的生长繁殖,维持肠道菌群平衡,改善肠道功能,同时有些益生菌群生长后能产生乳酸和乙酸,改善肠内环境,促进肠蠕动,减少食物在胃肠道的滞留时间,使患儿出现饥饿感,增强食欲。又如脾氨肽口服冻干粉治疗非器质性小儿厌食的疗效显著,患儿的症状和微量元素水平明显改善。这些生物制剂的研究,大大提高了治疗的安全性,降低了药物的不良反应,为临床研究和治疗提出了新的方向和思路。

三、临床心得

脾与胃在医籍中被列为后天之本。金时李东垣有《脾胃论》专论脾胃的功用、疾病及治疗,此外许多医籍中均有脾胃之论,可见历代医家非常重视脾胃。尤其在重病期间,患者尚能受纳饮食称为"有胃气则生",不能食则称作"无胃气则死",可见脾胃的重要性。胃主受纳,脾主运化,所以临床认为能食不能化是"脾病胃不病";若能消化但不思饮食,则为"胃病脾不病"。《黄帝内经》称脾为"仓廪",胃为"水谷之海"。胃为阳土,喜湿恶燥;脾为阴土,喜燥恶湿。脾与胃一脏一腑,共同完成饮食的消化,以吸取营养,提供人体活动的物质基础。在消化饮食过程中,因失调所产生的厌食病,很少只一方面单纯有病。正如李东垣在《脾胃论》中提出"脾既病则其胃不能单独行津液,故亦从病焉",说明脏腑器官发病时,是相互关联的。他还提到胃之不足唯湿物能滋养。脾胃的正常运化,可以充养机体,令肌肉丰满,小儿之所以肥胖丰润,皆因脾胃运化旺盛,津液充沛。如果脾胃津液不足,失去充养,则肌肤消瘦,毛发枯槁,所以过食油腻、糖类,可致使脾运壅滞而失运化,反蕴热生痰;过食生冷瓜果,则使胃阳中运受损,出现胀满、腹病等症,总之脾胃运化不健,皆可引起厌食之证。

厌食治疗与儿童的饮食习惯有密切的关系,要调整小儿的饮食,不吃零食,纠正偏食,少食肥甘、黏腻之物,多食蔬菜,少吃冷饮,不可乱予滋补之品。做到这些,厌食证发病率即会大大地降低。

小儿厌食病从临床病情方面分有轻重缓急之不同。急则治其标,如暴饮暴食引起的厌食,初期应以消导为主,但治疗当中应注意护养胃气与胃阴。用药避免过于刚燥或壅补,免其助热,反达不到治疗目的。临床常用"四物汤""八珍汤"以治脾胃中气之不足。如用药过燥反劫伤阴液,而虚火上升,出现唇齿肿痛。对因饮食生冷,脾阳不振而致病的,应忌食寒凉生冷及饮用寒凉,免其重伤脾胃中阳。

厌食是小儿时期的一种常见病症,临床以较长时期厌恶进食、食量减少为特征。从临床上看,本病与先天遗传、后天喂养不当有关。一些女性在怀孕时年龄偏大,体质较弱,偏食挑食,造成孩子出生时就因先天不足而脾虚。还有婴儿出生后,喂养不当而致脾胃虚弱。两者都可造成厌食。

另外,过食寒凉饮食,偏嗜甘腻零食,缺乏咸味,睡时踢被,敞露胸怀,风寒侵袭,损伤脾阳,足可导致脾胃虚弱,而出现厌食消化倦怠的证候。因此,少吃寒凉饮食及零食是治疗厌食的关键。养成良好的饮食习惯是配合治疗厌食的关键所在。在治疗厌食症时,家长的配合尤为重要。要养成良好的饮食习惯,这样才能使厌食症更快康复。虽然本病临证多因过食冷饮凉食,在治疗时以温中散寒、健脾养胃为主,还应考虑儿童"纯阳之体"的生理特点,加上儿童爱吃肉食及油炸食品，极易产生内热。所以，治疗时要辨证论治，具体情况具体分析，才能收到满意的效果。

第二节　小儿呕吐

呕吐是小儿最常见的证候，很多疾病都可以出现呕吐。《黄帝内经》谓："诸逆冲上，皆属于火；诸呕吐酸，皆属于热。"又曰："寒气客于肠胃，厥逆上，故痛而吐。"胃主纳，下行则顺，逆而上行，故作呕吐。古人论吐证有三种观点："有物有声谓之呕，有物无声谓之吐，无物有声谓之哕。"又谓哕者即"干呕"之义。

小儿呕吐之因，有寒、有热、有伤食，其病总属于胃，另有小儿溢乳、吮乳皆与呕吐相似，但治法各有辨证，又如跌仆、惊恐等，亦能引起呕吐，又如虫证腹痛呕吐，急腹症的呕吐，流行病有时也出现呕吐，临床要注意鉴别，不可忽视，要做相应检查，以做适当的治疗。

小儿脾胃薄弱，容易发生呕吐，直接损伤脾胃，影响受纳运化。婴儿常由于吞咽空气过多，使胃内胀满而发生呕吐；另外食入过量的乳水，也可以呕吐；若食入难以消化的食物，亦容易引起呕吐。幼儿呕吐伤食者多，或有饮停湿痰，外感风寒，皆可引起呕吐。脾胃虚弱，运化失职，可引起慢性呕吐，持续发作。归纳起来，除传染病、外科急腹症所引起之呕吐外，在临床多为内伤、外感、虫积等，审证求因，分别治疗，以健脾和胃、导滞清热、芳香化浊、镇惊止呕吐以立法而治疗。

一、诊断要点

认真地采集病史,首先了解喂养方法、时间、习惯及排便的情况。对新生儿应询问呕吐发生时间和发展情况,还应了解母亲的妊娠和生产史、用药史及呕吐伴随症状;仔细地体格检查、必要实验室检查和影像学检查。经过客观的综合分析才能得出初步诊断。

1. **临床表现**　呕吐仅是一种症状,给患儿带来很大痛苦。呕吐前面色苍白、上腹部不适(幼儿常说腹痛)、厌食、进食进水均吐。突出物有时从口和鼻腔喷出。呕吐严重时,患儿出现口渴尿少,精神萎靡不振,口唇红,呼吸深长,脱水酸中毒的临床表现。其病因多样,同时伴有原发病的症状。

2. **症状分析**

(1)呕吐发生时间和次数:新生儿生后数小时呕吐,可能在分娩时吸入羊水;出生后 24～36 小时后出现频繁呕吐,出生后又没排便要考虑肛门或直肠闭锁;出生后 1～2 周出现持续呕吐,第 3 周加重,伴有消瘦和营养不良,需观察有无幽门肥大性狭窄;出生数小时内吐咖啡色黏液,可能误咽母血所致。3 岁幼儿反复、持续呕吐咖啡色物有食管裂孔疝可能。

(2)呕吐的方式或状况:溢奶(漾奶)婴儿喂奶后奶汁从口角少量流出或吐出,也有少数宝宝有时从口和鼻喷出。吐出来的是原奶汁,不伴有任何不适。可能喂养不当,吃的过饱、胃里存有气体。应适当减少奶量或次数,坐着喂奶,喂完后竖起来拍背;胃内容物一口一口地返回口腔或口内反流涌出,这种症状多在半岁后出现。这是一种少见的反刍现象;从口腔大量吐出或自口腔和鼻孔同时喷出,观察患儿有无头痛、发热及神经精神方面症状。应除外脑炎、脑肿瘤等,以及中枢神经系统疾病。

(3)呕吐物内容和性状:吐出物呈清亮或泡沫状黏液及未消化的奶汁或食物。表示食物下行受阻、梗阻在贲门以上。见于新生儿先天性食管闭锁、各年龄组的食管炎所致的食管狭窄和贲门失弛缓症等。呕吐物为黏液乳凝块及胃内容物,表示食物已进入胃。呕吐可以由感染性疾病、胃肠道感染及幽门部位梗阻引起。见于幽门肥厚性狭窄、幽门瓣膜。黄或绿色清亮黏液样的呕吐物,有时混有少量奶块或食物。常见于各年龄组严重的功能性呕吐。新生儿则多见于十二指肠闭锁或狭窄、环状胰腺和肠旋转不良。呕吐物为黄绿色液混有少量食糜,见于高位空肠闭锁或粘连性肠梗阻及肠麻痹。吐出物呈浅褐绿色粪汁样、味臭。新生儿期多考虑为空、回肠或结肠闭锁,肠无神经节症或直肠肛门畸形。其他年龄组则表示有各种原因所致的低位消化道梗阻。吐出物带血或吐血,根据出血量速度和部位,吐物中的含血量和颜色来判断。少量血液和胃酸作用后呈棕褐色,可见于新生儿咽下含母血的羊水或吸吮皲裂的乳头、新生儿自然出血症等;婴幼儿和儿童可见于食管裂孔疝、各种原因致反复严重呕吐,危重症合并弥漫性血管内凝血及血液病患儿并发胃出血;大量呕血多见于门脉高压征合并食管静脉曲张破裂或胃溃疡出血。

3. 并发症 小儿严重呕吐可导致婴儿呼吸暂停、发绀、吸入性肺炎、窒息等。严重呕吐可导致水、电解质紊乱,酸中毒。严重的甚至会死亡。

二、治疗

治疗原则：查清病因，治疗原发病。在此基础上采用对症治疗。

(一)中医治疗

婴儿乳食无度，不能运化。入乳即吐，或少停即吐，此为溢乳，但节其乳，则吐即止。吮乳者，时而吐乳，量不多，似吐非吐，此为小儿胃弱所致，食不运化，吸收较慢，可以少量多次喂乳，徐徐喂之，不治自愈。

1. 伤食呕

主症：面色微黄，目窠微肿，足凉，手心热，口渴恶食，或发热日轻夜重，腹胀恶心，吐后觉快，呕吐馊酸食物黏液，口臭，大便不畅，苔白黄厚而腻，脉弦滑数。

治法：和胃化滞，消食止吐。

方药：藿香、厚朴、山楂、建曲、枳实、炒槟榔、姜半夏、陈皮、黄连。

2. 热吐

主症：头痛，身热，口渴饮冷，食入即吐，呕吐酸涎，小便短赤，大便干燥，舌唇红色，舌苔黄厚，脉滑数，有表邪则脉浮。

治法：清热化痰止吐。

方药：云茯苓、半夏、枳实、竹茹、川黄连、菖蒲、藿香、炙枇杷叶。

3. 寒吐

主症：面色苍白，两目无神，倦怠乏力，朝食暮吐，吐物不酸不臭,四肢不温,时吐时止,时轻时重,大便稀薄,或完谷不化,腹软喜按,或腹痛绵绵,舌淡而润,脉沉细。

治法:温中健脾,和胃止吐。

方药:轻者,橘皮、藿香、香橼、生姜、大枣、炙甘草;重者,人参、炒白术、干姜、丁香、吴茱萸、藿香、焦曲。

4. 虚吐

主症:神倦体瘦,囟门凹下,睡时露睛,自利频吐,或干哕,恶食厌乳,腹如舟状,舌淡苔白,脉数无力,指纹淡紫红。

治法:补气健脾,温胃和中。

方药:人参、茯苓、白术、炙甘草、丁香、沉香、生牡蛎、藿香。

5. 夹惊吐

主症:身热心烦,睡卧不安,呕吐痰涎或手足抽搐,饮食即吐,咽舌红,脉弦数,手纹紫。

治法:清热化痰,镇惊止吐。

方药:茯神、钩藤、白扁豆、郁金、藿香、菖蒲、竹茹。服汤药时要少量多次徐徐服之。

儿科常见病中呕吐证候最多,但是发病有急者,有缓者,有继续发作者,或有周期性发作者,多种疾病都能引起呕吐,所以呕吐是一个症状,附夹于各类疾病的先兆症状,或后期症状。如中毒性消化不良,亦有呕吐现象;又如脑膜炎及脑炎、脑疝、肝炎、肾病、尿毒症皆可导致呕吐,因此在临床上要审查病机,考虑周到,不要见吐治吐,见呕治呕。

(二)西医治疗

1. 呕吐的患儿应采取侧卧位或坐位,吐后要用温开水漱口。给患儿少量果汁淡盐水喝。如因饮食不节引起者休息、减少进食。

2．呕吐停止或减轻后，可给予少量、微温易消化食物或米汤等流质饮食。

3．有脱水或电解质紊乱者，应及时按需补液和纠正电解质紊乱。

4．呕吐频繁者须予以止吐剂、镇静剂。如鲁米那（苯巴比妥）、冬眠灵（氯丙嗪）、吗丁啉（多潘立酮）栓剂等，慎用甲氧氯普胺（胃复安）。

5．解痉药物，如颠茄合剂、阿托品、654-2、普鲁本辛（溴丙胺太林）、1%～2%普鲁卡因。

三、临床心得

小儿呕吐可由多种病因引起，如小儿积滞、外感、胃肠型感冒、诺如病毒感染等。小儿脏腑柔嫩，若因呕吐失液，神疲体倦，畏其温燥，惧用辛香，延误时机则吐剧液失愈甚。而辛香走窜、化浊辟秽乃降逆止呕之捷法，临床收效较好。

呕吐是消化系统疾病出现的一个症状。外感寒热暑湿，内伤饮食，惊吓卒恐，或其他脏腑疾病的影响，致胃气上逆，均可引起呕吐。小儿脾常不足，长期呕吐，损伤胃气，胃伤则脾气虚，脾虚化源不足，导致气血两虚，津液干枯；初则和胃降逆，重则健脾益气。

婴幼之质，形气未充，脏腑柔嫩，失于调摄，则易积食化热，感受风寒。饮冷食凉，致脾胃升降失司。吐与泻皆可令人失水亡阳，营卫败坏，脾土不能胜肝木，作惊抽搐，形体虚衰，气血亏损。胃不寒小吐，脾不湿不泻：湿生秽浊，则胃气不降，脾气不升，以致作呕作吐。方中皆用沉香、木香、降香、藿香乃取其芳香化浊,理脾调气,分别采用橘皮、竹茹、半夏和胃降逆,佐用焦槟榔、莱菔子、砂仁、厚朴消积化食。腑气不通,气未下陷,又分别通腑、缓下、润下;寒气凝滞者,又予以姜、萸、乌药温中除寒;虽有呕吐失水,惑于脱液,惧用降气通便消滞,纯用填液增水,补气育阴,则徒使滋补腻滞,甘温壅塞。气未大伤,体力能支,下之有机,不可不图也。

盖小儿呕吐,朝食暮吐者多寒,食后即吐者多热,倾肠而吐者多秽浊暑湿。按其疾病出现的症状,临证必须详察,追其根源为之上也。

第三节　小儿口炎

口炎是指口腔黏膜由于各种感染引起的炎症,常由细菌、病毒、真菌等感染导致。好发于婴幼儿。本病可单独发生,也可继发于全身其他疾病,如腹泻、营养不良、久病体弱、维生素 B、维生素 C 缺乏等。临床常见以下几种不同炎症。

一、鹅口疮

鹅口疮是白色念珠菌感染所致的口腔疾病,以患儿口腔及舌上生有白屑或白膜满布,状如鹅口为临床特征。多见于新生儿及久病体弱的婴幼儿,腹泻、营养不良、长期使用广谱抗生素或类固醇激素的患儿易患此病,一年四季均可发生。

(一)诊断要点与鉴别诊断

1. 诊断要点　多见于新生儿,久病体弱者,或长期使用抗生素或激素患儿。舌上、颊内、牙龈或上腭散布白屑,可融合成片。重者可向咽喉处蔓延,影响吸吮与呼吸,偶可累及气管、食管及肠道等。向膜涂片,显微镜下见到白念珠菌孢子和假菌丝即可确诊。

2. 临床表现　口腔黏膜表面覆盖白色或灰白色乳凝块样白膜。初起时,呈点状和小片状,微凸起,可逐渐融合成大片,白膜界限清楚,不易拭去;如强行剥落后,可见充血、糜烂创面,局部黏膜潮红粗糙,可有溢血,但不久又为新生白膜覆盖;重症可波及喉部、气管、肺或食管、肠管,甚至引起全身性真菌病,出现呕吐、吞咽困难、声音嘶哑或呼吸困难。

3. 辅助检查　取少许白膜涂片,加 10% 氢氧化钠 1 滴,在显微镜下可见到白念珠菌孢子和菌丝。

4. 鉴别诊断

(1)白喉:由白喉杆菌引起的急性传染病。多在咽、扁桃体甚则鼻腔、喉部形成灰白色的假膜,坚韧,不易擦去,若强力擦除则易致出血。全身中毒症状严重,伴有发热、咽痛、进行性喉梗阻、呼吸困难、疲乏等症状,病情严重。

(2)残留乳块:其状虽与鹅口疮相似,但以温开水或棉签轻拭,即可去之。

(二)治疗

本病以中西医结合、内外合治的综合疗法为主。保持口腔局部碱性环境,必要时可适当应用抗真菌药物,同时补充维生素及全身支持疗法。中医以清热泻火为主要治疗原则。

1. 中医治疗　辨证论治本病需辨虚实。实证多见于体壮儿,起病急,病程短,口腔白屑较多,周围黏膜红赤,多伴发热、面赤、心烦口渴、尿赤、便秘等症;虚证多见于早产、久病体弱儿,或大病之后,起病缓,病程长,常迁延反复,口腔白屑稀散,周围黏膜色淡,常伴消瘦、神疲虚烦、面白颧红或低热等虚赢之象。本病总由邪热熏灼口舌所致,治当清热泻火为要。实证者治以清泻心脾积热;虚证者治以滋阴降火。轻症可以局部药物外治治疗,重症则应内治、外治兼施。

（1）心脾积热

[证候]　口腔舌面满布白屑,面赤唇红,烦躁不宁,吮乳啼哭,大便干结,小便短黄。舌红,苔薄白,脉滑数或指纹紫滞。

[辨证]　此证见于鹅口疮实证,以口腔舌面白屑较多,周围黏膜红赤,伴全身邪热炽盛症状为特征。

[治法]　清心泻脾。

[方药]　清热泻脾散加减。大便干结者,加生大黄通腑泻热;口干喜饮者,加石斛、玉竹养阴清热。

（2）虚火上炎

[证候]　口舌白屑稀散,周围红晕不著,口干不渴,颧红,手足心热,虚烦不寐,大便干结。舌红少苔,脉细数或指纹淡紫。

[辨证]　此证多见于大病、热病之后,病程较长,反复迁延。以白屑散在,周围红赤不著,舌红苔少,伴阴虚内热症状为特征。

[治法]　滋阴降火。

[方药]　知柏地黄丸加减。食欲不振者,加乌梅、焦三仙健脾开胃;便秘者,加火麻仁润肠通便。

2. 西医治疗　用 2% 碳酸氢钠溶液,于哺乳前后清洗口腔。病变广泛者,用制霉菌素甘油或制霉菌素混悬液(10 万～20 万 U/ml)涂患处,每日 2～3 次。亦可口服肠道微生态制剂,纠正肠道菌群失调,抑制真菌生长。预防应注意哺乳卫生,加强营养,可适当加服维生素 B_2、维生素 C。有原发病者应积极治疗原发病。

二、疱疹性口炎

疱疹性口炎是由单纯疱疹病毒 I 型感染所致,临床以口腔内出现单个或成簇小疱疹,迅速破溃后形成黄白色溃疡为主要临床特征的口腔炎症。多见于 1～3 岁小儿。传染性较强,常在集体托幼机构引起小流行。本病属中医学"口疮"范畴。口疮是指口腔黏膜出现黄白色溃疡,疼痛流涎。病损仅在口唇内侧及齿龈处较局限者,称"燕口疮";若溃疡面积较大,弥漫全口,全身症状较重者,称"口糜"。

(一)诊断要点与鉴别诊断

1. 诊断要点　学龄前儿童多见,发热、拒食、流涎、烦躁,舌、唇、颊黏膜可见疱疹,周围有红晕,破后呈浅表小溃疡,常伴齿龈红肿与颌下淋巴结肿大。用棉拭子取口腔黏膜糜烂面或用针头刺破水疱取疱液,进行病毒分离,鉴定出单纯疱疹病毒 I 型可确诊。

2. 临床表现　多急性起病,起病时发热可达 38～40℃,1～2 天后,齿龈、唇内、舌、颊黏膜等部位口腔黏膜发生成簇的小水疱和散在的单个水疱,壁薄而透明,周围绕以红晕。水疱很快溃破,形成浅表溃疡,上覆黄白色纤维素性渗出物。由于疼痛剧烈,常伴有拒食、流涎、烦躁,颌下淋巴结肿大、有压痛等。病程为1～2周。

3．鉴别诊断

（1）疱疹性咽峡炎：由柯萨奇病毒引起，常骤起发热、咽痛，病损的分布限于口腔后部，如软腭、悬雍垂等处，为丛集成簇的小水疱，溃破形成溃疡，损害很少发于口腔前部，牙龈不受损害。

（2）细菌感染性口炎：由致病的链球菌、金黄色葡萄球菌、肺炎链球菌感染引起。多见于抵抗力低下的婴幼儿。初起口腔黏膜充血水肿，随后发生糜烂和溃疡，可融合成片，覆盖有灰白色、边界清楚的假膜，涂片染色可见大量细菌。

（二）治疗

本病以中西医结合治疗为主。中医宜清热泻火或滋阴降火治疗，同时配合外治疗法；西医以对症支持治疗为主。

1．中医治疗

（1）辨证论治：本病总由火热所致，辨证应分清实火、虚火，并根据病变部位确定所涉之脏腑。实火者，起病急，病程短，口腔疱疹、溃疡数目多，周围黏膜红赤，局部灼热疼痛，口臭流涎，或伴发热烦躁，哭闹拒食等症状。虚火者，起病缓，病程长，口腔疱疹、溃疡相对较少，反复发作，周围黏膜淡红，疼痛轻微，或伴低热、颧红盗汗等。病变部位在心者，口疮常发生于舌边、尖部，并伴烦躁叫扰啼哭，夜眠不安，尿赤等；在脾胃者，口疮每以唇颊、上颚、齿龈处居多，并伴口臭流涎、脘腹胀满、大便秘结等。实证治以清热解毒，清泻心脾积热，泻火为主，虚证治以滋阴降火、引火归原。在施以内治的同时，应配合口腔局部外治。

①风热乘脾

[证候]　以口颊、上腭、齿龈、口角溃烂为主,甚则满口糜烂,周围黏膜色红,疼痛明显,拒食,烦躁不安,口臭,涎多,或伴发热,小便短赤,大便秘结。舌红,苔薄黄,脉数,指纹浮紫。

[辨证]　本证多见于口疮初起,以周围黏膜焮红、灼热疼痛为特征。

[治法]　疏风清热,泻火解毒。

[方药]　银翘散加减。发热甚者,加黄芩、生石膏清热泻火;大便秘结者加生大黄通腑泻热。若伴口臭,大便秘结等脾胃积热证,可选用凉膈散清胃解毒,通腑泻火。风热夹湿,舌苔厚腻,疮面糜烂、有黄色黏腻渗出物可选用甘露消毒丹加减清热解毒利湿。

②心火上炎

[证候]　舌上、舌边溃烂,色赤疼痛,烦躁多啼,口干欲饮,小便短黄,舌尖红,苔薄黄,脉数,指纹紫滞。

[辨证]　本证以舌体溃疡多,色赤疼痛,心烦啼哭,小便短赤,舌尖红赤为特征。

[治法]　清心凉血,泻火解毒。

[方药]　泻心导赤散加减。小便短少者,加车前子、滑石清心泻火;口渴甚者,加石膏、天花粉清热生津。

③虚火上炎

[证候]　口腔溃疡较少,周围色不红或微红,反复发作或迁延不愈,神疲颧红,手足心热,口干不渴,舌红,苔少或花剥,脉细数,指纹淡紫。

[辨证]　本证多见于素体虚弱,久病久泻或热病后患

儿。以口舌溃疡稀疏散发,色淡,反复出现或迁延不愈,疼痛轻,伴阴虚内热之象为特征。

[治法] 滋阴降火,引火归原。

[方药] 六味地黄丸加肉桂。若久泻或吐泻之后患口疮,宜气阴双补,可服七味白术散,重用葛根,加乌梅、儿茶清热生津。

(2)中成药

①牛黄解毒片:用于口疮实证。每次 1～2 片,每日 3 次,口服。

②知柏地黄丸:用于虚火上炎证。每次 3g,每日 3 次,口服。

(3)药物外治法

①吴茱萸适量,捣碎,醋调敷涌泉穴,临睡前固定,翌晨去除。用于虚火上炎证。

②冰硼散、锡类散、西瓜霜,任选一种,少许,涂敷患处,每日 2～3 次。用于风热乘脾证、心火上炎证。

2. 西医治疗 保持口腔清洁,禁用刺激性药物。饮食以微温或凉的流食为宜,多补充蛋白质及维生素类。局部涂 2.5%～5% 金霉素鱼肝油。症状严重者给予全身支持疗法。合并细菌感染可用抗生素治疗。

三、临床心得

本病新患多属实证、热证,或湿热证;久病多属虚热,或阴虚燥热。辨证要点在于辨别溃疡面的开头色泽。一般实热多鲜红,溃破有血,或腐而成脓;虚则其色多淡。

第四节　泄　泻

泄泻是儿科临床常见的症状,可以单独发生成为独立的疾病,亦可在其他疾病中伴见。本病一年四季皆可发生,但以夏、秋季多见。泄泻早在《黄帝内经》中即有记载:《素问·阴阳应象大论》谓:"湿胜利濡泻。"《难经》指出:"湿多成五泄。"《幼幼集成》将泄泻的成因分为寒、热、伤食。《医宗金鉴》又细分为伤乳、夹惊、夹痰、虫扰等。综而述之,总不外寒热之类。

泄泻的主要成因,除外感风、寒、暑、湿及受惊恐者外,大多因内伤饮食滞乳。如王肯堂在《证治准绳》中说:"小儿吐泻皆因六气未完,六淫易侵,兼以调护失宜,乳食不节,遂使脾胃虚弱,清浊相干,蕴作而然。"陈飞霞在《幼幼集成》中说:"水泛为湿,谷反为滞。"饮食精华不能输布,合污下降为泻。《古今医统》认为:"泄泻乃脾胃专病,凡饮食、寒、热三者不调,此为内因,必致泄泻,又经所论春伤于风,夏生飧泄,夏伤于暑,秋伤于湿,皆为外因,亦致泄泻。"泄泻的病变部位在脾胃,故有"泄泻之本,无不由于脾胃"之说。但小肠为受盛之官,大肠为传导之腑,故泄泻之作,终不离大、小肠。胃主受纳,以降为顺,脾主运化,以升为宜,脾运胃和则分清降浊。若脾胃受损则水谷不降,精微不升,混而合之,清浊不分,下注小、大肠,合污而泻则泄泻发矣。

泄泻病位虽在脾胃,但久泻不止,或大病泄泻则必伤及人之真气——肾气、肾阳。命门之火不足则不能温煦中焦脾胃,致脾胃更虚,可出现完谷不化,便下澄彻清冷等症状。

由此可知,肾在泄泻病中亦举足轻重,不可等闲视之。

一、诊断要点与鉴别诊断

(一)诊断要点

根据发病季节、病史(包括喂养史和流行病学资料)、临床表现和大便性状易于做出临床诊断。同时判定有无脱水(程度和性质)、电解质紊乱和酸碱失衡;可通过细菌培养、补体结合试验、酶联免疫吸附试验及电镜检查等寻找病因。

(二)临床表现

在腹泻的发病过程中,根据临床病情的轻重可将腹泻分为轻型腹泻和重型腹泻。重型腹泻多在严重腹泻同时伴见明显脱水、电解质紊乱和全身感染中毒症状。根据腹泻的病程,还可将腹泻分为急性腹泻、迁延性腹泻和慢性腹泻。急性腹泻是连续病程在2周以内的腹泻;迁延性腹泻的病程在2周～2个月;慢性腹泻的病程达2个月以上。

1. 中医辨证要点

(1)辨虚实寒热:一般大便稀薄夹乳片或食物残渣,气味酸臭者属内伤乳食;大便稀水状,色黄褐,气味臭秽,或夹有黏液者多属湿热;大便稀,臭味轻,夹泡沫,伴有腹痛者多属风寒;大便稀,色淡不臭,夹有食物残渣,每于食后作泻属脾虚;大便清稀,完谷不化,每于五更作泻,属脾肾阳虚。

(2)辨常证和变证:常证一般大便次数10次以下,精神尚可,能进食,无明显的阴竭阳衰症状。变证多泻下不止,可出现气阴两伤证,甚则导致阴竭阳脱证,属危重症。

2. 轻型腹泻 大便次数增多,多为黄色水样或蛋花样大便。含有少量黏液,少数患儿也可有少量血便。食欲低下,常有呕吐,严重者可吐咖啡色液体。无脱水、电解质紊乱和全身中毒症状,多在数日内痊愈。

3. 重型腹泻 除较重的胃肠道症状外,常有较明显的脱水、电解质紊乱和全身中毒症状。

(1)脱水由于吐泻丢失体液和摄入量不足,使体液总量尤其是细胞外液量减少,导致不同程度脱水。患儿表现为皮肤黏膜干燥,弹性下降,眼窝、囟门凹陷,尿少、泪少,甚则出现四肢发凉等末梢循环改变。由于腹泻患儿丧失的水和电解质的比例不尽相同,可造成等渗、低渗、高渗性脱水,以前两者多见。

(2)代谢性酸中毒:发生的原因有以下几种。①腹泻丢失大量碱性物质;②进食量少,热量不足,肠吸收不良,机体得不到正常能量供应导致脂肪分解增加,产生大量酮体;③脱水时血容量减少,血液浓缩,血流缓慢,组织缺氧致乳酸堆积;④脱水使肾血流量亦不足,其排酸、保钠功能低下使酸性代谢产物滞留体内。患儿可出现精神不振,口唇樱红,呼吸深大等症状,但小婴儿症状很不典型。

(3)低钾血症:胃肠液中含钾较多,吐泻导致大量钾盐丢失;进食少,摄入钾不足等均可致体内缺钾。但脱水酸中毒时钾由细胞内转移到细胞外,血清钾大多正常。当脱水酸中毒被纠正,排尿后钾排出增加,大便继续失钾及输入葡萄糖消耗钾等因素使血钾迅速下降,随即出现不同程度的缺钾症状。表现为精神不振、无力、腹胀、心律不齐等。

(4)低钙和低镁血症:腹泻患儿进食少,吸收不良,从大便丢失钙、镁,可使体内钙、镁减少。活动性佝偻病和营养不良患儿更多见,脱水、酸中毒纠正后易出现低钙症状(手足搐搦和惊厥);极少数久泻和营养不良患儿输液后出现震颤、抽搐,用钙剂治疗无效时应考虑低镁血症的可能。

4. 几种常见类型肠炎的临床特点

(1)轮状病毒肠炎:轮状病毒是秋、冬季小儿腹泻最常见的病原,故又称秋季腹泻。呈散发或小流行,经粪-口传播,也可以气溶胶形式经呼吸道感染而致病。潜伏期1～3天,多发生在6～24个月的婴儿。起病急,常伴发热和上呼吸道感染症状,病初即有呕吐,常先于腹泻;大便次数多,量多,水分多,黄色水样便或蛋花样便带少量黏液,无腥臭味,常并发脱水、酸中毒及电解质紊乱。大便镜检有少量白细胞。感染后1～3天即有大量病毒自大便中排出,最长可达6天。血清抗体一般在感染后3周上升。病毒较难分离,有条件者可直接用电镜或免疫电镜检测病毒,或用大便乳胶凝集试验检测病毒抗原,或PCR及核酸探针技术检测病毒基因。本病为自限性疾病,病程为3～8天,少数病程较长。

(2)产毒性细菌引起的肠炎:潜伏期1～2天,起病较急。轻症仅大便次数稍增,性状轻微改变;重症腹泻频繁,量多,呈水样或蛋花样,混有黏液,伴呕吐。常发生脱水、电解质和酸碱平衡紊乱。镜检无白细胞,本病为自限性疾病,病程3～7天,亦可较长。

(3)侵袭性细菌引起的肠炎:常见的侵袭性细菌有侵袭性大肠埃希菌、空肠弯曲菌、耶尔森菌、鼠伤寒杆菌等。潜伏期长短不一。起病急,腹泻频繁。大便呈黏冻状,带脓血。常伴恶心、呕吐、高热、腹痛和里急后重,可出现严重的中毒症状,如高热、意识改变,甚至出现休克。大便镜检有大量白细胞和数量不等的红细胞,大便细菌培养可找到相应的致病菌。

(4)出血性大肠埃希菌肠炎:大便次数增多,开始为黄色水样便,后转为血水便,有特殊臭味;大便镜检有大量红细胞,常无白细胞。临床常伴腹痛。个别病例可伴发溶血性尿毒综合征和免疫性血小板减少症。

(5)抗生素诱发的肠炎:长期应用广谱抗生素可使肠道菌群失调,肠道内耐药的金黄色葡萄球菌、铜绿假单胞菌、变形杆菌、某些梭状芽孢杆菌和白念珠菌大量繁殖而引起肠炎。多见于营养不良、免疫功能低下,或长期应用肾上腺皮质激素患儿,婴幼儿病情多较重。金黄色葡萄球菌肠炎的典型大便为暗绿色,量多带黏液,少数为血便,大便镜检有大量脓细胞和成簇的革兰阳性球菌,培养有葡萄球菌生长,凝固酶阳性。真菌性肠炎多为白念珠菌所致,大便次数增多,黄色稀便,泡沫较多,带黏液,有时可见豆腐渣样细块(菌落)。大便镜检有真菌孢子和菌丝。

(三)辅助检查

1. **粪便检查**　有助于腹泻病的病因和病原学诊断:大便显微镜检查,可发现脓细胞、白细胞、红细胞与巨噬细胞,以及虫卵、寄生虫、真菌孢子和菌丝。反复多次大便培养对确定腹泻病原有重要意义。酶联免疫吸附试验、大便乳胶凝集试验、粪便电镜检查对某些病毒性肠炎有诊断价值。粪便还原糖检查有助于双糖酶缺乏的诊断。

2. **血常规**　病毒性肠炎白细胞总数一般不增高,细菌性肠炎白细胞总数可增高或不增高,50%以上的患儿有杆状核增高,杆状核>10%,有助于细菌感染的诊断。

3. **血培养**　对细菌性痢疾、大肠埃希菌和沙门菌等细菌性肠炎有诊断意义。

4. 血生化检查　对腹泻较重的患儿,应及时检查血pH、二氧化碳结合力、碳酸氢根、血钠、血钾、血氯、血渗透压,对于诊断及治疗均有重要意义。

(四)鉴别诊断

1. 生理性腹泻　见于6个月以内婴儿,外观虚胖,常有湿疹,出生后不久即出现腹泻,除大便次数增多外,无其他症状,食欲好,不影响生长发育。添加辅食后,大便即转为正常。

2. 导致小肠消化吸收障碍的疾病　如乳糖酶缺乏、葡萄糖、半乳糖吸收不良、失氯性腹泻、原发性胆酸吸收不良、过敏性腹泻等,可根据各病特点进行粪便酸度、还原糖实验、食物过敏原等检查方法加以鉴别。

二、治疗

(一)中医治疗

1. 外感泄泻

主症:大便清稀有沫,臭味不大,肠鸣腹痛,小便清白,伴发热鼻塞,鼻流清涕,舌质淡红,舌苔薄白,脉浮,指纹红。

治则:解表疏邪,燥湿止泻。

方药:薄荷叶6g,佩兰10g,粉葛根6g,北防风6g,滑石块6g,炙甘草10g,苍术6g。

加减:偏表郁无汗的,可加紫苏叶3g以加重透表之功。热盛时,可加黄芩5g与方中葛根合清阳明经热。呕吐时,加用黄连3g与苏叶合用止吐,并可重用黄芩,加强清热之力。

2. 伤食泄泻

主症：饮食减少，或拒纳食，口中气热有味，脘腹胀满，腹痛啼哭，大便中有不消化物，气味酸腐，或臭如败卵，或有低热，腹痛欲泻，泻后痛减，舌红苔黄或白厚，脉滑，指纹紫滞。

治则：和中导滞，调理脾胃。

方药：宋氏悦脾汤加减。广藿香 10g，紫苏梗 6g，青竹茹 10g，佛手 6g，焦槟榔 6g，大腹皮 6g，法半夏 5g，缩砂仁 3g，云茯苓 10g。

加减：呕吐者，加用焦神曲、炒麦芽之类，以和胃，加强消化之力，多消少导不宜猛攻峻下，徒伤脾胃。积滞瘀热在肠者，宗通因通用的法则，滞去则泻自止。

3. 湿热泄泻

主症：发热，泄泻水样，伴有黏液，形如蛋花，或糊状溏软，日下 5～10 次，气味秽臭，色黄褐或黄绿，肛门红赤，不思乳食，烦躁不安，或腹痛啼哭，舌质红苔黄腻，指纹紫滞，脉滑数。

治则：清热化湿，升清降浊。

方药：宋氏止泻散。广藿香 10g，苍术 6g，云茯苓 10g，北防风 6g，乌梅 6g，焦山楂 3g，川黄连 3g，炒白芍 6g，炙甘草 6g。

加减：有低热时，可加紫苏叶 3g 以祛邪疏表。大便黏液或黏冻多者，仅焦山楂导滞力薄，可加用大黄炭 3g 以助其除滞之力。湿热并重而见身热较高，便泻次多者，加用败酱草 10～15g，生薏苡仁 20g。若吐泻频繁，眼窝、囟门凹，睡卧露睛，精神萎靡，腹部凹陷，属耗伤阴液之象，应急予固敛津液,并频频服食米汤以充液。如哭声低弱,口唇周围发绀,皮肤发花,四肢发凉,或见惊厥等阴竭阳脱之证,治宜益气生津,回阳救逆固脱,选用清暑益气汤,或生脉饮。发热加用局方至宝丹或安宫牛黄散。

4. 脾肾虚泄泻

主症:大便溏薄,或完谷不化,食后则泻,食生冷油腻则便次增多,迁延时久,反复发作,食欲不振,面色萎黄,倦怠乏力,形体消瘦,睡时露睛,舌质淡红,舌苔薄白。

治则:健脾固肾,益气止泻。

方药:生牡蛎 20g,白术 10g,云茯苓 10g,怀山药 10g,草果 10g,五味子 6g,诃子肉 10g。

加减:泻久脾虚,运化功能减退者可加黄芪 10g;中气下陷泻剧者,可加升麻 3g 或葛根 10g 以升陷止泻;泻甚欲脱者,可加罂粟壳 1.5～3g,但不宜久用,泻缓则停用;气虚倦怠亦可加大山药剂量或加太子参 10g,加至健脾益气时可用炒苡仁 10g,炒白扁豆 10g;腹痛者可用炒白芍 6g,炙甘草 6g 以和阴止痛。

(二)西医治疗

1. 急性腹泻

(1)药物治疗

①控制感染:病毒性及非侵袭性细菌所致,一般不用抗生素,应合理使用液体疗法,选微生态制剂和黏膜保护剂。但对重症患儿、新生儿、小婴儿和免疫功能低下的患儿应选用抗生素。根据大便培养和药敏试验结果进行调整。黏液、脓血便患儿多由侵袭性细菌感染,针对病原选用第三代头孢菌素类、氨基糖苷类抗生素。婴幼儿选用氨基苷类和

其他有明显不良反应的药物时应慎重。

②微生态疗法：长期腹泻者大多与肠道功能及肠道菌群失调有关，故切忌滥用抗生素，可用微生态疗法。微生态制剂有助于恢复肠道正常菌群的生态平衡，抑制病原菌的定植和侵袭，有利于控制腹泻。常用的有双歧杆菌、嗜乳酸杆菌、粪链球菌、需氧芽孢杆菌等菌制剂。如肠道菌群严重紊乱，应选用 2 种以上的菌制剂进行治疗。

③肠黏膜保护药：与肠道黏液蛋白相互作用可增强其屏障功能，同时能吸附病原体和毒素，阻止病原微生物的攻击，维持肠细胞的吸收和分泌功能，如蒙脱石粉。

④补锌治疗：世界卫生组织（WHO）/联合国儿童基金会建议，对于急性腹泻患儿，应每日给予元素锌 20mg（＞6个月），6 个月以下婴儿每日 10mg，疗程 10～14 天。

注意避免用止泻药，由于它具有抑制胃肠动力的作用，从而增加细菌繁殖和毒素吸收，感染性腹泻应用时很危险。

（2）饮食疗法：腹泻时应继续饮食，以保证机体生理的需要量，补充疾病消耗，促进疾病的恢复。母乳喂养的患儿可继续母乳喂养；混合喂养或人工喂养的患儿，用稀释牛奶或奶制品喂养，逐渐恢复正常饮食；儿童则采用半流质易消化饮食，然后恢复正常饮食。有严重呕吐者可暂时禁食 4～6 小时，但不禁水，待病情好转，再逐渐恢复正常饮食；病毒性肠炎多有继发性双糖酶缺乏，可采用去乳糖饮食，如用去乳糖配方奶粉或去乳糖豆奶粉。过敏性腹泻患儿应改用其他种类饮食。腹泻停止后，继续给予营养丰富易于消化吸收的食物，并每日加餐 1 次，共 2 周。

（3）液体疗法：合理的液体疗法是降低本病病死率的

关键。

①口服补液：口服补液盐（ORS）为世界卫生组织推荐，可用于预防和纠正轻、中度脱水。轻度脱水50～80ml/kg，中度脱水80～100ml/kg，少量频服，8～12小时将累积损失量补足。脱水纠正后维持补液，将ORS液加等量水稀释使用。新生儿和有明显呕吐、腹胀、休克、心肾功能不全或其他严重并发症的患儿不宜采用口服补液。口服补液应注意避免高渗性脱水。

②静脉补液：适用于中度以上脱水，呕吐、腹泻严重或腹胀患儿。补液方案应根据脱水的程度和性质而定，即定量（输液总量）、定性（定溶液种类）、定速（输液速度），应用过程中根据患儿具体病情适当调整。可按液体疗法相关要求处理。

2. 迁延性和慢性腹泻病的治疗　主要是积极寻找病程迁延的原因，针对病因治疗；同时做好液体疗法、营养治疗和药物疗法。①液体疗法：预防和治疗脱水，纠正电解质紊乱，调节酸碱平衡。②营养治疗：此类患儿多有营养障碍，因此继续饮食是十分必要的。应继续母乳喂养；人工喂养者应调整饮食，6个月以下小儿，用牛奶加等量米汤或水稀释，或用酸奶，也可用奶与谷类混合物，每日喂6次，以保证足够的热量；6个月以上的可用已习惯的日常饮食，应由少到多，由稀到稠；双糖不耐受患儿宜采用去双糖饮食，如豆浆或去乳糖配方奶粉。少数严重病例不能耐受口服营养物质，可采用静脉营养。长期腹泻合并进食减少可影响维生素和微量元素的吸收和利用，引起维生素和微量元素的缺乏，需注意及时补充。③药物疗法：抗生素应慎用，仅用于分离出有特异病原的患儿,并要依据药物敏感试验结果选用。注意应用微生态疗法和肠黏膜保护药。

三、临床心得

腹泻是小儿常见的脾胃疾病,其病理变化主要在于脾胃失调,可分为外感型、湿热型、伤食型、脾虚型、脾肾虚型等。由于小儿具有自己特有的生理病理特点,因此,临床以脾虚型及伤食型泄泻多见,有时两型夹杂互见者居多。

泄泻为病名,然而"泄"与"泻"二字略有区别,泄者如水之泄,泻者其势直下之意。本病早在《黄帝内经》中已有详细记载,如飧泄、濡泄、溏泄、洞泄、滑泄,以区分病因、病机、症状方面的差异。宋代钱乙在《小儿药证直诀》中论述,感受外邪伤风吐泻的证治,并提出久利不瘥,可导致脾虚生风的危重症情。小儿有脾常不足的特点,易虚易实的变化。因热泄泻者,可见身热,哭声有力,便色黄黏,尿少,舌苔黄腻或白厚。因于寒者,可见手足不温,哭声乏力,便色清稀,澄澈清冷,舌质淡苔薄白。伤津液者,可因暴泻伤阴脱液,久泻损气伤阳,症见眼窝、前囟、腹部凹陷,精神萎靡,啼哭少泪,无尿或少尿,皮肤干涩少弹力,深呼吸,口干渴等急需补充体液之象,宜暂时禁食,减轻肠胃负担,以便肠胃消化吸收功能的恢复,并嘱大量频服米汤,以充胃气补津液。前人有无湿不成泄,湿盛则濡泄的说法,因之健脾化湿为本病的主要治法。除外邪或滞食蓄热者少用,其他因素导致的泄泻皆可采用,治湿需利小便的说法,亦当视症情而定,不必拘泥。

本症在病理变化方面,以脾胃失调为主,中焦运化、升降功能失常所致,因脾可升清,胃可降浊,脾不升清下陷则泻,胃不和降上逆则吐;清浊相混,中焦逆乱为其主要病机。在生理上,胃主受纳,脾主运化,不能纳食病在胃,消化失常病在脾。因之治疗泄泻,调理脾胃是为常用的法则,但泄泻种类繁多,治疗时,寒者宜温中运化,热者宜清热和中,虚者宜补中益气,实者宜消导通利,夹有表邪的宜疏表和里,久泻不止者宜升提固涩。总以调理脾胃为中心。此外,由于小儿脏腑娇嫩,易虚易实,故而应注意护养胃气,保存津液。泄泻次数过多时,视邪留情况,适当止涩,并加健脾渗利之药。泻止后,若二三日无大便,切记不可再用通下,以免重伤胃气,得胃气复元则大便自行。泄泻时,或泻止后,不可食用生冷油腻硬物,亦不可强与之食。必要时,可采用饥饿疗法——禁食数小时,以待胃气恢复,也可多饮米汤,以养胃气。

第五节　便　秘

便秘是指大便干结,排便困难,排便时间间隔久或虽然有便意但解不出来等一系列临床表现的疾病。儿童便秘的90％以上是功能性便秘(FC),是指非全身疾病或肠道疾病引起的原发性持续便秘,又称为习惯性便秘或单纯性便秘。本节主要讲述功能性便秘。我国隋代《诸病源候论》就记载了便秘,并论述了小儿便秘的病因。《幼幼新书》《婴童百问》等书均论述了小儿便秘的机制及治疗,《万氏家藏育婴秘诀》对小儿便秘,提出辨其虚实缓急,治法很多,不可以攻下概之,论中所列方药,皆切合实用。《幼科铁镜》《临证指南医案》等书对小儿便秘的病因病理、内外治法均作了精辟的论述。

一、诊断要点及鉴别诊断

(一)诊断要点

1. 明确是否便秘 目前国际通用的标准是罗马Ⅲ标准,分为新生儿/婴幼儿和儿童/青少年功能性便秘。

2. 对便秘进行临床分级 对于确定如何治疗及是否选择辅助检查,有重要的意义。

Ⅰ级:大便干结,肛检有干粪块,<1 次/2 天排便。

Ⅱ级:1～2 次/周排便或腹部可扪及粪块。

Ⅲ级:1 次/周排便,有大粪块阻塞,X 线提示大的粪块阴影。

Ⅳ级:1～2 次/月排便,伴腹胀,X 线提示巨结肠、乙状结肠。

3. 必要时进行临床分型 便秘目前可分为慢传输型、出口梗阻型和混合型。

(1)慢传输型

①排便次数少。

②少便意。

③粪质坚硬。

④排便困难,疼痛明显。

⑤结肠通过时间延长。

(2)出口梗阻型

①排便费力,量少,便不尽感及下坠感。

②便意多(有时便意少,感觉阈值升高)。

③指诊在直肠内可见肉泥样粪便或软粪块。

④结肠通过时间多正常。

(3)混合型:兼有慢传输型及出口梗阻型的特点。

4. 实秘

(1)食积便秘:大便闭结,脘腹胀满,不思乳食,或恶心呕吐,手足心热,小便短黄,苔黄腻,指纹紫滞,或脉沉有力。治疗原则消积导滞,清热化湿,方用枳实导滞丸加减。

(2)燥热便秘:大便干结,排出困难,甚至秘结不通,面红身热,口干口臭,腹胀或痛,小便短赤,或口舌生疮,舌质红,苔黄燥,指纹紫滞,或脉滑数。治疗原则清热润肠通便,方用麻子仁丸加减。

(3)气滞便秘:大便秘结,欲便不得,嗳气频作,胁腹痞闷胀痛,舌质红,苔薄白,指纹滞,或脉弦。治疗原则疏肝理气,导滞通便,方用六磨汤加减。

5. 虚秘

(1)气虚便秘:虽有便意,大便不干硬,但努挣乏力,难于排出,挣则汗出气短,便后疲乏,面色㿠白,神疲懒言,舌淡,苔薄,指纹淡,或脉弱。治疗原则健脾益气,润肠通便,方用黄芪汤加减。

(2)血虚便秘:大便干结,努挣难下,面白无华,唇甲色淡,头晕心悸,舌淡嫩,苔薄白,指纹淡,或脉细弱。治疗原则养血润肠通便,方用润肠丸加减。

(二)辅助检查

1. 基本检查 直肠肛管测压直肠肛门抑制反射,腹部X线片、B超、钡灌肠检查及脊柱 MRI 检查等。

2. 肛门直肠功能检查 结肠传输时间、X线动态排便造影、球囊逼出试验、直肠肛管向量测压、肛门括约肌肌电图及肛管直肠感觉检查等。

3. 协助判断便秘的类型常用辅助检查　Bristol 大便分级、不透 X 线标记物法、肛门直肠测压。

(三)鉴别诊断

小儿便秘要注意排除全身及肠道疾病引起的便秘,如甲状腺功能减低症(呆小症)、先天性巨结肠、直肠或肛门解剖结构异常疾病等。

二、治疗

(一)中医治疗

本病应以八纲辨证为纲,首先重点辨别实证、虚证。实证多由乳食积滞、燥热内结和气机郁滞所致,一般病程短,粪质多干燥坚硬,常腹痛拒按。虚证多因气血不足,肠失濡润,传导无力引起,一般病程长。粪质虽不甚干结,但多欲便不出或便出不畅,腹胀喜按。其中由气虚所致者,伴神疲气短,面白多汗;由血虚引起者,伴头晕心悸,唇甲色淡。其次应分清寒热;热证多面赤身热,口渴尿黄,喜凉恶热;寒证多面白肢冷,小便清长,喜热恶凉。

本病以润肠通便为基本法则。临证宜根据病因不同,分别采用消食导滞、清腑泻热、疏肝理气、益气养血等治法。治疗用药应注意通下不可太过,以免损伤正气。本病还可配合应用中成药、推拿等疗法综合治疗。

1. 辨证论治

①乳食积滞

[证候]　大便秘结,脘腹胀痛,不思饮食,手足心热,小

便黄少,或恶心呕吐,舌质红,苔黄厚,脉沉有力,或指纹稍紫。

[辨证]　本证有伤食或伤乳史,食积日久。积热内蕴肠道所致临床以便秘同时兼见脘腹胀痛,不思饮食,手足心热为特征。

[治法]　消积导滞,清热和中。

[方药]　乳积者,消乳丸加减;食积者,保和丸加减;大便干结甚,加熟大黄、郁李仁、瓜蒌仁清热润肠通便;腹胀甚者,加枳实、厚朴理气除胀;恶心呕吐者,加藿香、竹茹和胃止呕。

②燥热内结

[证候]　大便干结,排出困难,甚至便秘不通或如羊屎状,腹胀不适,或面赤身热,小便短黄,或口干口臭,或口舌生疮,舌质红,苔黄燥,脉数有力,或指纹色紫。

[辨证]　本证多见于热病之后,或素喜辛辣炙煿之品,或过用辛温香燥、甘温补益之剂者。临床以便秘较重,伴面赤身热、口臭口疮为特征。

[治法]　清腑泻热,润肠通便。

[方药]　麻子仁丸加减。纳差,口臭者,加炒莱菔子、焦山楂、鸡内金消积导滞;口干甚者,加天花粉、沙参、麦冬养阴生津止渴;身热面赤者,加葛根、黄芩解肌清热;口舌生疮者,加黄连、栀子清热泻火解毒;腹胀痛者,加木香、槟榔行气导滞;若痞、满、燥、实、坚俱备者,加芒硝软坚散结。

③气机郁滞

[证候]　大便秘结,欲便不得,甚或腹胀疼痛,胸胁痞满,嗳气频作,舌质红,苔薄白,脉弦或指纹滞。

［辨证］　本证多见于年长患儿,有情志失和或久坐少动史。临床以欲便不得,胸胁痞满,嗳气频作为特征。

［治法］　疏肝理气,导滞通便。

［方药］　六磨汤加减。腹胀痛者,加青皮、厚朴破气化滞;嗳气不除者,加旋覆花、降香、紫苏梗顺气降逆;若气郁化火,口苦咽干者,加黄芩、栀子清肝泻火。

④气虚不运

［证候］　时有便意,大便不干结,但努挣难下,挣时汗出气短,便后疲乏,神疲气怯,面色黄白,舌淡苔薄,脉虚弱或指纹淡红。

［辨证］　本证多见于禀赋不足或病后失调儿,临床以时有便意,大便不干结,但努挣难下,面白气短为辨证要点。

［治法］　健脾益气,润肠通便。

［方药］　黄芪汤加减。汗多气短者,合生脉散益气生津,敛阴止汗;气虚下陷脱肛者,重用黄芪,加升麻、柴胡益气升阳举陷;若病久及肾,肾阳不足,不能蒸化津液温润肠道,而见大便不干,排出困难,腹中冷痛,四肢欠温者,改用温脾汤温阳通便。

⑤血虚肠燥

［证候］　大便干燥,艰涩难下,面白无华,唇甲色淡,头晕心悸,舌质淡,苔薄白,脉细弱或指纹淡。

［辨证］　本证多见于因病后过用汗、下伤津,或素来血虚的患儿。临床以大便干燥,艰涩难下,面白无华,唇甲色淡为特征。

［治法］　滋阴养血,润肠通便。

［方药］　润肠丸加减,大便干燥甚者,可合用增液汤以

增水行舟；心悸者加酸枣仁、柏子仁养心安神；唇甲色淡加阿胶滋阴补血；血虚有热，口干心烦者，加玄参、牡丹皮、栀子滋阴凉血清热；兼气虚者，加黄芪、党参益气养血；若血虚已复，大便仍干燥者，可用五仁丸润肠通便。

2. **中药成药** 食积便秘者可选枳实导滞丸；燥热便秘者可选麻仁丸或麻仁润肠丸；气滞便秘者可选木香槟榔丸；气虚便秘者可选补中益气丸；血虚便秘可选桑葚膏。

3. **药物外治**

(1)大黄 10g，烘干研粉，以酒适量调成糊状，涂于脐部，纱布覆盖固定，再以热水袋外敷 10 分钟，每日 1 次，疗程 1～3 天。用于小儿热秘。

(2)大葱适量，捣烂做成饼状，外敷脐部，用热水袋熨葱饼上。适用于冷秘。

4. **推拿疗法**

(1)燥热便秘：推肺金，退下六腑，推四横纹，揉膊阳池，推板门，推肾水，清天河水，揉小天心，揉二人上马。

(2)气滞便秘：推肺金，退下六腑，揉膊阳池，推肝木，推心火，推小肠，推四横纹。

(3)血虚便秘：推肺金，退下六腑，清小肠，摩腹，推板门，逆运内八卦，推四横纹。

(4)气虚便秘：揉中脘，摩腹，推脾经，推肾经，掐神阙，推三关，揉脾俞、肾俞，捏脊。

(二)西医治疗

治疗原则为清除结肠、直肠内粪块贮留，恢复正常排便功能。

1. **基础治疗** 增加膳食纤维(水果、蔬菜及粗粮)的摄入,足量饮水、增加活动量及心理疏导。

2.　**去除阻塞**　开塞露、3％高渗氯化钠溶液(因方法简便,见效快为首选)、50％高渗磷溶液灌肠等;如灌肠方法不能去除粪块梗阻,可戴手套用手指掏嵌塞粪块,但应动作轻柔。

3.　**防止粪便再积聚**

(1)饮食调节:人工喂养时应减少牛乳量或在牛乳中增加糖量 8％～10％。较大儿童饮食中应注意增加豆类、水果和蔬菜。为减少腹胀的发生,纤维素制剂的使用应适当控制。增加纤维摄入的方法对排便困难或严重结肠无力的患儿无效时,应给予低渣饮食,以改善症状。

(2)缓泻药:乳果糖、聚乙二醇、麻油等。

(3)肠动力药:多潘立酮改善结肠动力紊乱。红霉素有促进胃肠动力作用。

4.　**微生态调节药**　双歧杆菌可降低肠道 pH,刺激肠蠕动,改善肠内发酵过程,有通便的作用。

5.　**排便训练**　排便训练作为矫正便秘的方法而受到推崇,方法为饭后立即试图排便(此时胃肠反射活跃),并在排便失败时用灌肠剂或栓剂作为补救措施,争取解除粪便嵌塞。从 8～12 个月开始训练排便习惯:①定时排便,每天晨起坐便盆。②限时排便,一般 5～10 分钟。③令年长儿学会正确的排便用力方法。

6.　**生物反馈治疗**　是近代心理学、精神卫生学与物理医学有机结合治疗便秘有较好的疗效。治疗方法有气囊生物反馈法、肌电生物反馈法。

7.　**聚乙二醇**　不被结肠内细菌分解产气不出现纤维素

和糖类泻剂可能导致的腹胀或胃肠胀气,不导致水盐代谢紊乱。因此更适用于婴幼儿功能性便秘。<18月龄婴幼儿安全有效剂量为 0.78g/(kg·d)。疗程 1～2 周。注意在治疗过程中不应突然停用,而应逐渐减量或以最小剂量维持。聚乙二醇可能是治疗小儿功能性便秘的首选药。

三、临床心得

便秘,亦称"大便闭""大便秘结""大便不通",是指大便干燥如球、坚硬难出,排便时间延长的一种病证。便秘是儿科最常见的一个证候,小儿脾胃功能较之柔弱,且易虚易实。饮食调理不善则便非稀则干。张景岳根据《伤寒论》的"阴结""阳结"将便秘分成虚实两类,有火的属阳结为实;无火的属阴结为虚。便秘日久,可导致食欲不振、睡眠不安、烦急躁扰、头晕腹痛等。有些患儿常因便秘如球,便时努挣,造成肛裂或脱肛。常见的一时性便秘,是由偏嗜燥热食物,缺乏蔬菜、水果,或食物过于精细,纤维量少所致。儿童应养成不挑食,吃蔬菜,适当吃水果的习惯。

本病有的单独出现,有的继发于其他疾病的过程中,单独出现者,常为习惯性便秘,其原因与素体阴虚少津,或气虚脾弱有关,一时性便秘,其因多与偏食燥热食物,或脾不布津,每致肠间液竭大便难下,又有多数患儿不喜蔬菜、水果,均可致便秘。便秘是儿科最常见的一个证候,小儿脾胃功能较之柔弱,且易虚易实。饮食调理不善则便非稀则干。张景岳根据《伤寒论》的"阴结""阳结"将便秘分成虚实两类,有火的属阳结为实;无火的属阴结为便秘,亦称"大便闭""大便秘结""大便不通",是指大便干燥如球、坚硬难出,排便时间延长的一种病证。

随着饮食结构的改变,社会环境的变化,生活节奏的加快,小儿便秘在城市中成为多发病。在药物治疗的同时,应注意调整患儿的生活习惯和养成良好的排便习惯。

便秘一病首当辨虚实,次须辨寒热。实证多为乳食积滞、燥热内结和气机郁滞所致。一般病程短,粪质多干燥坚硬,常腹胀拒按。虚证多因气虚缺亏,失于濡润,传导无力。一般体质弱,病程长,病情顽固。粪质不甚干结,但欲便不出或便出不畅,常腹胀喜按。气虚者伴神疲气短,血虚者常面白无华,唇甲色淡。热证者多有面赤身热、口干、尿黄、腹胀满而痛、得温反甚、舌红苔黄等实热兼症;寒证者则觉面色青白、四肢不温、喜热恶寒、小便清长、舌淡苔白之寒象。

治疗便秘,以润肠通便为基本原则,但宜针对病因用消积、增液润燥、理肺、健脾、疏肝、益肾等治本之法。药治、食治并举,通下法只可暂用,不可攻伐过度,以免损伤正气。

(邓亚宁　付秀英　张淑艳)

第6章 心血管及血液系统疾病

第一节 病毒性心肌炎

病毒性心肌炎（VMC）是由病毒侵犯心脏引起的一种心肌局灶性或弥漫性炎性病变，部分患儿可伴有心包或心内膜炎症改变。临床以神疲乏力、面色苍白、心悸、气短、肢冷、多汗为特征，严重者出现心力衰竭、心源性休克或心脑综合征。本病好发于春秋季节，以3～10岁小儿为多见。临床表现轻重不一，轻者可无明显的自觉症状，仅表现心电图改变；重者出现心律失常、心脏扩大，少数发生心源性休克或急性心力衰竭，甚至猝死。如能及早诊断和治疗，预后大多良好，一般半年至一年可恢复，少数迁延不愈可致顽固性心律失常或扩张性心肌病。

"病毒性心肌炎"病名在古代医籍中无专门记载，根据本病的主要临床症状，属于中医学"风温""心悸""怔忡""胸痹""猝死"等范畴。心悸是指心动异常、节律不均、心慌不安的一种病证，常在风湿、热毒致病以后并发，本病临证有心气虚与心阴虚之分，心气虚无力帅血运行，心阴虚精血不能自荣，均可出现心悸气短、胸闷太息等症状。

一、诊断要点及鉴别诊断

(一)诊断要点

1. 临床诊断依据

(1)心功能不全、心源性休克或心脑综合征。

(2)心脏扩大(X 线、超声心动图检查具有的表现之一)。

(3)心电图改变:以 R 波为主的 2 个或 2 个以上的主要导联(Ⅰ、Ⅱ、aVF、V_5)的 ST-T 改变持续 4 天以上伴动态变化,窦房传导阻滞、房室传导阻滞,完全性右或左束支阻滞,成联律、多形、多源、成对或并行性期前收缩,非房室结及房室折返引起的异位性心动过速,低电压(新生儿除外)及异常 Q 波。

(4) CK-MB 升高或心肌肌钙蛋白(cTnI 或 cTnT)阳性。

2. 病原学诊断依据

(1)确诊指标:自患儿心内膜、心肌、心包(活检、病理)或心包穿刺液检查,发现以下之一者可确诊:①分离到病毒;②用病毒核酸探针查到病毒核酸;③特异性病毒抗体阳性。

(2)参考依据:①自患儿粪便、咽拭子或血液中分离到病毒,且恢复期血清同型抗体滴度较第 1 份血清升高或降低 4 倍以上;②病程早期患儿血中特异性 IgM 抗体阳性;③用病毒核酸探针自患儿血中查到病毒核酸。

3. 确诊依据

(1)具备临床诊断依据 2 项,可临床诊断为心肌炎;发病同时或发病前 1～3 周有病毒感染的证据者支持诊断。

（2）同时具备病原学确诊依据之一，可确诊为病毒性心肌炎；具备病原学参考依据之一，可临床诊断为病毒性心肌炎。

（二）临床表现

1. 症状　临床表现轻重不一，取决于年龄和感染的急性或慢性过程。大部分患儿在心脏症状出现前有呼吸道或肠道感染症状，继而出现心脏症状，主要表现为心悸、气短、胸闷、明显乏力、面色苍白、头晕、多汗、善太息、心前区疼痛、手足冰凉等；部分患者起病隐匿，仅有乏力等非特异性症状；部分患者呈慢性进程，演变为扩张型心肌病；少数重症患者可发生心力衰竭、严重心律失常、心源性休克，甚至猝死。新生儿患病时病情进展快，常见高热、反应低下、呼吸困难和发绀，常有神经、肝和肺的并发症。

2. 体征　心尖区第一心音减弱、低钝，心动过速，或过缓，或有期前收缩、房室传导阻滞等心律失常，部分有奔马律，心脏扩大。危重症病例可见脉搏微弱及血压下降，两肺出现湿啰音及肝脾大。

（三）辅助检查

1. 血清酶的测定　血清谷草转氨酶（SGOT）、乳酸脱氢酶（LDH）、α-羟丁酸脱氢酶（α-HBDH）、肌酸磷酸激酶（CK）及同工酶（CK-MB）在急性期均可升高。CK-MB 是心肌特异性胞质同工酶，正常血清含微量，故其血清水平升高对心肌损伤诊断意义较大。LDH 在体内分布较广，特异性差，但 LDH 同工酶对心肌早期损伤的分析价值较大。

2. 肌钙蛋白（Tn）　近年来观察发现心肌肌钙蛋白（cTnI 或 cTnT）的变化对心肌炎的诊断特异性更强。急性期患儿血清中 4～6 小时开始升高,18～24 小时达高峰,1 周内恢复。

3. **病毒病原学检测** 疾病早期可从咽拭子、粪便、血液、心包积液中分离出病毒,但需结合血清抗体测定才更有意义。一般采用病毒分离、病毒抗体检测及病毒核酸检测均有利于病毒病原诊断。

4. **心电图** 具有多变性、多样性及易变性特点。常见 ST-T 段改变,T 波低平、双向或倒置;Q-T 间期延长;各种心律失常,如窦房、房室、室内传导阻滞,各种期前收缩,阵发性心动过速及心房扑动或颤动等。以上改变虽非特异性,但极为常见,是临床诊断的重要依据。

5. **X 线检查** 轻型病例心影一般在正常范围,伴心力衰竭或心包积液者可见心影扩大,少数病例胸腔可见少量积液。

6. **超声心动图** 可显示心房、心室的扩大,心室收缩功能受损程度,探查有无心包积液及瓣膜功能,轻者可正常,重者心脏可有不同程度增大,以左心室为主,搏动减弱;严重者有心功能不全,左心室舒张末期和收缩末期内径增大,左心室射血分数和短轴缩短率下降,左心室游离壁运动不协调。

(四)鉴别诊断

1. **风湿性心肌炎** 发病前 1～3 周有链球菌感染史,有风湿活动症状,如发热、关节炎、环形红斑、皮下结节、心肌炎(几乎都有病理性杂音,多有心脏扩大),红细胞沉降率增快,C 反应蛋白阳性;抗链球菌溶血素"O">500U。心电图多表现为 P-R 间期延长。

2. **良性期前收缩(单纯性期前收缩)** 无任何临床症状及阳性心脏体征,偶尔发现的单源性、配对时间固定的期前收缩。运动后期前收缩减少或消失,属良性期前收缩,预后良好。

3. **中毒性心肌炎** 有细菌感染的原发病,中毒症状明显、高热、面色苍白、精神萎靡,白细胞及中性粒细胞增高。

二、治疗

轻型病例以中医辨证治疗为主,同时配合营养心肌及支持疗法;较重病例应中西医并重;危重病例应以西医抢救治疗为主,监测生命体征,中医以回阳救逆为治疗原则。

(一)中医治疗

1. **辨证论治** 本病采用八纲辨证,要注意辨清疾病的虚实。急性期,病程短,多为实证;恢复期,病程较长,多为虚证。若病情反复,常虚实夹杂。治疗原则为扶正祛邪。病初邪毒犯心,以祛邪为主;恢复期正气损伤,以扶正为要。

(1)风热犯心

[证候] 心悸,胸闷胸痛,发热,鼻塞流涕,咽红肿痛,咳嗽,肌肉酸楚疼痛,舌红苔薄,脉数或结代,指纹浮紫。

[辨证] 本证由外感风热邪毒,客于肺卫,袭肺损心所致。临床以风热表证并见头晕乏力,心悸气短,胸闷胸痛为特征。

[治法] 疏风清热,宁心复脉。

[方药] 银翘散加减。邪毒炽盛,加黄芩、生石膏清热泻火;胸闷胸痛,加瓜蒌皮、丹参、红花、郁金活血散瘀;心悸,脉结代,加五味子、柏子仁养心安神。

（2）湿热侵心

［证候］　心慌胸闷，寒热起伏，腹痛腹泻，全身肌肉酸痛，肢体乏力，舌红，苔黄腻，脉濡数或结代。

［辨证］　本证由湿热邪毒蕴于脾胃，留滞不去，上犯于心所致。临床以心慌胸闷，肢体乏力，腹痛腹泻为特征。

［治法］　清热化湿，宁心安神。

［方药］　葛根黄芩黄连汤加减。胸闷者，加瓜蒌、薤白理气宽胸；肢体酸痛者，加独活、羌活祛湿通络；心慌，脉结代者，加丹参、珍珠母、龙骨宁心安神；恶心呕吐者，加生姜、半夏化湿和胃止呕；腹痛腹泻者，加木香、白扁豆、车前子行气化湿止泻。

（3）痰瘀阻络

［证候］　心悸不宁，胸闷憋气，善太息，心前区痛如针刺，脘闷呕恶，舌体胖，舌质紫暗，或舌边尖见有瘀点，舌苔腻，脉滑或结代。

［辨证］　本证由于病程迁延，伤及肺脾，痰瘀阻滞心络所致。临床以心悸不宁，胸闷憋气，心前区刺痛为特征。

［治法］　豁痰化瘀，宁心通络。

［方药］　瓜蒌薤白半夏汤合失笑散加减。心前区痛甚，加丹参、郁金、降香、赤芍理气散瘀止痛；咳嗽痰多者，加白前、款冬花化痰止咳；夜寐不宁者，加远志、酸枣仁宁心安神。

（4）气阴两虚

［证候］　心悸不宁，活动后尤甚，少气懒言，神疲倦怠，头晕目眩，五心烦热，夜寐不安，舌红少苔或花剥苔，脉细数无力或促或结代。

［辨证］　本证由热毒犯心，病久耗气伤阴，气阴亏虚所致。临床以心悸气短，五心烦热，舌红少苔或花剥苔为特征。

［治法］　益气养阴，宁心复脉。

［方药］　炙甘草汤合生脉散加减。心脉不整者，加磁石、珍珠母镇心安神；便秘者应重用麻仁，加瓜蒌仁、柏子仁、桑葚养血润肠；夜寐不安者，加柏子仁、酸枣仁宁心安神。

（5）心阳虚弱

［证候］　心悸怔忡，神疲乏力，畏寒肢冷，面色苍白，头晕多汗，甚则肢体水肿，呼吸急促，舌质淡胖或淡紫，脉缓无力或结代。

［辨证］　本证由病久外邪损伤心阳，或素体虚弱，复感外邪，心阳不振所致。临床以心悸怔忡，畏寒肢冷，脉缓无力为特征。

［治法］　温振心阳，宁心复脉。

［方药］　桂枝甘草龙骨牡蛎汤加减。神疲乏力者，加人参、黄芪补益元气；形寒肢冷者，加熟附子、干姜温阳散寒；头晕失眠者，加酸枣仁、五味子养心安神；阳气暴脱者，加人参、熟附子、干姜、麦冬、五味子回阳救逆，益气敛阴。

2. 中成药

（1）丹参注射液：用于痰瘀阻络证。

（2）参麦注射液：用于气阴两虚证。

（3）生脉饮口服液：用于气阴两虚证。

3. 针灸疗法

（1）主穴取心俞、间使、神门，配穴取内关、足三里、三阴交（温针灸）。留针15～20分钟，每日1次。用于心律失常。

（2）耳针：取心、交感、神门、皮质下，隔日1次；或用王不留行子压穴,用胶布固定。

(二)西医治疗

1. 休息　急性期需卧床休息,以减轻心脏负荷及减少耗氧量,一般 2～3 个月,心脏扩大及并发心力衰竭者应至少 3～6 个月,病情好转可适当活动。

2. 抗病毒治疗　早期应用利巴韦林、干扰素和转移因子等。

3. 营养心肌药物

(1)维生素 C:能清除自由基,改善心肌代谢,有助于心肌炎的恢复。每日 100mg/kg,加入 10% 葡萄糖液 100～150ml 静脉缓慢滴注。

(2)辅酶 Q10:为细胞代谢及细胞呼吸的激活剂,有改善心肌代谢、保护细胞膜完整和抗氧自由基作用。每日 1mg/kg,分 2 次口服。

(3)1,6-二磷酸果糖口服液:可改善心肌能量代谢,促进受损细胞的修复。每次 5～10ml,每日 2 次口服。

(4)磷酸肌酸钠:在肌肉收缩的能量代谢中发挥重要作用,它是心肌和骨骼肌的化学能量储备。每次 0.5～1g,每日 1～2 次静脉滴注。

4. 肾上腺糖皮质激素　通常不主张使用,主要用于心源性休克、致死性心律失常(三度房室传导阻滞、室性心动过速)等严重病例的抢救。

5. 大剂量丙种球蛋白　通过免疫调节作用减轻心肌细胞损害,总剂量 2g/kg,2～3 天分次静脉滴注。

6. 控制心力衰竭　抗心力衰竭治疗可根据病情联合应用利尿药、洋地黄、血管活性药物。应特别注意用洋地黄时饱和量较常规剂量减少,并注意补充氯化钾,以避免洋地黄中毒。

三、临床心得

心肌炎属中医学"心悸"范畴,从辨证审因来看,不外风湿、热毒侵犯机体,致成心气虚、心阴虚等证。风湿邪气易损心气,热毒邪气易伤心阴,心气虚则血脉阻滞,心阴虚则血不自荣,故表现出心悸胸闷,气短乏力,自汗低热。心为脾母,心病及脾,脾虚湿聚,故常兼见食欲不振,恶心呕吐;脾虚气弱,运化无权,因而又常出现水肿、喘促等证。证属心脾两虚,治以补益心脾为主,常著速效。然,心有阴虚及心脾气虚的侧重,又有气阴俱虚、脾阳不振之别,当分辨论治。心肌炎病因病机不外风湿、热毒侵犯机体,致成心气虚、心阴虚等症。风湿邪气易损心气,热毒邪气易伤心阴,心气虚则血脉阻滞,心阴虚则血不自荣,故表现出心悸胸闷,气短乏力,自汗低热。从五脏来看,心悸病根在心。

中医学认为"心主神明",也就是说,人的意识思维活动与心有关。因此,学习紧张、精神压力大,造成思虑过度,同样可以出现心悸,在治疗上要使患者找出病因加以去除,减轻精神紧张也是提高疗效的重要手段之一。

总之,心悸病证在临床上虽然不是很常见,但是当遇到此类病例时,先要排除先天性心脏疾病,再进行中医辨证论治,才能收到满意的效果。

心悸怔忡与西医学的"心肌炎"相类似,是儿科常见病之一。本病以心悸动、胸闷、憋气、喜叹息、脉结代为主要临床特征。多发生于学龄前及学龄儿童。

　　本病患儿多有发热史,或急性热病的感染史。在发热退后,或高热转入低热期间,出现面色苍白或失泽,或暗而不荣,精神较弱,身倦乏力,自汗盗汗,胸闷太息,心悸动,脉结代,或见促脉。心率较快,尤其是在活动时心率更快,严重者可出现早期心力衰竭。治疗后可进入恢复期,或转为慢性期,此时可见纳差、面色萎黄、消瘦、失眠多梦或夜寐不实、脉结代等症。

　　从本病的前因后果来看,是因外感急性热病过程中,损伤营阴脏真,使正气难于恢复而致成内伤病。早在汉代张仲景《伤寒论》中即有"心动悸,脉结代,炙甘草汤主之"的记载,至清代吴鞠通《温病条辨》在下焦篇中,有温病误用升散之法,致脉结代,甚者脉两至的记述。二者皆属于外感病邪深入,正气内溃,影响血液的流通,从而出现了心、脉方面的病象。由于伤气、伤血、偏阴、偏阳上的差异,所以治疗上应有所区分,大体上急性期先伤阴后伤阳者多见,而慢性期阴阳气血两虚者居多。

　　本病多数是由外感邪气,内陷入里,热伤耗阴津阴液,心营受损,营阴愈亏,虚火内灼,气液难于恢复以致心气受损,不能鼓动血液的正常运行而出现心动悸,脉结代。由于起病缓急不一样,所以病情轻重也有所不同。热邪一般多先伤心阴,后伤心阳,严重者亦可早期出现心阳虚脱。心主全身之血脉,心阳之气推动血液循环。气为血帅,气行血行,气止血止,如心气虚弱,鼓动无力,则脉弱而见结代。所以心阳充沛才能营运血脉,血液旺盛方可蕴蓄心阳,心气心血两充,方能正常循行血脉。如热伤营阴,则阴血虚少,血脉空虚失荣,脉道失利行艰,亦可出现脉结代。营血少,心失所养则心动悸,精神不振。营血少不得上荣,故面色失泽。气阴虚则盗汗自汗,汗为心液,汗出愈多则心营更加亏虚。营血所主在心,统化在脾,藏纳在肝,疏布在肺,输泻在肾,灌溉全身,滋养百脉。如阴血久虚及于阳,阳虚则脾失统化、肾失输泄,亦可为水肿、肺失疏布,气道不利,亦可酿痰生喘。总之,营血缺乏,阳气不足,皆能致成本病。

第二节 贫 血

贫血是西医病名,可分为缺铁性贫血、再生障碍性贫血等,其中再生障碍性贫血是骨髓造血系统受到损害,骨髓内巨核细胞减少的血液病。其轻重程度可从骨髓巨核细胞的多少进行判断,有完全障碍、重度再生低下及中度再生低下,其骨髓内均无巨核细胞,轻度再生低下骨髓内有巨核细胞,但为数较少。

本病可分为原发性与继发性两种,原因不明的称为原发性,能查明原因的称为继发性。

一般可由药源性或物理放射、生物因素及病毒感染等原因引起,最终导致血的再生障碍而贫血。临床观察,有些是因热病之后,或感受疫疠毒邪,或服药过量所引起。

本病纯为虚证,气血不足,由于血红蛋白过低,多表现为面色苍白,唇舌惨淡无华,皮肤失色,爪甲不红,甚至手掌及口齿上腭黄白,亦可齿缝渗血,鼻衄,瘀斑,经常见口颊唇内上腭及舌部血疱,由于气虚血少,因而常见细弱之脉。

治疗原则为补气养血,促进肾气化生精血之源,以生阴血。证脉一致,病情多见稳定,亦易于治疗,如脉见浮大中空而数,属血不归经,气机外浮,阴不守阳,外越之危候,将见大出血之危象。大失血之后,再兼感时邪,出现高热,而口腔咽喉溃烂,出血,食水难咽,唇舌裂血,则更为难治,治须固护气阴,兼清虚热。亦可根据症情,选用凉血解毒之品,如犀角地黄汤,加金银花、连翘等解毒之品,以清虚热。总用苦寒伤正败胃,以有胃气则生,在此时尤为重要。

一、诊断特点与鉴别诊断

(一)诊断要点

根据病史,特别是喂养史、临床表现、体格检查和外周血检查,一般可做出初步诊断。再结合铁代谢的生化检查可进一步确诊,必要时可行骨髓检查。用铁剂治疗有效可证实诊断。

(二)临床表现

营养性缺铁性贫血在任何年龄均可发病,以 6 个月～2 岁最多见。临床表现是由贫血、铁缺乏及造成缺铁的基础疾病所组成。

1. **贫血症状**　贫血症状发生隐伏,进展较缓,患儿在初期时还能很好地适应,但随着病情进展,症状表现逐渐明显,包括头晕、头痛、眼前发黑、耳鸣、乏力、倦怠、心悸、活动后气短、注意力不集中、记忆力减退,甚至出现智力降低。

2. **缺铁的表现**　可见口角炎、舌炎、舌乳头萎缩、食欲减退、恶心及便秘。也可出现行为异常,如烦躁、易怒,异食癖等。

3. **体征**　皮肤黏膜苍白、毛发干枯、口唇角化、指甲扁平无光泽,可见反甲。约 10% 的缺铁性贫血的患者可见脾轻度肿大,年龄越小、病程越久,脾大越明显,一部分患儿可以在缺铁纠正后消退。

(三)辅助检查

1. **外周血检查**　呈现典型的小细胞低色素性贫血:平均红细胞容积(MCV)<80fl,平均红细胞血红蛋白量(MCH)<27pg,平均红细胞血红蛋白浓度(MCHC)<31%。血红蛋白降低,符合WHO儿童贫血标准:6个月－6岁<110g/L,6－14岁<120g/L。网织红细胞正常或轻度增多;白细胞计数正常或轻度减少,分类正常;血小板计数可正常,在婴儿及儿童多偏低。血涂片可见红细胞染色浅淡,中心淡染区扩大。

2. **骨髓检查**　骨髓检查在做鉴别诊断时更有意义。骨髓涂片表现增生活跃,幼红细胞明显增生,早幼红和中幼红细胞比例增高。各期红细胞均较小,染色质颗粒致密,胞质少,血红蛋白形成差。铁粒幼细胞减少或消失。细胞外铁缺如。粒细胞系和巨核细胞系无明显异常。

3. **生化检查**

(1)血清铁蛋白(SF):SF值可较敏感地反映体内贮存铁的情况,>3个月的患儿若SF<12μg/L时,提示缺铁。

(2)血清铁(SI)、总铁结合力(TIBC)和转铁蛋白饱和度(TS):这三项检查反映血浆中铁含量,一般在缺铁后期才出现异常。表现为SI降低(<60μg/dl),TIBC增高(>350pg/dl),TS明显下降<15%。

(3)红细胞游离原卟啉(free erythrocyte protoporphyrin,FEP):缺铁时,FEP不能完全与铁结合成血红素,血红素合成减少后经负反馈调节使FEP生成增多并集结致红细胞中,因而 FEP 值增高。当 FEP>500μg/dl 时,提示细胞内缺铁。

(4)其他检查:此外,围绕贫血的病因,还可以进行大便潜血、尿常规、肝肾功能、胃肠 X 线及相应的生化、免疫学检查。

(四)鉴别诊断

1. 再生障碍性贫血(再障)　又称全血细胞减少症,临床以贫血、出血、感染等为特征。

外周血象检查呈全血减低现象。骨髓象多部位增生减低。

2. 营养性巨幼红细胞性贫血　维生素 B_{12} 缺乏和(或)叶酸缺乏为主要病因,临床除贫血表现外,并有神经系统表现,重则出现震颤、肌无力等。血象呈大细胞性贫血;骨髓象增生明显活跃,以红细胞系统增生为主,各期幼红细胞均出现巨幼变。

3. 与其他小细胞低色素性贫血相鉴别

(1)珠蛋白生成障碍性贫血:又称地中海贫血、海洋性贫血,是一种先天性溶血性贫血,常有家族史。血涂片中可见靶形红细胞,血红蛋白电泳可见胎儿血红蛋白(HbF)或血红蛋白 A_2(HbA$_2$)明显增加。患儿的血清铁、转铁蛋白饱和度及骨髓可染铁均可增多。

(2)慢性病贫血:血清铁降低,但总铁结合力不会增加或稍有降低,因而转铁蛋白饱和度正常或略有增加。血清铁蛋白常增高,骨髓中铁粒幼细胞数量减少,巨噬细胞内铁粒及含铁血黄素颗粒明显增多。

二、治疗

(一)中医治疗

1. **辨证论治**　本病以脏腑辨证为主,兼用气血阴阳辨证。以虚证为多,按"形之不足,温之以气;精之不足,补之以味"的原则,运用调理脾胃,阴阳双补之法,使阳生阴长,精血互生,临证时首先辨明病因,根据脏腑、气血和阴阳虚损的主次,抓住病机,分清轻重缓急辨证论治。

（1）脾胃虚弱

［证候］　面色萎黄无华,唇淡不泽,指甲苍白,长期食欲减退,神疲乏力,形体消瘦,大便不调,舌淡苍白,脉细无力,指纹淡红。

［辨证］　本证多见于轻、中度贫血,临床以面黄少华,唇淡甲白,纳呆乏力,大便不调为特征。

［治法］　健运脾胃,益气养血。

［方药］　六君子汤加减。食欲减退者,加山楂、谷麦芽、鸡内金消食化积;便秘者,加柏子仁、火麻仁润肠通便;便溏,食物不化者,加干姜、白扁豆、山药温中止泻;腹胀者,加枳壳、木香行气导滞。

（2）心脾两虚

［证候］　面色萎黄或苍白,唇甲淡白,发黄枯燥,容易脱落,心悸气短,头晕目眩,夜寐欠安,语声低弱,精神萎靡,注意力不集中,食欲减退,舌淡红,苔薄白,脉细弱,指纹淡红。

［辨证］　本证多见于中度贫血。临床以除脾胃虚弱外还出现头晕心悸,夜寐欠安,语声低弱等失所养症状为特征。

　　[治法]　补脾养心,益气生血。

　　[方药]　归脾汤加减。血虚明显者,加鸡血藤、白芍补血养血;食少便溏,腹胀明显者,去当归、白芍、熟地黄,加苍术、陈皮、砂仁运脾理气;心慌,便秘者,加柏子仁、酸枣仁宁心润肠。

　　(3)肝肾阴虚

　　[证候]　头晕口涩,面色苍白,肌肤不泽,毛发枯黄,爪甲易脆,四肢震颤抽动,两颧潮红,潮热盗汗,发育迟缓,舌红,苔少或光剥,脉弦数或细数。

　　[辨证]　本证多见于中重度贫血患儿,临床以除血虚较重外,伴有头晕目涩,潮热盗汗,爪甲枯脆等肝肾阴虚之证为特征。

　　[治法]　滋养肝肾,益精生血。

　　[方药]　左归丸加减。潮热盗汗者,加地骨皮、鳖甲、白薇养阴清热;智力发育迟缓者,加紫河车补肾开窍;眼目干涩者,加石斛、夜明砂、羊肝补肝明目;四肢震颤者,加沙苑子、白芍、钩藤、地龙养肝息风。

　　(4)脾肾阳虚

　　[证候]　面白虚浮,唇舌爪甲苍白,毛发稀疏,精神萎靡不振,发育迟缓,囟门迟闭,方颅,鸡胸,畏寒肢冷,纳谷不馨,或大便溏泄,舌淡苔白,脉沉细无力,指纹淡。

　　[辨证]　本证见于贫血重症,临床以除较重贫血外,伴有精神萎靡,大便溏泄,畏寒肢冷,囟门迟闭等脾肾阳虚之证为特征。

　　[治法]　温补脾肾,益精养血。

　　[方药]　右归丸加减。畏寒肢冷者,加熟附子、桂枝温

补肾阳;囟门晚闭者,加龟板、牡蛎、龙骨补肾壮骨;发稀者,加党参、当归补血生发;大便溏泄者,加益智仁温阳止泻;下肢水肿者,加茯苓、猪苓利湿消肿。

2. 中成药

(1)小儿生血糖浆:用于贫血各证。每次 1～3 岁小儿 10ml,3～5 岁 1 次 15ml,每日 2 次口服。

(2)健脾生血颗粒:用于脾胃虚弱证、心脾两虚证。<1 岁每次 2.5g,1～3 岁每次 5g,3～5 岁每次 7.5g,5～12 岁每次 10g,每日 3 次,口服。

(3)归脾丸:用于心脾两虚证。每次 3g,每日 3 次,口服。

3. 针灸疗法 取膈俞、足三里、隐白、三阴交为主穴,配气海、命门。采用补法,每日针 1 次,针后加灸。对较小患儿可单用灸法。10 天为 1 个疗程。

4. 推拿疗法 推补脾经,推三关,补心经,分手阴阳,运内八卦,揉足三里,摩腹,揉血海,捏脊。每日推拿 1 次,10 次为 1 个疗程,每疗程后休息 3～5 天继续治疗。

5. 中药外治法 党参、白术、茯苓、黄芪、丹参、陈皮、丁香、肉桂、莱菔子等,制成药膏,敷贴穴位可选血海、足三里、三阴交、气海、神阙等。每次选贴单侧 4 个穴位,隔 3 天换药 1 次,连贴 10 周,共敷药 20 次。具有益气养血生血的作用。

(二)西医治疗

1. 病因治疗 应尽可能消除导致缺铁的病因。对饮食不当者要调整饮食,合理搭配,纠正偏食、挑食的不良饮食习惯。要重视原发病的治疗,如钩虫病的驱虫,控制慢性失血等。单纯的铁剂补充只能恢复血象,而不能彻底治疗缺铁性贫血。

2. 铁剂的补充 应以口服制剂为首选,每日元素铁150~200mg 即可,分 2~3 次,于进餐时或餐后服用,以减少药物对胃肠道的刺激。常用的是二价铁盐,如硫酸亚铁、富马酸亚铁、琥珀酸亚铁等。可同时服用维生素 C 以促进铁剂的吸收。需要注意的是,铁剂忌与茶水同服,否则会与茶中的鞣酸结合生成不溶物,影响铁的吸收。此外,钙盐、镁盐及植物蛋白(大豆、黄豆)都会影响铁的吸收,应避免同时服用。患者服铁剂后,症状可以很快好转。血红蛋白于 2 周后明显上升,1~2 个月达正常水平,此时,铁剂应继续服用至血红蛋白正常后 2 个月,或血清铁蛋白升至 $50\mu g/L$,方能停药。如果患儿对口服铁剂不能耐受,不能吸收或失血速度过快需及时补充,可考虑注射铁剂。

3. 输血治疗 一般病例无须输血。但重症贫血并发心功能不全或明显感染者可输注浓缩红细胞,以尽快改善贫血状态。贫血越重,一次输血量应越小,速度应越慢,以免加重心功能不全,血红蛋白$<30g/L$ 者,每次输血 5~10ml/kg,同时可用利尿药。极重患儿可用浓缩红细胞换血。

三、临床心得

贫血为慢性虚损性疾病,诊断虽不难,但治疗时确为不易。中医学虽无此病名,但对类似病证的论述及研究,早已有之。《灵枢·决气》云:"血脱者,色白夭然不泽,其脉空虚。"《金匮要略》亦云:"男子面色薄者,主渴及亡血,猝喘悸,脉浮者,里虚也。"关于其病因,《虚劳心传》云:"童子患此者,则由于先天禀赋不足,而禀于母气者尤多。"《订补名医指掌》更明确指出"小儿之劳,得于母胎",说明小儿患此病,多由于先天不足所致,加上后天小儿脾胃失调,喂养不当,更影响后天的补充,致使气血化生无源,自身耗损而发病。

贫血的发生与发展,脾胃的功能起着十分重要的作用。脾为后天之本。主运化,是气血生化之源,脾胃虚弱必致化生无权。而出现气血不足。正如《景岳全书》所云:"胃阳主气,脾阳主血,胃司受纳,脾主运化,一运一纳,化生精气。"《灵枢·决气》云:"中焦受气取汁,变化而赤是谓血。"可见血乃脾胃腐熟运化的水谷精气变化而来。脾胃的功能失调,尤其是中焦之气不足,是造成本病的一个重要方面,这是本文的第一个证型。

肝肾同源,精血互生,先天不足则精血必虚,后天失于滋养则精亏血耗,故其贫血的症状多较重,病程亦较长。这是本文的第二个证型。

一般而言,病之初起,气血不足,多在脾胃,症情多轻,治疗较易。久病不愈,累及肝肾,精亏血乏,症情多较重,越易合并他病,治疗较难。其治疗初期宜补脾助运,以资营血生化之源;后期当补益精气,养血育阴,培补根本。用药时补阴养血当忌过于滋腻,以免影响脾胃的受纳运化,健脾助运当忌过于温燥,以免更耗精血阴液。

本病治疗要点:补气养血,必要时促进肾气化生精血之源,以生阴血。以其气血大虚,气血亏则导致精气不足,精气被夺则再生新血乏能,因此一般补气补血之药,尚难取胜,而须加用生物有灵之品。如阴虚选用龟板,阳虚选用鹿角胶,与龟板同时用,可阴中生阳,亦可用二仙胶阴阳双补。或用鹿茸以生精髓,用阿胶以补血,但对平素脾胃运化功能虚弱者慎用,以其碍胃而食纳减少。大补元气亦可选用人参、西洋参、紫河车之类,但在气阴两虚,或血虚多于气虚,或新感外邪发热时,注意不可过于补气,因补气则阴更显不足,因在气血阴阳皆虚时,则脏腑功能亦弱,过多地补气,则形成气有余便是火的趋势,以其虚不受补则能进而助热,更易于耗灼真阴,阴不守阳而动血,血动则妄行离经而出。补气阴可用北沙参、百合,补肝肾养血则可用女贞子,或少量枸杞子以甘养而培元,用生牡蛎、生白芍以育阴潜阳而滋养血液,如治脾之后天生化血源,可用黄精、生山药。一味丹参功同四物,一味山药功同补中益气汤,并善治崩中漏下。《金匮要略》薯蓣丸治虚劳,因此其补脾益气之功不可低估。尚可用莲子肉、生白术之类。补中有化可用生鸡内金。在《医学衷中参西录》中记有茅根鸡胚汤治劳伤,以鸡内金生则有化瘀之力,非单以消食为用。它既可助脾胃的运化功能,又可对化瘀起薄力,而不伤正。由于有心主血脉之论,在血气虚少引起心悸怔忡时,亦可助心阳,养心血以生脾在源之血,可用龙眼肉,并可配石斛育阴生津,尚能制约龙眼肉之辛甘温之烈。用大枣、生姜亦可代替其作用,并可助调营卫而助脾的运化功能。如用熟地养血,当配砂仁以减其腻胃影响脾胃运化,从而起到既补养血,又健脾助消化的作用。此等皆为扶正而不助虐之法,以资参用。

再生障碍性贫血,运用补气养血之药,有时难以满足其血的消失,尤其靠输血维持治疗的患者,经输血后血红蛋白虽能上升,但为时不久血红蛋白又趋下降,而其下降趋势较快,血的再生较慢。因此必须采用补气生髓,血肉有情之物,如牛、羊、猪的脊髓油脂食用,或用其油脂炒面粉加拌红糖水调食用。此法亦可用于后期恢复时调养巩固。当然如果能用鹿茸粉与紫河车粉同时服用,其生血效果更好,近时亦有用鲜胎盘补养,但得之不易,况有不洁者则生他疾,暂可不取。

第三节　血小板减少性紫癜

本病中医学文献中近于"肌衄""血斑",因肌衄症多认为血从皮肤汗孔外出。在《医宗金鉴·失血总括》所提:皮肤出血曰肌衄。而《医学入门》说:血从汗孔出者,谓之肌衄。《本草纲目》认为血汗即肌衄,又名脉溢。总之从临床实际而言,紫斑即为皮肤表面出血点。按之多不褪色。但它不同于外感时邪温热的发斑,凶热盛燔营而出,热减斑消。此证多近于内伤血斑。

现代医学多认为,其为自身免疫缺陷,有原发性与继发性两型。本病还可因病毒的感染,如立克次体感染,对血小板过多的破坏,化学物和放射性同位素等,对巨核细胞的破坏,从而影响血小板的生成。脾功能亢进、系统性红斑狼疮、尿毒症、血管内凝血、过敏性疾病等均可对本病产生影响;毛细血管脆弱,血小板功能异常,以及形态异常,骨髓象巨核细胞少,血小板生成障碍,形态不充盈是产生本病的主要病理变化。在检查方法上,血管脆性试验呈阳性,血块回缩不良,血小板数量低于 10 万。

中医学认为,外感时邪,热毒侵袭,或毒热过盛,火热内迫,伤及血络,气血受损,血离经脉,溢于脉外,渗于肌肤,出见血斑。或因气虚脾失统摄,血渗外溢,总属气阴两伤。

紫癜的出现与血络的失固、营卫的失和有着十分密切的关系。如《素问·气穴论》说:"若邪客于孙络,孙络满而外溢大络"。孙络和大络都与营卫相通,而影响营卫的运行,致使营卫稽留迟滞,营卫不得配合流通运行,卫气不固而营血外溢,营血凝滞于肌表形成出血斑。因之营血虽然外溢,瘀于肌表,而实质仍为气血失调,治者调内在之气血营卫,而不只单纯消肤表之瘀斑。故而化瘀宜寓于养血之中,药用柔和,如鸡血藤、赤芍、苏木之类。

从斑色论治:斑色鲜红,多属于血热,治宜凉血清热;斑色紫红,为既有血热,又夹血瘀,治宜凉血化瘀;斑色淡红,多为血虚气弱,治宜养血益气;斑色黄瘀,多属血聚,治宜养血温化,调养血络。斑色的变化,其由鲜红到紫红,到淡红,也是转化的全过程。

因其总体为虚证,其病之本质为气阴不足,血失常道。时时以顾护气阴为主,故很少用行气破血化瘀之法,及至化瘀也多在补养之中通血络。

斑色鲜红为阴虚血热,可用育阴凉血之剂,如犀角地黄汤。斑色紫暗或紫淡,属阴虚血弱,可用二至丸,如女贞子、墨旱莲、桑葚、黄精、白芍、山药等味;消斑在有热时用紫草、茜草、青黛、藕节以凉血止血化斑。对于较年长之女童,其出紫斑不多,但月经量多而时间长,或一月两行,甚至淋沥不断,治当调养经血,固摄冲任,如人参卫生汤之剂加减,如当归、白芍、党参、山药用量宜大,更添二至丸及滋补肝胃之品:菟丝子、鹿角霜、金樱子等。辛温燥烈之品少用,如川芎、当归之类，以其温则行，辛则散，易促血行，而血外溢。如必用时，当配以阴柔之药如生地黄、熟地黄等。要知阴虚血热，其血不宁，不宜助热，热则动血，而易于出血。

治法虽然应清热凉血，血药用过凉又易损伤脾胃，而见食少、腹痛、便溏，服药期间，如过食生凉亦可出现此等征象。脾胃为后天之本，气血生化之源泉，脾胃运化功能减弱，对血液病的治疗影响较大，尤其再生障碍性贫血，亟须依赖脾胃吸收饮食物中的精微来充养，食疗将占有很重要的位置。因此用药须凉而不凝，温而不烈，固摄益气养血为治，气固则血止，气摄则血不外溢，化瘀而不动血，止血而不凝瘀，为治疗本病的要点。

一、临床诊断分析

(一)诊断要点及进展

ITP 的诊断属于排除诊断，即该病的诊断缺乏金标准，需要结合患者病史、体征、实验室检查做出综合评价。

1. 诊断要点　参照 2013 年中华医学会儿科学分会血液组《儿童原发性免疫性血小板减少症诊疗建议》。

(1)多次化验检查血小板计数减少，血细胞形态无异常。

(2)脾不大或仅轻度增大。

(3)骨髓检查巨核细胞数增多或正常，有成熟障碍。

(4)以下五项中应具备任何一项：①泼尼松治疗有效；②脾切除有效；③PAIgA 增多；④PAC3 增多；⑤血小板寿命测定缩短。

(5)排除继发性血小板减少症。

2. 分型诊断　参照 2009 年国际 ITPI 工作组共识报告；

2013 年中华医学会儿科学分会血液组《儿童原发性免疫性血小板减少症诊疗建议》。

（1）新诊断 ITP：诊断后 3 个月内血小板减少的所有患者。

（2）持续性 ITP：诊断后 3～12 个月内血小板持续减少的所有患者，包括没有自发缓解的患者或停止治疗后不能维持完全缓解的患者。

（3）慢性 ITP：血小板减少持续超过 12 个月的所有患者。

（4）难治性 ITP（rITP）：满足以下所有三个条件的患者，①脾切除后无效或者复发；②需要治疗以降低出血的危险；③除外其他引起血小板减少的原因，确诊为 ITP。

（5）重症 ITP：血小板计数＜$10×10^9$/L，显著的皮肤黏膜多部位出血和（或）内脏出血。

（二）辅助检查

1. **外周血象**　血小板计数＜$100×10^9$/L，出血轻重与血小板数量有关。急性型血小板计数一般在 $50×10^9$/L 以下，易有出血倾向；低于 $20×10^9$/L 时，出血明显；低于 $10×10^9$/L 则出血严重；慢性型多为（30～80）×10^9/L。出血时间延长，在 3 分钟以上，血凝块收缩不良。

2. **骨髓象**　急性巨核细胞数正常或轻度增多；慢性巨核细胞显著增多。均可见幼稚巨核细胞增加，核分叶减少，且常有空泡形成，颗粒减少和胞质少等现象，产生血小板的巨核细胞明显减少，具有成熟巨核细胞而不能释放血小板的特点。

3. **血小板动力学检查**　可采用核素法或丙二醛法检测

血小板生存时间,ITP患者的血小板寿命较正常人明显缩短。

4. 免疫学检测　用酶联免疫或荧光免疫法检测ITP患者血小板相关抗体PAIgG、PAIgM、PAIgA、PAC3均可增高,与血小板破坏及减少程度成正比,其中PAIgG增高者占95%,PAIgM增高者占20%左右,后者常伴有较严重出血;另外ITP患者血清中抗血小板膜糖蛋白GPⅡb、Ⅲa、Ib自身抗体和抗心磷脂酶抗体ACA-IgG、ACA-IgM亦可增高。

5. 束臂试验阳性

(三)鉴别诊断

ITP可与多种疾病相鉴别,如过敏性紫癜、再生障碍性贫血、先天性血小板减少性紫癜、结缔组织病早期、Evans综合征、抗心磷脂综合征等;此外,由药物引起的血小板减少部分也属于免疫性,与ITP较难鉴别,应仔细询问服药史;亦尚需与脾功能亢进、血栓性微血管病、白血病、淋巴瘤、骨髓增生异常综合征等疾病相鉴别。

二、治疗

(一)中医治疗

本病辨证主要为辨实证与虚证。实证为起病急、病程短,紫癜颜色较鲜明;虚证为起病缓,病情反复,病程缠绵,紫癜颜色较淡。血热妄行者可见烦躁口渴,便秘尿赤,甚则鼻衄、齿衄、便血、尿血;气不摄血可见神疲乏力、头晕心悸、食欲减退;阴虚火旺可见低热盗汗、手足心热、舌红少津。气滞血瘀可见皮肤紫癜色暗,面色晦暗,舌暗红或紫或边有紫斑。

治疗原则为宁络止血。针对出血主症,血热、血虚、血瘀的不同病机分别诊治。实热者清热凉血止血;虚损者益气摄血,滋阴温阳;兼有瘀血者,配合活血化瘀。

1. 辨证论治

(1)血热妄行:症见起病较急,皮肤出现瘀点瘀斑,色泽鲜红,或伴鼻衄、齿衄、呕血、便血、尿血,血色鲜红或紫红。同时并见心烦、口渴、便秘,或伴腹痛,或有发热,舌红,苔黄,脉数。治疗原则:清热解毒,凉血止血。方用犀角地黄汤加减。

(2)气不摄血:症见皮肤、黏膜瘀斑瘀点反复出现,颜色暗淡,发病缓慢,病程迁延,常有鼻衄、齿衄、面色萎黄或苍白无华,神疲乏力,食欲减退,大便溏泄,头晕心慌,舌淡苔薄,脉细无力。治疗原则:健脾养心,益气摄血。方用归脾汤加减。

(3)阴虚火旺:症见皮肤黏膜散在瘀点瘀斑,下肢尤甚,时发时止,血色鲜红,伴齿衄、鼻衄或尿血,低热盗汗,手足心热,心烦少寐,大便干燥,小便黄赤,舌光红,苔少,脉细数。治疗原则:滋阴降火,凉血止血。方用大补阴丸加减。

(4)气滞血瘀:症见病程缠绵,出血反复不止,皮肤紫癜色暗,面色晦暗,舌暗红或紫或边有紫斑,苔薄白,脉细涩。治疗原则:活血化瘀,理气止血。方用桃仁汤加减。

2. 中医其他疗法

(1)中成药

①乌鸡白凤丸:剂量根据年龄而定,每日 2 次。用于气不摄血证及阴虚火旺证。

②宁血糖浆:每次 5~10ml,每日 3 次。用于气不摄

血证。

③血康口服液:每次 5～10ml,每日 3 次。用于血热妄行证。

④云南白药:每次 0.5～1g,每日 2～3 次,用于紫癜伴鼻衄、齿衄、便血。

(2)单方验方

①水牛角片 30～50g,煎汤代茶饮,每日 1 剂,用于血热妄行证。

②羊蹄根 9～15g,水煎服,每日 3 次。

③花生衣 5g,大枣 20g,水煎服,用于气不摄血证。

(3)针灸疗法

①取穴八髎、腰阳关。艾炷隔姜灸。每穴灸 45 分钟,每日 1 次。用于气不摄血证。

②先针膈俞、脾俞,呈 45°向脊柱方向斜刺,快速进针,捻转提插,得气后留针 5 分钟,继针血海、三阴交,直刺得气后留针 30 分钟。每日 1 次,半个月为 1 个疗程。用于气不摄血证和阴虚火旺证。

(4)中药外治法:栀子末少许塞两侧鼻孔,用于血热妄行症见鼻出血者。

(二)西医治疗

治疗方法

(1)一般疗法

①急性期出血较重或血小板过低时应限制活动,卧床休息,避免外伤,注意控制感染,局部止血等。

②避免应用阿司匹林等具有抑制血小板功能的药物。

(2)肾上腺皮质激素:肾上腺皮质激素可以减少血小板

的破坏和降低毛细血管通透性。

急性期：①对于皮肤出血点不多，出血不是很明显，血小板＜$3.0×10^9$/L 的患者，一般采用泼尼松 $1.5～2$mg/（kg·d），分 3 次服用。视病情逐渐减量，疗程 $3～4$ 周。

②严重出血（如消化道出血、鼻出血）或皮肤散在出血点，但血小板＜$(10～15)×10^9$/L 的初始治疗患者，宜采用冲击疗法地塞米松 $0.5～2$mg/（kg·d）静脉滴注，连续 $3～7$ 天或甲基泼尼龙 $20～40$mg/（kg·d）连续静脉滴注 3 天后改泼尼松口服，待出血减轻、血小板上升后减量逐渐停药，疗程一般不超过 4 周。慢性期：口服泼尼松，每日 $1～2$mg/kg，出血减轻后减量，最后减至维持量 0.25mg/kg，隔日服 1 次，治疗 2 个月。血小板平稳上升至安全水平（$50×10^9$/L）后，可停药。

（3）丙种球蛋白：大剂量静滴丙种球蛋白可以通过封闭巨噬细胞 Fe 受体避免血小板被巨噬细胞破坏，并可抑制自身免疫反应，使血小板抗体减少。适用于以下几种情况。

①危重型 ITP 患病儿童。

②皮质激素治疗临床疗效无效患病儿童，行外科、拔牙手术患病儿童。

③不适用皮质激素治疗患病儿童，如溃疡病、高血压、糖尿病等。常用剂量为每次 0.4g/kg，每日 1 次，静脉滴注，连用 5 天；或每次 1g/kg，每日 1 次，连用 2 天，以后每 $3～4$ 周 1 次。

（4）三洗血小板和红细胞输注：血小板输注并不能提高血小板计数，因输注的血小板同自身血小板一样被迅速破坏，故一般不主张输血小板。只有患者有严重出血，如颅内出血或急性内脏大出血时才输注血小板,并需要同时予以大剂量肾上腺皮质激素,减少血小板破坏。因出血而致贫血时,可输注浓缩红细胞。

(5)抗 Rh-D 抗体:抗 Rh-D 免疫球蛋白的作用机制尚未完全明确,主要作用是封闭网状内皮细胞的 Fc 受体,从而干扰血小板的破坏,起效较肾上腺皮质激素和大剂量丙种球蛋白治疗慢,但持续时间长,适用于 Rh-D(+)的难治病例,对多数患者有效,常用剂量为 $25\sim50\mu g/kg$,静脉注射,连用5天为1个疗程。因 CITP 患儿有部分可自行缓解,在起病1年内使用 Rh-D 免疫球蛋白有可能避免脾切除。主要不良反应包括一过性的发热、头痛及轻度溶血和 Combs 试验阳性。

(6)免疫抑制药:激素治疗无效或依赖大剂量激素维持者可使用。

①长春新碱 0.05mg/kg 静脉滴注,每周1次,连用 $4\sim6$ 周为1个疗程。

②环磷酰胺 $2\sim3mg/(kg\cdot d)$ 口服或 $300\sim600mg/m^2$ 静滴,每周1次,多在 $2\sim6$ 周即有效,如 $6\sim8$ 周无效则可停药,有效者可继用 $4\sim6$ 周。

③硫唑嘌呤 $1\sim3mg/(kg\cdot d)$,一般1个月后方可显效。

④环孢素 $3\sim5mg/(kg\cdot d)$,分 $2\sim3$ 次口服,一般与糖皮质激素合用,使用时根据血药浓度调整剂量,治疗有效时,环孢素可逐渐减量,全疗程 $3\sim6$ 个月。应用此类药物时,需注意定期复查血常规和肝肾功能。

(7)其他

①达那唑：一种合成的雄性激素，剂量为每日 10～15mg/kg，分 3 次口服，连用 2～4 个月。

②干扰素：剂量为每只 5 万～10 万 U/kg，皮下注射，每周 3 次，连用 3 个月。

(8)血浆置换：适用于慢性型 ITP 急性发作或药物治疗无效者，血浆置换量 3L/d，持续 3～5 天。

(9)干细胞移植：对于常规治疗无效，仍有严重血小板减少的 ITP 患者，目前国外正在尝试自体干细胞移植的方法，有获得成功的个案报道，但目前多数疗效不佳。

(10)脾切除

①经以上正规治疗，仍有危及生命的严重出血或急需外科手术者。

②病程＞1 年，年龄＞6 岁，血小板持续＜50×10^9/L（尤其＜20×10^9/L），有较严重出血，药物治疗无效或依赖大剂量皮质激素维持，骨髓巨核细胞增多者。

③病程＞8 年，血小板持续＜30×10^9/L，有活动出血，年龄＞10 岁，药物治疗无效。10 岁以内发病的患儿。其 5 年自然缓解机会较大，一般不推荐脾切除。脾切除术前需注意做骨髓检查，巨核细胞减少者不宜做脾切除术前血小板抗体增高者，手术效果不佳。脾切除术仍作为 CITP 患者的最后治疗方案。

三、临床心得

血小板减少性紫癜的治疗，中医重在辨证论治。根据临床多年经验，此病虚多实少。本病初起，可与外邪有关。比如，外感温热时邪，迫血妄行。但更多的病例显示为内伤,表现为阴虚内热,热灼血络。故其治则,育阴在先,清热凉血在后。临床若见到患儿经常外感,而时有表证,则应使用清热解毒药。此类药物亦可使血小板增加。本病中后期的治疗,宜调理血络,育阴养血,还应滋补肝肾。因为肝主藏血,肾藏精,精生髓,血充足与否,直接关系到本病证情的变化。

在用药方面,益气药可用生黄芪、山药、党参;养血药可用黄精、鸡血藤;固摄可用牡蛎;散血用苏木;化瘀用丹参、红花、赤芍、汉三七;温化可用桂枝,也可用少许当归,因为当归辛窜,走而不守。若见青瘀大片,可用桂枝配生地黄。温经通络时,配以阴柔之品,则防桂枝之热。此药对配伍中,桂枝温养经络,生地黄凉血育阴,适用于面色晦暗,皮肤色黄,体虚发胖之小儿。偏血热者,可用紫草、茜草、青黛。在应用清热凉血药时,不宜过用寒凉,否则易伤脾胃。脾胃为后天之本,气血生化之源,脾胃受损,不仅对治疗不利,还可致腹痛、便溏。同时还应忌食生冷食品。对温热药亦不可过用。临床观察,紫癜常常此起彼伏,时有热蕴其中,血得温则行,得辛则散。过用温药则促进血行外溢而加重紫斑,故治疗本病的要点在于"凉而不凝、温而不热"。

人之一身,皆气血之所循行,气非血不和,血非气不运,故气主煦之,血主濡之,气与血无处不有,毛窍之内,即有终脉之血,络脉空隙,血从气溢,离其常道则发斑。其本在血,其标为斑,应以治其气血为根基,以调其络脉为法,以清化固摄而为治,既非破化其血,又非寒涩堵止,顺其生化而善养之。

血小板减少性紫癜患者因其免疫功能低下,而易于反复感冒,一般说来,感冒后应先治其表,后治其里,当先服清表疏化之剂,而暂不治本,但治疗外感病所用之清热解毒药,如金银花、连翘之类药品,大多有增强免疫功能方面的作用。有些病则经用此等药物后而血小板升高,紫癜消退,长期反复运用亦有痊愈者,即或未愈,但多病情稳定,很少有大出血的征象。

紫斑出现的多或少,轻重缓急,一般以两胫及踝部多见,四肢及躯干较少,再重者由胫上至膝臀,严重者布满全身,甚而兼见鼻衄、齿衄,或咯血。此时应留意其内出血,如腹中疼痛,大便褐色。若出现头痛、呕吐,眼花或视一为二,眼球活动不灵敏,或外展受限,内斜视较重,甚为抽风、昏迷、肢体不灵等颅脑出血征象,应予急救。亦可暂服云南白药,或第一灵丹等止血之剂。若紫斑的出现,星星点点,散在不多,但亦不止,此时应加强益气养血,以助其升值。如紫斑已不出现,而血小板计数仍未上升,应减用清热凉血清斑之品。如仍有虚热之象,尚可清补两施,选用生黄芪、黄精、山药等益气育阴,加用金银花、玄参、牡丹皮等,清虚热而又增强免疫功能。

若患儿血小板数在 1 万以内长期不增殖者,较为难治,但坚持治疗亦可使其缓慢升值,此时若经常感冒、感染或活动过量,对血小板会有所影响,大多属于自身功能调整阶段,待其正气逐渐恢复,气血阴阳协调后即向好的方面进展,此时宜耐心调理脾胃,补养气血,防止感冒。待血小板增殖至 5 万时,则病情虽然摇摆不定,但将有突破性进展;能增殖 5 万以上,则在短时期内可向正常值迈进。

紫癜出现的多少与病情的好恶,有一定的联系,因此要十分注意紫斑出量多少,病情是否反复。从临床实际来看引起的原因,多因重复感受外邪,病毒的侵袭,使本来就低下的免疫功能更趋于下降。再有因活动量较平时大,过于疲劳,如爬山、远行、游泳、滑冰,甚至洗澡时间过久,出汗过多,卫外失固,血络受伤,或因高热,内郁之热冲击营血,血因火动。此当根据不同情况,而采取相应的治疗措施。

　　血小板减少性紫癜除用一般益气养血之药,更应调养肝、脾、肾三脏,因肝藏血。脾生血,肾为先天之本,尤其对血小板久不升值的,更应助肾气以增元根之气(服用泼尼松者,或正在减量时需要),用菟丝子、枸杞子、女贞子补肝阴,助肾阳,用补骨脂、仙灵脾、仙茅、巴戟肉补肾阳。肾为人体阴阳精血之源,主骨生髓,填精补髓,对增加免疫功能、再生血液具有重要的作用。

附:过敏性紫癜中医证治

　　过敏性紫癜属毛细血管对某种物质过敏而引起的变态反应,其血管壁通透性增强,使血渗出及水肿,可累及皮肤黏膜、消化道、关节和肾,因而临床可见紫斑。有些病例其斑可高于皮肤,或并见荨麻疹,或有痛痒感,而不同于血小板减少性紫癜,平于皮肤。其斑多现于两胫,严重时及于臀或全身,甚而出现疱疹,可伴有腹部疼痛,四肢关节肿痛发热。并可引起肾炎(紫癜性肾炎)之蛋白尿、血尿。

　　本病引起的原因很多,如细菌、病毒、虫证、药物等。化验时血小板计数,出、凝血时间均正常,毛细血管脆性试验阳性,血块回缩试验及骨髓化验均在正常值范围。中医学文献所载:本病当属于发斑,或肌衄、衄血的范畴。

其病因大多与饮食和居住环境有关，或为敏感体质。从临床辨治来看，多因于内蕴湿热，外受风袭。或由于多食肥甘鱼腥，兼食生冷杂物过量，饮食积蓄肠胃，致使肠胃蕴湿化热，再遇风寒湿浊，以致脾胃中气失和，升降机能受阻，不得升清降浊，营卫表里失调，血络肌表失于致密。或感染时疫毒邪，内侵血络，外发紫斑。

正如在《医宗金鉴·外科》中所提：葡萄疫，此证多因婴儿感受疫疠之气，郁于皮肤凝结而成，大小青紫斑点，色状如葡萄，发于偏身，唯腿胫居多，其则毒邪攻胃，以致牙龈腐烂臭味出血，形成牙疳，而青紫斑点其色反淡，久则令人虚赢。或兼见蓓蕾片状如云，或见丘疹水疱、脓疱，多作痛痒，并常见腹痛、四肢关节肿痛。巢元方认为此"斑毒之病"，系由热毒蕴积于胃，蒸发于肌肉。因之本病当由内外合邪所致成。

本病既有风湿，又有血热，风湿伤于营卫，腠理失固，邪即深入营血。治法宜祛风化湿，清热解毒。病之初起，多邪实而正不虚，总以除邪为主，不必扶正。中后期当以健脾化湿，佐以扶正之药，如生薏仁之类，或育阴益肾，兼予凉血，而化瘀通络消斑亦不可少。

其要点在于祛湿热之毒，一般化湿则力较逊，兼疏解风邪，如防风、蝉蜕；祛风达络如防己、秦艽、威灵仙；祛风湿如地肤子、蛇床子、白鲜皮之类；清热如黄柏、龙胆草、连翘、败酱草、苦参、槐米等味；宣表疏风，凉血利湿，如紫背浮萍、凌霄花、紫草、泽兰叶、赤芍、青黛、牡丹皮等凉血化湿之药；湿邪较重者可加健脾除湿之药，如土茯苓、生薏苡仁、苍术等可以选用。柴胡可疏达肌表，白薇可凉营清热，乌梅、地龙、五味子可化湿脱敏，尤其对兼见蓓蕾、丘疹高凸者，当收敛而不可再行发散者用之更佳。

临床心得：过敏性紫癜，临床以实证多见，若病久不愈，也可见到虚证或虚实夹杂之证。小儿为阳盛之体，易实易热，外感时邪，多化火热。但火热之邪，易聚易散，很少久聚。紫癜之为病，常分批出现，缠绵难愈，说明其中必夹湿邪。湿邪黏腻缠绵，攻之不可，散之不去，是为难祛之邪。当今小儿娇生惯养，营养过剩，饮食不节，其脾胃多有损伤，运化失职，以致脾湿不运，贮蕴中焦。火热邪气，内传脾胃，与湿相聚，交炽为病。湿热合邪致病，治疗颇难：清热之品多苦寒，易伤脾胃，更助湿邪；燥湿之药多辛热，又助火热为疟，故临床每遇湿热之疾，多以清热、祛湿两法并用，或有所偏重。用药时，祛湿少用辛热，清热少用苦寒，或有所佐制。非独以清热解毒而能奏效也。

本病其初发之时，多表现为风热型。证情较重时，常为湿、热、毒合邪为病，临床可见偏热型，亦可见偏湿型。每位患者之证型，很少从始至终皆为一证，亦很少只用一法。故临证治疗时，宜细审其证，观其所变，随证而治，方可每治每验。

第四节　血小板功能低下症与血小板增多症

一、血小板功能低下症的中医证治

血小板功能低下的患儿，具有常见出血征象，出血时间延长，而血小板计数正常的特点。血小板在人体止血的过程中和血栓形成等方面,有着非常重要的作用,如维护血管壁的完整(修补损坏)、机体的免疫反应、炎症反应等。主要是血小板不能形成伪足,凝聚性差,止血栓子形成不良,故常见出血征象。显微镜下检查多见小充盈饱满而瘪的、异常的血小板。

本病病因除血脉脆弱之外,更因其营气不足,血弱而气馁。从机理而论,当属阴(营)在内,阳(气)为之守,阳(气)在外,阴(血)为之使。由于营虚血弱加之气馁而失于统摄,更得之于先天精血不足,后天脾胃的失养,尤以脾胃的虚弱,血气不充盛,血脉的脆弱,气血失于固摄,致使血小板功能低下。

本病所出之斑色,大多淡红或暗红,或青瘀大片等,呈现虚不摄血之象,除鼻衄或咯血其色鲜红,为热迫血行,而暂用凉血之剂外,医治本病选用清热凉血之药较少,而用益气健脾养胃之品为多,益气药如生黄芪、白人参或红参。气足方能摄血,减少出血及紫斑。健脾养胃药如山药、莲子肉等味,由于服药时间较久,恐其影响脾胃的消化功能,尤其服用阿胶之类滋腻而易于呆胃的药,应加用醒脾胃助运化的药品,如鸡内金、砂仁、陈皮、炒谷芽等。如必要时须养血,虽可用当归,即或有些热象,亦可配伍生地黄而用,阴柔可以制当归之辛窜,行守相得,而又不致耗血动血。

主症:鼻衄,血量多而时间较长,或不易止血,或咯血。身出紫斑,色淡紫暗红,或青瘀大片,饮食较差,消瘦,易于感冒。舌质淡暗红、苔薄白,脉沉细弱。

血小板计数正常,束臂试验阳性。

辨证:气血不足,脾虚胃弱。

治法：补气养血，健脾养胃。

加减：自汗者，酌加黄芪、防风、牡蛎以益气敛汗；无食欲者，可加生麦芽、生谷芽、生稻芽以生发胃气；便溏者，宜加苍术、炒薏苡仁、炒白扁豆等。

二、血小板增多症的中医证治

本病血小板计数增多，由于血小板的凝集增多，从而影响凝血活力生成功能，因之同样有出血的倾向。多见于急性溶血、脾切除、骨折、脾萎缩等，可造成血管内血栓形成，导致较严重的后果。本病属中医学"血证"范畴。

原发性血小板增多症，属于少见的病种，病始因素尚不明确，是骨髓巨核细胞增生为主的骨髓增殖性疾病，亦属于血小板功能不全。

中医学认为，肝藏血，肾主骨髓，本病与肝、肾的关系较为密切。由于阴虚而火热内炽，燥热动血，津液及阴分受伤，或因于气滞血瘀，血脉阻滞而导致本病的发生。

本病临床表现轻重不一，轻者头晕乏力，重者可见出血，如鼻衄、血尿等症，或少量或部分密集血斑，并多伴见血热或燥热之象。治法当采用清热凉血、润燥化瘀，病久者，当以滋肝养肾、理气化瘀为原则。因其血液黏稠度增高，总以行气活血化瘀为治疗大法。西医多用马利兰（白消安）、环磷酰胺、潘生丁（双嘧达莫）、阿司匹林、吲哚美辛等，或置换血浆、脾切除等疗法，或以抗凝血药治之。

主症：鼻衄时见，每月数次，或衄血次数少但量多不易止，时或烦急不安，尿黄量少，舌红少苔而干，脉细数。血小板高于正常值。

辨证:燥热动血,气滞血瘀。

治法:清热润燥,凉血化瘀。

小结:本病血小板增多,血液黏稠,早期常伴有燥热之证,所以,治疗可在清热凉血之中,佐以化瘀,如红花、赤芍,但除血小板过高者外,用量不宜过大,对于确有实热的情况下,可以采用苦寒直折泻热之品,如炒栀子之类,但应适可而止。栀子炭则清中有止,更为适宜。

后期总以理气活血化瘀为原则。从药理实验得知,理气活血化瘀的药物,不仅可以改善微循环,还能降低血管的通透性,同时对纤维组织有不同程度的软化与吸收作用。活血化瘀还能通过改善血小板凝集作用而改善机体的血流状态。常用活血药有丹参、当归、桃仁、红花等。凉血药如鲜茅根、细生地黄、牡丹皮等,对脾虚胃弱便溏者慎用。清热生阴药用天花粉、生白芍、北沙参、麦冬等。止血药用大小蓟、生侧柏、藕节等。活血破气药可用三棱、莪术等,重者可用破血凉血之水蛭汤,疏肝治血之消癥化瘀汤等。本病不同于血小板减少症的治法,对于温补药较为少用,因补气则有助火化燥之嫌,补血有壅之弊。

第五节　血友病

血友病为先天性凝血功能障碍,凝血因子不足,即第8因子(Ⅷ)缺乏,血浆凝血因子异常的一种出血性疾病,临床表现为出血多种多样,皮肤黏膜可见瘀点、瘀斑,消化道和泌尿道出血,关节、肌肉、内脏,甚或颅内出血。最常受累的部位是膝、踝、髋、肩、肘、腕等关节处,其瘀血肿痛时间较长,活动受限,可延续数小时,甚或持续数周。血液检查:凝血时间延长。出血量少而持久,呈渗漏性出血。

其骨髓检查可见白细胞、红细胞轻度增生,巨核细胞多为正常。尚可有抗第Ⅷ因子存在。

患血友病的小儿,自己多不知其病之害,常因嬉戏玩耍,活动量大而过劳,或碰撞硬物致使皮下软组织间渗出,瘀凝阻滞,因此四肢关节,腕踝肿痛,红紫青斑,影响肢体活动甚而因疼痛彻夜不眠,亦可因痛而不欲进食,面色憔悴,精神萎弱,呻吟叹息,出血严重时,可见内脏出血,或尿血便血,脘腹疼痛,剧时可引起颅内出血、昏迷、惊厥、肢体偏废、活动受限,轻者也可见头痛呕吐,或视力障碍,肢体麻木。

本病多因先天血脉脆弱,脏腑气血失固,气弱不能摄血所致。《素问·生气通天论》中提出:骨髓坚固,气血皆从。说明肾髓充盛则气血顺从经脉而运行,失固则妄行。肾主一身之气,气行则血行,气虚则血滞,气失统摄,血脉脆弱,故见诸多之出血表现。

血友病属血证,多因先天肾气不足,血脉脆弱,脏腑气血失固,后天脾虚,统摄失职所致。骨髓充盛则气血运行正常,气血失固则血流妄行,溢于皮下为瘀为斑,出鼻窍为鼻衄,走下窍则便血尿血。因此治疗本病宜益气固摄,养血止血。中药可选用生黄芪益气固表,党参或生晒参大补元气。络脉空隙,气必游行作痛,且血以气而溢,故予益气类用之。养血如生白芍、当归等用量宜大,便溏者不宜多用,或加健脾益气之山药。固摄用生牡蛎软坚固摄,化瘀消肿,或加用诃子、乌梅等固涩收敛之药。化瘀养血可用鸡血藤、木瓜或花蕊石等药,化瘀而行瘀,木瓜、鸡血藤还可荣养血脉并敛血通脉。汉三七亦有养血行瘀的功效,是虚可补养,瘀可行化双向治疗的佳品。云南白药其行瘀之力较强,且可止血,具有消肿止痛的功用。对瘀肿,常用清化达络之忍冬藤、忍冬花,尤其是局部灼热红肿者,用之更佳。瘀肿在上肢加用桑枝,在下肢则加用桑寄生、川牛膝以通经达络行气,苏木有很强的行瘀止痛的功用。肿甚可加用制乳香、没药,但用量宜小,一般在 1.5～3g,多用则碍胃而引发呕吐。忍冬花与生黄芪合用,可益气消肿。止血药一般应配合活血养血药一起应用,如川芎温通可以行瘀,但须配以柔药如生地黄、熟地黄,或阿胶珠养血,止血较为稳妥。单纯止血用仙鹤草,鹿衔草量可略大,茜草、坤草量不可多。一味丹参胜四物,小剂量丹参可养中有化,大剂量则可破血。肿瘀日久不能消散者,可在养血活血药中,加用助肾阳之仙灵脾,以资生化运行气血。尤其是停用激素时应加服温补肾阳的药物。消肿止痛是在养血的基础上,略加活血,以养血为主,化瘀为辅,要知益气可止痛,气壮能制痛,气微则痛剧,因气行舒畅则血滞得行、疼痛得止,以通则不痛故也。此非用破血而是治气以行血是也。

第六节　白血病

　　小儿白血病临床分为急性、慢性两类。中医学对本病虽没有系统的论述,但有类似白血病症状的描述和治疗。白血病后期多发展成劳损之证,有人称之为"温劳"或"温毒热疫"。从病程上来看,患儿大多数是急性发病,迅速衰败,进而消瘦失荣,甚至死亡,病程短达三四个月至 1 年。因此又有"急痨""百日痨""童子痨"之称。或见有全身颈腋淋巴肿核受累,而又有"瘰疬""痰核流注""流火"之称。或见其肝脾大,腹胀,青筋暴露,面黄消瘦失荣,而近似"疳积"。或见其低热,自汗,气短乏力,舌红少苔等症,又以"骨蒸劳热""阴虚里热"称之。总之,历代各家都对本病有所认识,但又都是从本病某一发展阶段,或某一主证而提出论点和治则的;缺乏对本病理论上和治疗上的系统阐述。因此,对白血病病因、病机及临床辨证分型的治疗观察,仍然是我们要继续解决的问题。

本病的病因为毒热疫疠之邪所致成,其中夹有热毒与湿毒,而"急粒"偏于热盛,"急淋"偏于湿重。热、湿、毒、疠损伤人之正气最速,证象变化多,非一般寒暑风湿之邪所能致成,必为"疠毒"之邪侵及气血,滞塞肠胃,壅阻经络,注于膜原,深入髓膂。

急淋、急粒是白血病在临床上常见的两个类型,从中医辨证的角度来看,两种类型中间既存在着相同点,又存在着不同点。相同点是:在发病的初期都有发热,面色苍白,身倦乏力,精神不振,气短自汗,或急性出血发斑,身痛肢麻,咽肿烂喉等毒深邪重,气阴不足,正不胜邪之象。不同点是:急粒多呈热象,如高热,出血发斑,舌红,脉大数等热毒动血之证。而急淋多呈现夹湿伤脾的征象,如面黄,腹胀,舌体胖,苔腻或有齿痕,脉多滑大数。

本病的治疗不外扶正与祛邪。邪气盛时多以祛邪为主,或扶正与祛邪并施,后期邪衰正弱自当以扶正为主。

治疗心得:急性淋巴细胞性白血病在病程中损伤中焦脾胃的症状较为突出,除面黄、腹胀外,还有黄疸、痢疾、咳痰等湿热壅滞之兼证。急性粒细胞性白血病多损伤下焦肾元，表现为气阴不足，所以常见出血、紫斑、面色苍白、心悸、气短、自汗等证。因此本病须注意调护脾胃，固护肾元，益气养阴尤为重要。

　　白血病用中药治疗，除以上辨证治疗外，往往根据病情变化做以下加减：毒热疫疠过盛酌加露蜂房、白花蛇舌草、半边莲、蚕沙、芦荟、胡黄连、龙胆草、蒲公英、紫花地丁、槐花、生栀子、败酱草、青黛、全蝎、马鞭草等。身出紫斑可加紫草、茜草、地榆、板蓝根、水牛角。出血可选用鲜茅根、鲜生地、细生地、汉三七、灶心土、荷叶炭、大小蓟、卷柏、瓦松、藕节。淋巴结肿大可加夏枯草、山甲珠、山慈菇、土贝母。身痛可加地龙、苏木、秦艽、干葛根、金银花藤。腹痛可加松香、乳香、没药、香附、延胡索、玉枢丹等。便溏可加生薏苡仁、白豆蔻、黄连、茯苓、草果。腹胀宜加大腹皮、三棱、莪术、紫苏梗等。中成药可用梅花点舌丹、六神丸、西黄丸、人工牛黄等。

　　临床观察：白血病患儿面色有时呈现青褐色，舌呈青蓝色，可能与中医理论的肝肾有关。青蓝为肝本脏之色，疫疠热毒损伤肝经，其本脏色现。面褐青与肾元受损有密切的联系。舌质紫暗多为瘀滞结热。所以从面色、舌质方面来看，毒热多损伤脾、肝、肾三脏。脾为生血之源，肝藏血，肾主骨生髓，因此在祛邪的基础上，需要维护气阴及肾之元气，以免正气耗伤，毒邪深入肾髓。

（杨红新　王　倩）

第7章 泌尿系统疾病

第一节 遗 尿

小儿遗尿,又可称为尿床,是指3岁以上的小儿在睡中小便自遗,醒后方觉的一种病证。本病为功能性疾病,由大脑皮质及皮质下中枢的功能失调所致。本病亦有一定的遗传因素。中医学认为,本病与肺、肾、膀胱的功能失调有关,故临床分为肺脾气虚、脾肾阳虚、膀胱湿热三型。

一、诊断要点

应除外生理性尿床,如婴幼儿对排尿控制能力差而出现遗尿,学龄儿童因白日游戏过度,精神疲劳,或睡前多饮偶尔发生遗尿,皆为生理现象。部分患儿腰骶部正位X线片提示有脊柱隐裂。此外要注意与以下疾病相鉴别。

1. 尿失禁 尿液自遗而不分寐寤,不论昼夜,出而不禁,多为先天发育不全或脑病后遗症患儿。

2. 尿频(神经性尿频) 其特点是白天尿频,量不多,入睡后不尿床,尿常规检查正常。

3. 热淋(尿路感染) 常伴有尿频、尿急和排尿痛等尿路刺激症状,小便常规检查有白细胞增多或脓细胞。

二、治疗

遗尿的辨证重在辨清虚实寒热。遗尿日久,小便清长,量多次频,兼见形寒肢冷、面白神疲、乏力自汗者多为虚寒;遗尿初起,尿黄短涩,量少灼热,形体壮实,睡眠不宁,多为实热。本病以固涩止遗为治疗总则。

1.辨证论治

(1)肝经湿热

[证候] 睡中遗尿,小便黄而少,性情急躁,夜梦纷纭,或夜间龄齿,手足心热,面赤唇红,口渴多饮,甚或目睛红赤,舌红苔黄腻,脉滑数。

[辨证] 本证为湿热内蕴,郁于肝经,下迫膀胱所致。临床以尿少而黄,夜间龄齿,性情急躁,目睛红赤为特征。

[治法] 清热利湿,缓急止遗。

[方药] 龙胆泻肝汤加减。若夜卧不宁,龄齿梦呓显著者,加黄连、连翘、茯神,清心安神;若久病不愈,耗伤阴液,肝肾亏损,而见消瘦、低热、盗汗、舌红脉细数,用知柏地黄丸滋阴降火。

(2)下元虚寒

[证候] 睡中遗尿,醒后方觉,每晚 1 次以上,小便清长,面白虚浮,腰膝酸软,形寒肢冷,智力可较同龄儿稍差,舌淡,苔白,脉沉迟无力。

[辨证] 本证多由下元虚寒,膀胱失约所致。临床以遗尿日久,次数较多,伴见形寒肢冷、智力较差为特征。

[治法] 温补肾阳,固涩止遗。

[方药] 菟丝子散加减。方中附子性热,不宜久服。

补骨脂为治遗尿之要药,可作单方应用。

（3）心肾不交

［证候］ 梦中遗尿,寐不安宁,易哭易惊,白天多动少静,记忆力差,或五心烦热,形体较瘦,舌红少苔,脉沉细而数。

［辨证］ 本证由为心肾不交,心火偏亢,肾阴不足,膀胱失约所致。临床以梦中遗尿,易哭易惊,白天多动少静,舌红少苔为特征。

［治法］ 清心滋肾,安神固脬。

［方药］ 交泰丸合导赤散加减。嗜寐难醒者加菖蒲、远志。若系阴阳失调而梦中遗尿者,可用桂枝加龙骨牡蛎汤调和阴阳。

（4）肺脾气虚

［证候］ 睡中遗尿,白天尿频,面白无华,神疲乏力,少气懒言,食欲不振,大便溏薄,自汗出,易感冒,舌淡,苔薄白,脉缓弱。

［辨证］ 本证多因病后失调,肺脾气虚,上虚不能制下所致。临床以睡中遗尿,白天尿频,伴少气乏力,自汗出,易感冒等肺脾气虚之证为特征。

［治法］ 健脾补肺,固摄止遗。

［方药］ 补中益气汤合缩泉丸加减。可加入炙麻黄,加强其宣发温煦之功,肺气得宣,膀胱得固,则遗尿可止。

2. 中成药

（1）缩泉丸:用于下元虚寒之轻症。每次 3～6g,每日 3 次口服。

（2）补中益气丸:用于肺脾气虚证,每次 1/2 丸,每日

2～3 次口服。

3. 针灸疗法

(1)体针:取穴肾俞、膀胱俞、关元、中极、三阴交,针后加灸,每日 1 次。睡眠较深者,加神门、心俞。

(2)耳针及耳穴贴压法:主穴选遗尿点(在肾点与内分泌点之间,食道点的下方)。配穴选肾点、皮质下、膀胱、三焦、心、神门针刺或王不留行子贴之,隔日两耳交替,10 次为 1 个疗程。

(3)手针:针刺夜尿点(在掌面小指第 2 指关节横纹中点处),每次留针 15 分钟。

4. 推拿疗法　揉丹田,摩腹,揉龟尾,补脾经,补肾经,推三关,按百会。较大儿童可用擦法,横擦肾俞、八髎,以热为度,每日 1 次。

5. 中药外治法

(1)覆盆子、金樱子、菟丝子、五味子、仙茅、补骨脂、山茱萸、桑螵蛸各 60g,丁香、肉桂各 30g,研末装瓶备用。每次 1g,填入脐中,滴 1～2 滴白酒后,外用暖脐膏固定,3 天换药 1 次。

(2)五倍子、何首乌各 3g 研末,用醋调敷于脐部,外用纱布覆盖,每晚 1 次,连用 3～5 次。

6. 膀胱功能训练　一般儿童的膀胱可容纳 300ml 左右的尿液,白天应鼓励患儿多饮水,膀胱储尿达 350ml 以上时,再让患儿分次排尿以训练膀胱括约肌功能,达到自主控制排尿的目的。此法适用于夜间多次尿床的患儿。

三、临床心得

遗尿一证,在中医学文献中早有论述,如《灵枢·九针》

中云:"膀胱不约为遗溺。"《黄帝内经》中的论述具有言简意赅的特点,本句论述实际包含两层意思,一指排尿不能自控而遗尿之症;一指小儿睡中遗尿,醒后方觉的病证。后人进一步发展成《黄帝内经》的理论,巢元方在《诸病源候论》中,把睡中不觉尿出单列一病,指出:"夫人有于睡眠不觉尿出者,是其禀质阴气偏盛,阳气偏虚,则肾与膀胱俱冷,不能温制于水,则小便多,或不禁而遗尿。"今人多遵从此说。

中医学认为,尿液的生成与排泄,与气化、水道和膀胱有关。五脏中肺为水之上源,脾在中焦,主运化水湿,肾为水之下源,三脏之气盛衰与否,直接影响尿的排泄是否正常。遗尿的发生,与上述因素有关,但总以肺、脾、肾三脏之气虚阳虚,不能通调水道,致膀胱不能约束尿液而遗。临床观察表明,内蕴热邪或外感热邪,与脾湿相合,湿热下注膀胱,或感染蛲虫,内扰膀胱,也可导致小儿遗尿的发生,此类情况临床时有发生,故列为一型。无论何型遗尿,均与膀胱有关。肺、脾、肾、肝等脏气异常皆可致膀胱不约束,才发生遗尿。因此膀胱为本病之病位,也是本病的重要器官,正如《黄帝内经》所云:"膀胱不约为遗溺。"

本病有虚有实,临床观察以虚证为多,湿热下注型患者,虽不少见,但在遗尿患者中,所占比例尚小,并因其本多为虚证。只是临证表现为标实而已,治疗时,待其湿热一去,仍需健脾固本,此为"正气存内,邪不可干"之意。

遗尿一症,多为脏腑功能障碍,此类患者一般见效快,疗效好。若遗尿为器质性病变所致,则仅靠服中药效果较差,如骶椎隐性裂,或脊柱裂,大脑发育不全,以及膀胱容积过小畸形等,其中骶椎隐性裂患儿引起的遗尿证较多见,临床对服药效果不好者,应予拍腹部 X 线片等检查以鉴别。

总之,本病中医责之肺、脾、肾三脏之虚及湿热下注膀胱,治疗当固本止遗,或先治其标,再治其本,并注意鉴别诊断,辨证治疗,常获上效。

第二节　急性肾小球肾炎

肾炎是西医病名,多指肾小球肾炎,属中医学"水肿""血尿"范畴。《金匮要略》提出:病有风水、皮水、正石水。又按脏腑分为心、肝、脾、肺、肾等水气病的证候,而且还提到水肿病与血分、气分的关系,从病的虚实寒热方面,分为阴水与阳水。

一、诊断要点及鉴别诊断

(一)诊断要点

根据有前期链球菌感染史,急性起病,具备血尿、蛋白尿、水肿及高血压等特点,急性期血清 ASO 滴度升高,C_3 浓度暂时性降低,均可临床诊断为急性肾炎。

(二)临床表现

急性肾炎临床表现轻重悬殊,轻者全无临床症状仅发现镜下血尿,重者可呈急进性过程,短期内出现肾功能不全。

1. 前驱感染　发病前 1～3 周有上呼吸道或皮肤等前驱感染,经 1～3 周无症状的间歇期而急性起病。

2. 典型表现　急性期常有全身不适、乏力、食欲不振、发热、头痛、头晕、咳嗽、气急、恶心、呕吐、腹痛及鼻出血等症状。肾炎主要表现为水肿、血尿、蛋白尿和高血压。

（1）水肿：70％的病例有水肿，一般仅累及眼睑及颜面部，重者2～3天遍及全身，呈非凹陷性。1周后常随着尿量的增多而水肿消退。

（2）血尿：50％～70％患者有肉眼血尿，持续1～2周即转显微镜下血尿。镜下血尿常持续1～3个月，少数病例可迁延半年或更久。

（3）蛋白尿：程度不等，有20％可达肾病水平。蛋白尿患者病理上常呈严重的系膜增生。

（4）高血压：30％～80％病例早期可有血压升高，1～2周后随尿量增多血压可逐渐下降，少数可迁延1～2个月。

（5）尿量减少：水肿时尿量减少，肉眼血尿严重者可伴有排尿困难。

3. **严重表现**　少数患儿在疾病早期（2周之内）可出现下列严重症状。

（1）严重循环充血：常发生在起病1周内，由于水、钠潴留，血浆容量增加而出现循环充血。当肾炎患儿出现呼吸急促和肺部有湿啰音时，应警惕循环充血的可能性，严重者可出现呼吸困难、端坐呼吸、颈静脉怒张、频咳、吐粉红色泡沫痰、两肺满布湿啰音、心脏扩大，甚至出现奔马律、肝大而硬、水肿加剧。

（2）高血压脑病：由于脑血管痉挛，导致缺血、缺氧、血管渗透压增高而发生脑水肿。也有人认为是由脑血管扩张所致。常发生在疾病早期，血压升高，往往在150～160mmHg/100～110mmHg以上。年长儿会主诉剧烈头痛、呕吐、复视或一过性失明，严重者突然出现惊厥、昏迷。

（3）急性肾功能不全：常发生于疾病初期，由于尿少、尿闭,引起暂时性氮质血症、电解质紊乱和代谢性酸中毒,一般持续 3～5 日,随尿量增多而好转。

4. 非典型表现

(1)无症状性急性肾炎:患儿有显微镜下血尿或仅有血 C_3 降低而无其他临床表现。

(2)肾外症状性急性肾炎:有的患儿水肿、高血压明显,甚至有严重循环充血及高血压脑病,此时尿改变轻微或尿常规检查正常,但有链球菌前驱感染和血 C_3 水平明显降低。

(3)以肾病综合征表现的急性肾炎:少数病儿以急性肾炎起病,但水肿和蛋白尿突出,伴轻度高胆固醇血症和低白蛋白血症,临床表现似肾病综合征。

(三)辅助检查

1. 尿常规　血尿,尿镜检除见多少不等的红细胞外,可见白细胞、颗粒管型、细胞管型等。尿蛋白多在(＋)～(＋＋＋),且与血尿的程度相平行。

2. 血常规　白细胞计数可增高或正常;血沉加快。

3. 肾功能检查　血尿素氮和肌酐可增高,肌酐清除率降低,随利尿消肿多数迅速恢复正常。

4. 血清补体　急性期绝大多数患儿总补体(CH_{50})及 C_3、C_5～C_9 下降,90％以上于病后 8 周前恢复。

5. 抗链球菌抗体检查　上呼吸道链球菌感染者,其抗链球菌溶血素 O(ASO) 60％～80％ 滴度升高,一般于 10～14 天后开始上升,3～5 周达高峰,半数患儿半年后恢复正常。皮肤感染后 APSGN 者 ASO 升高不明显,抗脱氧核糖核酸和抗透明质酸酶滴度升高。

(四)鉴别诊断

1. IgA 肾病　以血尿为主要症状,表现为反复发作性肉眼血尿,多在上呼吸道感染后 24～48 小时出现血尿,多无水肿、高血压,血清 C_3 正常。确诊靠肾组织活体检查免疫病理诊断。

2. 慢性肾炎急性发作　既往肾炎史不详,无明显前期感染,除有肾炎症状外,常有贫血,肾功能异常,低比重尿或固定低比重尿,尿改变以蛋白增多为主。

3. 原发性肾病综合征　具有肾病综合征表现的急性肾炎需与原发性肾病综合征鉴别。若患儿呈急性起病,有明确的链球菌感染的证据,血清 C_3 降低,肾组织活体检查病理为毛细血管内增生性肾炎者有助于急性肾炎的诊断。

4. 继发性肾炎　还应注意与其他系统性疾病继发的肾炎如紫癜性肾炎、狼疮性肾炎、乙型肝炎病毒相关性肾炎等相鉴别,后者多伴有原发疾病特点,可助鉴别。

二、治疗

治疗原则为清除残留感染病灶,积极对症处理,预防急性期并发症。中医治疗急性期以祛邪为主;恢复期则以扶正兼祛邪为要,恢复早期,湿热未尽者,治宜祛除湿热余邪,佐以扶正;后期湿热已渐尽,则应以扶正为主,佐以清热或化湿,若纯属正气未复,则宜用补益之法。

(一)中医治疗

辨证论治　本病以八纲辨证结合脏腑辨证为要,常证着重辨表里虚实,变证着重辨脏腑。急性期,邪盛为主,病位主要在肺、脾,治宜宣肺利水,解毒利湿,清热凉血;恢复期正虚邪恋,病位主要在脾、肾,治疗多以扶正祛邪为主;发生水凌心肺、邪陷心肝、水毒内闭等变证时,根据证候分别采用泻肺逐水、平肝泻火、通腑降浊之法,必要时中西医结合抢救治疗。

(1)风水相搏

[证候]　起病急,水肿自眼睑开始迅速波及全身,以头面部肿势为著,皮色发亮,按之凹陷随手而起,尿少色赤,恶风寒或发热汗出,咽红咽痛,骨节酸痛,鼻塞流涕,咳嗽,舌质淡,苔薄白或薄黄,脉浮。

[辨证]　本证多见于病程早期,以颜面水肿为甚,伴有风邪表证为特征。

[治法]　疏风宣肺,利水消肿。

[方药]　麻黄连翘赤小豆汤合五苓散加减。咳嗽气喘者加葶苈子、紫苏子、射干、桑白皮以泻肺平喘;骨节酸楚疼痛者加羌活、防己以疏风散寒;发热,汗出,口干或渴,苔薄黄,偏风热者加金银花、黄芩以疏风清热;血压升高明显,去麻黄,加钩藤、夏枯草、石决明平肝潜阳;血尿明显者加大蓟、小蓟、茜草以清热利湿,凉血止血。

(2)湿热内侵

[证候]　水肿或轻或重,尿少色赤,皮肤生疮或咽喉肿痛,头身困重,脘闷纳呆,口渴口苦,心烦,大便秘结或溏而不爽,或伴发热,舌红,苔黄腻,脉滑数。

[辨证]　本证常见于湿热、疮毒内归患儿,以血尿,皮肤生疮或咽喉肿痛,头身困重,舌红苔黄腻为特征,血尿是本证突出的表现。

[治法]　清热利湿,凉血止血。

[方药]　五味消毒饮合小蓟饮子加减。小便赤涩者加白花蛇舌草、石韦、金钱草以清热利湿;口苦口黏,加茵陈、

龙胆草、苍术、黄连以燥湿清热；皮肤湿疹者加苦参、白鲜皮、地肤子以燥湿解毒，祛风止痒；大便秘结者加生大黄以泻火降浊；口苦，心烦者加龙胆草、黄芩以泻火除烦。

（3）阴虚邪恋

［证候］　神倦乏力，头晕，手足心热，腰酸盗汗，或有反复咽红，镜下血尿持续不消，舌红苔少，脉细数。

［辨证］　本证是恢复期最常见的证型，临床以血尿迁延，手足心热，舌红苔少为特征。

［治法］　滋阴补肾，兼清余热。

［方药］　知柏地黄丸合二至丸加减。血尿明显者加小蓟、白茅根以清热利湿；血尿日久不愈者加仙鹤草、茜草以凉血止血或参三七、琥珀以化瘀止血；反复咽红者加玄参、山豆根、黄芩以清热利咽；盗汗明显者加龙骨、牡蛎以养阴收敛止汗；失眠多梦加酸枣仁、栀子以养阴清热安神。

（4）气虚邪恋

［证候］　身倦乏力，面色萎黄，纳少便溏，自汗，易于感冒，或见血尿持续不消，舌淡红、苔白，脉缓弱。

［辨证］　本证多见于素体肺脾气虚患儿，临床以乏力纳少，大便不实，自汗，易于感冒为特征。

［治法］　健脾益气，兼化湿浊。

［方药］　参苓白术散加减。汗多者加白芍、龙骨、牡蛎收敛止汗；纳少加焦山楂、神曲消食助运；便溏者加苍术、炮姜温运脾阳以止泻。若血尿持续不消，加参三七、当归养血化瘀止血；舌质淡暗或有瘀点者，加丹参、红花、泽兰活血化瘀。

（5）邪陷心肝

　　[证候]　头痛眩晕,视物模糊,烦躁不安,口苦,恶心呕吐,甚至惊厥,抽搐,昏迷,肢体、面部水肿,尿短赤,舌质红,苔黄糙,脉弦数。

　　[辨证]　本证多见于病程早期血压急剧升高者,临床以头痛眩晕,视物模糊,甚至抽搐昏迷为特征。

　　[治法]　平肝泻火,清心利水。

　　[方药]　龙胆泻肝汤合羚角钩藤汤加减。大便秘结者加生大黄、芒硝以通便泻火;头痛眩晕较重者,加夏枯草、石决明以清肝火,潜肝阳;恶心呕吐者加姜半夏、胆南星以化浊降逆止呕;昏迷抽搐者可加服牛黄清心丸或安宫牛黄丸解毒息风开窍。

　　(6)水凌心肺

　　[证候]　全身明显水肿,频咳气急,胸闷心悸,烦躁不宁,不能平卧,面色苍白,甚则唇甲发绀,舌质暗红、舌苔白腻,脉沉细无力。

　　[辨证]　本证多见于病程早期,由于水邪泛滥,上凌心肺所致,临床以全身水肿,频咳气急,唇甲发绀,胸闷心悸,不能平卧为特征。

　　[治法]　泻肺逐水,温阳扶正。

　　[方药]　己椒苈黄丸合参附汤加减。轻症者加白芥子、紫苏子;面色灰白,四肢厥冷,汗出脉微,是心阳虚衰之危象,应急用独参汤或参附龙牡救逆汤以回阳固脱。

　　(7)水毒内闭

　　[证候]　全身水肿,尿少或尿闭,色如浓茶,头晕头痛,恶心呕吐,畏寒肢冷,神疲乏力,嗜睡,甚则昏迷,血尿素氮、肌酐显著升高,舌质淡胖、苔垢腻,脉滑数或沉细数。

[辨证] 本证多见于病程早期,临床以尿少尿闭,头晕头痛,恶心呕吐,嗜睡或昏迷为特征。

[治法] 通腑泄浊,解毒利尿。

[方药] 温胆汤合附子泻心汤加减。呕吐频繁者先服玉枢丹以辟秽止呕;不能进药者,可以上方浓煎成100～200ml,待温,保留灌肠,每日1～2次。

(二)西医治疗

1. 休息 急性期必须卧床休息2～3周,待肉眼血尿消失,水肿减退,血压正常后方可下床轻微活动。血沉正常后可上学,3个月内宜避免剧烈的体力活动。当尿沉渣细胞绝对计数正常后恢复正常活动。

2. 饮食 有水肿、高血压应限盐及限水;有氮质血症者应限制蛋白摄入;尿少尿闭时,应限制高钾食物。

3. 抗感染 有链球菌感染灶者应用青霉素10～14天,以彻底清除体内病灶中残余细菌,减轻抗原抗体反应。

4. 利尿 水肿、尿少、高血压时可口服氢氯噻嗪,每日1～2mg/kg,分2次口服;明显循环充血患者可用呋塞米,每次1mg/kg静脉注射,每日1～2次。

5. 降压 凡经休息、限水、限盐、利尿而血压仍高者,或血压迅速升高至140mmHg/90mmHg(18.5/12kPa),且有明显自觉症状时,应给予降压药。①卡托普利:为血管紧张素转换酶抑制药,剂量自每日0.3～0.5mg/kg起,最大剂量为每日5～6mg/kg,分3次口服,作用较快,15分钟即见效,与硝苯地平交替使用降压效果更佳。②硝苯地平(心痛定):开始剂量为每日0.25mg/kg,最大剂量为每日1mg/kg,分3次口服或舌下含服。

6. 严重并发症的治疗

(1)高血压脑病：选用降压效力强而迅速的药物。首选硝普钠，对伴肺水肿者尤宜，起效快，但维持时间短，停用后5 分钟作用消失，须维持静滴，小儿可给予 5～20mg 溶于100ml 葡萄糖液中以每分钟 1μg/kg 速度开始静脉滴注，视血压调整，输液瓶及输液管均应用黑纸包裹避光。对持续抽搐者可应用地西泮每次 0.1～0.3mg/kg，总量不超过10mg，静脉注射，利尿药有协助降压的效果，宜采用速效有力的利尿药和脱水药。

(2)急性严重循环充血：严格卧床休息，限制水钠摄入量，使用强效利尿药（如呋塞米或依他尼酸静脉注射）。必要时加用酚妥拉明或硝普钠以减轻心脏前后负荷，经上述治疗仍未能控制者可行腹膜透析、血液滤过或血液透析，以及时迅速缓解循环的过度负荷。

(3)急性肾衰竭：是急性肾炎的主要死亡原因。治疗原则是保持水、电解质及酸碱平衡，严格控制 24 小时入液量，供给足够热量，防止并发症，促进肾功能的恢复。

三、临床心得

本病早期多属实证、热证，后期多表现为虚证、寒证，或表现为寒热虚实、错综复杂的征象。其主要病机为肺、脾、肾三脏功能失调，三焦、膀胱气化不利，水液代谢失常。本病初期，眼睑水肿，常夹有表邪，多与肺有关，似风水病，如《金匮要略》所云："寸口脉沉不滑者，中有水气，面目肿大，有热，名曰风水……视人之目窠上微拥，如蚕新卧起伏。"患病中期，患者全身水肿，多与脾有关，近似里水。患病后期，阳虚不得化水,患者面色苍白而水肿,多与肾有关,近于阴水。

小儿肾炎有急性、慢性之分。急性肾炎多因外感、乳蛾、烂喉丹痧或疮疡引起。因风邪袭肺,肺气壅滞,通调水道失职,流溢皮肤而为水肿,湿热搏结,热流下注,迫及血分而见血尿。小儿脾常不足,肾常虚。患病日久,则小儿脾肾愈加不足,水湿不化,泛溢肌肤,见水肿,以腰以下多见,部分患者仅见足面或踝部水肿、尿少等症状。

水肿的治疗,古有发汗、利尿等法,如《素问·汤液醪醴论》有"开鬼门,洁净府"之法。《幼幼集成》则云:"治肿当分上下,经曰面肿者风,足肿者湿。凡肿自上而肿者,皆因于风,治在肺;肿自下而起者,因于肾虚水泛或因于脾气受湿,宜渗利之"。

发汗利小便之法,在小儿肾炎初期,为正治法,正当其用若小儿湿热较重,或热迫血分阶段,则以清热利湿凉血为主,可佐以止血之品。中后期,肾炎的治疗则应以补益肾气,温阳化水为主。

肾炎的中医病位在肺、脾、肾三脏,治疗也重在宣肺、健脾、益肾。正如喻嘉言在《医门法律》中指出:"水病以肺脾肾为三纲。"又如《医宗必读》所云:"诸湿肿满,皆属于脾,其本在肾,其末在肺,皆聚水也。肾者胃之关也,关门不利,故聚水而从其类也。可见诸经虽皆有肿胀,无不由于脾、肺、肾者。盖脾土主运行,肺金主气化,肾水主五液,凡五气所化之液,悉属于肾;五液所行之气,悉属于肺;转输二脏,以别水生金者,悉属于脾,故肿胀不外此三经也。"

第三节　肾病综合征

肾病综合征(NS)是一组由多种原因引起的肾小球滤过膜通透性增高,导致血浆内大量蛋白自尿中丢失的临床综合征,具有以下四大特点:大量蛋白尿,低蛋白血症,高胆固醇血症(高脂血症)和不同程度的水肿。肾病综合征按病因分为原发性、继发性和先天性 3 种类型;90%以上患儿属原发性;继发性者多见于过敏性紫癜、乙型肝炎病毒相关肾炎和系统性红斑狼疮等疾病;先天性者在我国较少见。本节主要叙述原发性肾病综合征。

肾病综合征是儿童肾脏疾病中的发病率较高的疾病之一,多发生于 2-8 岁小儿,其中以 2-5 岁发病率最高,男多于女,部分患儿因多次复发,病程迁延,严重影响小儿健康。部分难治性肾病最终可发展为慢性肾衰竭甚至死亡。

肾病综合征属中医学"水肿"范畴,多属阴水。

一、诊断要点与鉴别诊断

(一)诊断要点

大量蛋白尿尿蛋白(+++~++++),24 小时尿蛋白定量≥50mg/kg;血浆白蛋白<25g/L;血浆胆固醇>5.7mmol/L;不同程度的水肿。以上四项中以大量蛋白尿和低白蛋白血症为必要条件。

(二)临床表现

一般起病隐匿,常无明显诱因。水肿是最常见的临床表现,开始见于眼睑、颜面,逐渐遍及全身。水肿为凹陷性,重者可出现浆膜腔积液如胸腔积液、腹水等，男孩可有显著阴囊水肿。严重水肿患儿于大腿和上臂内侧及腹壁皮肤可见皮肤白纹或紫纹。患儿常有面色苍白、精神萎靡、倦怠无力、食欲减退等症状。肾炎性肾病患儿可有血压增高和血尿。

1. 依临床表现分为两型　　即单纯性肾病和肾炎性肾病。①分别在 2 周内 3 次以上离心尿沉渣检查高倍视野下红细胞≥10 个，并证实为肾小球源性血尿者；②反复或持续高血压（学龄儿童≥130/90mmHg，学龄前儿童≥120/80mmHg），并除外糖皮质激素等原因所致者；③肾功能不全，并排除由于血容量不足等所致者；④持续低补体血症。

2. 按糖皮质激素治疗反应分型

（1）激素敏感型 NS：以泼尼松足量 2mg/（kg·d）治疗≤4 周尿蛋白转阴者。

（2）激素耐药型 NS：以泼尼松足量治疗＞4 周尿蛋白仍阳性者。

（3）激素依赖型 NS：指对激素敏感，但连续 2 次减量或停药 2 周内复发者。

3. NS 复发与频复发　　复发指连续 3 天，晨尿蛋白由阴性转为（＋＋＋）或（＋＋＋＋），或 24 小时尿蛋白定量≥50mg/kg，尿蛋白/肌酐（mg/mg）≥2.0。频复发是指 NS 病程中半年内复发≥2 次或 1 年内复发≥3 次。

（三）辅助检查

1. 尿液分析　　尿蛋白明显增多，定性检查≥（＋＋＋），24 小时尿蛋白定量＞50mg/kg。少数有短暂镜下血尿。大多可见透明管型、颗粒管型和卵圆脂肪小体。

2. 血脂　血清胆固醇＞5.7mmol/L,其他脂类如三酰甘油、磷脂等也可升高。

3. 血浆蛋白　血浆总蛋白低于正常,白蛋白＜25g/L。

4. 肾功能检查　一般正常,单纯性肾病尿量极少时可有暂时性氮质血症,少数肾炎性肾病可伴氮质血症及低补体血症。

5. 肾穿刺活组织检查　难治性肾病(激素耐药、频繁复发、激素依赖)和先天性肾病应行肾活检,以明确病理类型,指导治疗,估计预后。

6. 血清补体测定　微小病变型 NS 或单纯性 NS 血清补体正常,肾炎性 NS 补体可下降。

(四)鉴别诊断

1. 急性肾小球肾炎　多见于溶血性链球菌感染之后,病初表现为晨起双睑水肿,以后发展至下肢及全身,水肿为非凹陷性,可见肉眼血尿或镜下血尿。

2. 过敏性紫癜性肾炎　患儿除有水肿、血尿、蛋白尿等表现外,又有过敏性紫癜皮疹、关节肿痛、腹痛、便血等。

3. 乙型肝炎病毒相关性肾炎　多数患儿可有血尿和(或)蛋白尿,血清乙肝病毒抗原阳性,肾组织学改变为膜性肾病。

4. 狼疮性肾炎　多见于 10－14 岁女性患儿,主要表现为水肿、蛋白尿、血尿及氮质血症,常伴有发热、皮疹、关节痛及贫血等。血清抗核抗体、抗双链 DNA 抗体及抗 SM 抗体阳性。

二、治疗

正确使用肾上腺皮质激素为主的综合治疗。其中包括控制水肿、维持水电解质平衡、供给适量的营养、预防和控制感染。激素治疗过程中,或应用免疫抑制药时,配合中医辨证治疗可以提高缓解率,减少复发,减轻药物副作用。

（一）中医治疗

1. **辨证论治** 本病的辨证首先要区别本证与标证。本证以正虚为上,自肺脾气虚、脾肾阳虚、肝肾阴虚及气阴两虚:初期、水肿期及恢复期多以阳虚、气虚为主;难治病例,病久不愈或反复发作或长期用激素,可由阳虚转化为阴虚或气阴两虚;标证以邪实为患,有外感、水湿、湿热、血瘀及湿浊。临床以外感、湿热、血瘀多见,水湿主要见于水肿期,湿浊则多见于病情较重或病程晚期在肾病综合征不同阶段,标本虚实主次不一,或重在正虚,或重在标实,或虚实并重,一般来讲,在水肿期,多本虚标实,在水肿消退后,则以本虚为主。

治疗以扶正培本为主,重在益气健脾补肾,同时注意配合宣肺、利水、清热、化瘀、祛湿、降浊等祛邪之法,在具体治疗时应抓着不同阶段的病机关键,解决主要矛盾如水肿严重或外邪湿热等邪实突出时,应先祛邪以急则治其标;在水肿、外邪等减缓或消失后,则扶正祛邪,标本兼治或继以补虚扶正为重。

应用激素、免疫抑制药时,配合中医辨证论治,能明显减轻激素和免疫抑制药的副作用,降低复发率,巩固远期疗效临床多根据激素应用的不同阶段进行论治:①激素应用的初期,水肿明显,多表现为脾肾阳虚,治以温阳利水;②大剂量激素较长疗程应用时,多出现阴虚火旺症状,采用滋阴降火之法;③激素减至维持量时,表现为脾肾阳气不足,宜温肾健脾;④免疫抑制药应用时,可出现气血两亏,宜补气养血;若有胃肠道症状,宜和胃降逆。总之,把握好中西医结合治疗的时机与方法是提高肾病综合征疗效的关键环节。

(1)肝肾阴虚

[证候]　水肿或重或轻,头痛头晕,心烦躁扰,干咽燥,手足心热或有面色潮红,目睛干涩或视物不清,痤疮,失眠多汗,舌红,苔少,脉弦细数。

[辨证]　本证多在肾病反复日久或大剂量应用肾上腺皮质激素时出现,临床以心烦躁扰,手足心热或有面色潮红,痤疮,盗汗,舌红苔少,脉细数为特征。

[治法]　滋阴补肾,平肝潜阳。

[方药]　知柏地黄丸加减。偏肝阴虚者,加用沙苑子、天冬、夏枯草养肝平肝;偏肾阴虚者,加枸杞子、五味子、龙眼肉滋阴补肾;阴虚火旺者,重用生地黄、知母、黄柏滋阴降火;有水肿者,加车前子利水。

(2)脾肾阳虚

[证候]　全身明显水肿,按之深陷难起,腰腹下肢尤甚,面白虚浮,畏寒肢冷,神疲倦卧,小便短少不利,可伴有胸腔积液、腹水,纳少便溏,恶心呕吐,舌质淡胖或有印,苔白滑,脉沉细无力。

[辨证]　本证多在肾病初期或复发时水肿明显出现,临床以全身高度水肿,按之深陷难起,腰腹下肢为甚,多伴胸腔积液、腹水为特征。

[治法]　温肾健脾,化气行水。

[方药]　偏肾阳虚,真武汤合黄芪桂枝五物汤加减。偏脾阳虚者,实脾饮加减。肾阳虚偏重者,加用仙灵脾、仙

茅、巴戟天、杜仲增温肾阳之力；水湿重者，加五苓散，药用桂枝、猪苓、泽泻通阳利水；若伴咳嗽胸满气促不能平卧者，加用己椒苈黄丸，药用防己、椒目、葶苈子泻肺利水；伴有腹水者，加带皮槟榔行气逐水；在温阳利水的同时，可加用木香、槟榔、大腹皮、陈皮、沉香行气以助气化。

（3）外感风邪

［证候］　发热，恶风，无汗或有汗，头身疼痛，流涕，咳嗽，或喘咳气急，或咽痛乳蛾肿痛，苔薄，脉浮。

［辨证］　本证多为在肾病过程出现的感冒、咳嗽、肺炎喘嗽等疾病的常见证型。

［治法］　外感风寒，辛温宣肺祛风；外感风热，辛凉宣肺祛风。

［方药］　外感风寒，麻黄汤加减。外感风热，银翘散加减，无论风寒、风热，如同时伴有水肿者，均可加五苓散宣肺利水；若乳蛾肿痛者，可加板蓝根、山豆根、冬凌草清热利咽。风寒闭肺者，用小青龙汤或射干麻黄汤加减，散寒宣肺；风热闭肺者，用麻杏石甘汤加减，清热宣肺。

（4）气阴两虚

［证候］　面色无华，神疲乏力，汗出，易感冒或有水肿，头晕耳鸣，口干咽燥或长期咽痛咽部暗红，手足心热，舌淡红，少苔，脉细弱。

［辨证］　本证多在肾病反复日久，病程较长时出现，临床以同时出现心烦兴奋，手足心热，盗汗等阴虚症状和面色无华，神疲乏力，易感冒等气虚症状为特征。

［治法］　益气养阴，化湿清热。

［方药］　六味地黄丸加黄芪。偏气虚证者，重用黄芪，

加党参、白术增强益气健脾之功;阴虚偏重者,加玄参、怀牛膝、麦冬、枸杞子养阴;阴阳两虚者,应加益气温肾之品,如仙灵脾、肉苁蓉、菟丝子、巴戟天阴阳双补。

(5)肺脾气虚

[证候]　全身水肿,面目为著,小便减少,面白身重,气短乏力,纳呆便溏,自汗出,易感冒,或有上气喘息,咳嗽、舌淡胖,脉细弱。

[辨证]　本证多在病初,临床以颜面水肿,白汗,乏力,舌淡为特征。

[治法]　益气健脾,宣肺利水。

[方药]　防己黄芪汤合五苓散加减。水肿明显,加五皮饮利水行气;伴上气喘息、咳嗽者,加麻黄、杏仁、桔梗宣肺止咳;常自汗出而易感冒者,应重用黄芪,加防风、牡蛎,取玉屏风散之意,益气固表;若同时伴有腰脊酸痛,多为肾气虚,应加用五味子、菟丝子、肉苁蓉滋肾气。

(6)湿浊

[证候]　面色无华,纳呆,恶心呕吐,身重困倦或精神萎靡,水肿加重,舌苔厚腻,脉濡。

[辨证]　本证为肾病过程出现的急慢性肾功能衰竭,临床以面色无华,恶心呕吐,精神萎靡为特征。血尿素氮及肌酐增高也是辨证依据之一。

[治法]　利湿降浊。

[方药]　温胆汤加减。呕吐频繁者,加代赭石、旋覆花降逆止呕;舌苔黄腻,口苦口臭之湿浊化热者,可选加黄连、黄芩、大黄解毒燥湿泄浊;肢冷倦怠、舌质淡胖之阳虚者,可选加党参、淡附子、吴茱萸、姜汁、黄连、砂仁等寒温并用;湿

邪偏重,舌苔白腻者,选加苍术、厚朴、生薏苡仁燥湿开胃。

（7）血瘀

［证候］　面色紫暗或晦暗,眼睑下发青、发暗,皮肤不泽或肌肤甲错,有紫纹或血缕,常伴有腰痛或胁下有癥瘕积聚,唇舌紫暗,舌有瘀点或瘀斑,苔少,脉弦涩。

［辨证］　本证可在肾病的各个阶段出现,临床以面色晦暗,眼睑下发青,肌肤甲错,紫纹或血缕,胁下有癥瘕,舌有瘀点为特征。实验室检查有高凝血倾向也是微观辨证的依据。

（8）湿热

［证候］　皮肤脓疱疮、疖肿、疮疡、丹毒等;或口黏口苦,口干不欲饮,脘闷纳差等;或小便频数不爽、量少、有灼热或刺痛感、色黄赤浑浊,小腹坠胀不适,或有腰痛、恶寒发热、口苦便秘;舌红,苔黄腻,脉滑数。

［辨证］　本证多为肾病过程出现的皮肤感染、尿路感染等。上焦湿热临床以皮肤疮毒为特征;中焦湿热临床以口黏口苦,脘闷纳差,苔黄腻为特征;下焦湿热临床以小便频数,尿痛,小腹坠胀为特征。

［治法］　上焦湿热,清热解毒燥湿;中焦湿热,和胃降浊化湿;下焦湿热,清热利水渗湿。

［方药］　上焦湿热,五味消毒饮加减;中焦湿热,甘露消毒丹加减;下焦湿热,八正散加减。

（9）水湿

［证候］　全身广泛水肿,肿甚者可见皮肤光亮,伴见腹胀水臌,水聚肠间,辘辘有声,或见胸闷气短,心下痞,甚有喘咳,小便短少,舌暗,苔白腻脉沉。

　　[辨证]　本证多在肾病高度水肿时出现,临床以全身广泛水肿,胸腔积液,腹水为特征。

　　[治法]　补气健脾,利水消肿。

　　[方药]　五苓散合己椒苈黄丸加减。脘腹胀满者,加大腹皮、厚朴、莱菔子、槟榔以行气除胀;胸闷气短喘咳者,加麻黄、杏仁、紫苏子、生姜皮、桑白皮宣肺降气利水。

　　[治法]　活血化瘀。

　　[方药]　桃红四物汤加减。尿血者,选加仙鹤草、蒲黄炭、墨旱莲、茜草、三七止血;血瘀重者,加水蛭、三棱、莪术活血破血;血胆固醇过高,多从痰瘀论治,常选用泽泻、瓜蒌、半夏、胆南星、生山楂化痰活血;若伴有胸胁胀满、腹胀腹痛、嗳气呃逆等气滞血瘀症状,可选加郁金、陈皮、大腹皮、木香、厚朴行气化瘀。

　　2. 中成药

　　(1)肾炎温阳片:用于脾肾阳虚证。每次 1—3 岁 1 片,4—6 岁 2 片,7—9 岁 3 片,10—14 岁 4 片,每日 3 次口服。

　　(2)肾炎消肿片:用于脾虚湿困证。每次 1—3 岁 1 片,4—6 岁 2 片,7—9 岁 3 片,10—14 岁 4 片,每日 3 次口服。

　　(3)六味地黄丸(浓缩丸):用于肝肾阴虚证。每次 6 岁以下 1~4 丸,7 岁以上 5~8 丸,每日 2 次口服。

　　(二)西医治疗

　　1. 一般治疗

　　(1)休息:除高度水肿、并发感染者外,一般不需绝对卧床。病情缓解后活动量逐渐增加,但应避免过劳。

　　(2)饮食:显著水肿和严重高血压时应短期限制水钠摄入,病情缓解后不必继续限盐。活动期病例供盐每日 1~

2g。蛋白质摄入每日 1.5～2g/kg，供给优质蛋白如乳、蛋、鱼、瘦肉等。此外应补充足够的钙剂和维生素 D。

2. 对症治疗

（1）利尿：水肿严重、合并高血压者可给予利尿药。开始可用氢氯噻嗪 1mg/kg，每日 2～3 次，无效者可加至每次 2mg/kg，并加用螺内酯 1mg/kg，每日 3 次。必要时静脉给予呋塞米 1～1.5mg/kg；对利尿药无效且血浆蛋白过低者，可给予低分子右旋糖酐 5～10ml/kg 扩容，内加多巴胺，滴数控制在每分钟 2～3μg/kg，滴毕静脉给予呋塞米 1～1.5mg/kg，重症水肿可连用 5～10 天，但要注意低分子右旋糖酐、利尿药可导致肾小管损伤。大剂量利尿还需注意水、电解质紊乱，如低钾及低血容量休克等并发症。

（2）防治感染：注意预防患儿因免疫功能低下而反复发生感染，注意皮肤清洁，避免交叉感染，一旦发生感染应及时治疗。

3. 肾病综合征初治病例治疗　诊断确定后应尽早选用泼尼松治疗。

（1）诱导缓解阶段：采用足量泼尼松（泼尼松龙）每日 2mg/kg，全日量不超过 80mg，分 3 次口服，尿蛋白转阴后改为每晨顿服，疗程共 4 周。

（2）巩固维持阶段：采用隔日晨顿服 2mg/kg，继续用药 4 周，以后每 2 周减量 2.5～5mg，直至停药。一般总疗程为 9～12 个月。

激素治疗的不良反应：长期使用糖皮质激素易发生感染或诱发结核灶的活动，代谢紊乱，消化性溃疡，精神欣快，生长迟缓，还可出现白内障、无菌性股骨头坏死、急性肾上腺皮质功能不全、戒断综合征等。

4. 非频复发肾病复发的治疗　积极寻找复发诱因,积极控制感染,少数患儿控制感染后可自发缓解。若未缓解,可采用足量泼尼松每日 2mg/kg 重新诱导缓解,尿蛋白转阴 3 天后改为 1.5mg/kg,隔日晨起顿服 4 周,然后逐渐减量;也可在感染时增加激素维持量,改隔日口服激素治疗为同剂量每日口服,可降低复发率。

5. 频复发、激素依赖性及激素耐药性肾病的治疗　可采用拖尾疗法,或在感染时增加激素维持量,或应用提高肾上腺皮质激素受体水平的药物,或更换肾上腺皮质激素种类来降低复发率。也可肾穿刺明确病理类型并加用免疫抑制药治疗。常用的免疫抑制药有以下几种。

(1)环磷酰胺(CTX):有助于延长缓解期及减少复发,改善激素耐药者对激素的效应。口服剂量为每日 2～3mg/kg,分 3 次口服,疗程 8 周。静脉冲击剂量为每日 8～12mg/kg,连续 2 天,用药期间嘱多饮水,隔 4 周重复 1 次,共用 6 次,总累积量≤150mg/kg。副作用有白细胞减少,脱发,肝功能损害,骨髓抑制,出血性膀胱炎和远期性腺损伤等。

(2)环孢霉素 A:每日 3～6mg/kg,分 2 次口服,每 2 个月减量 1/4,口服疗程 6 个月左右,适用于频繁复发者以及激素耐药者。因本药可致肾间质小管的不可逆损伤,故应选择适应证,监测血药浓度。

(3)霉酚酸酯(MMF):每日 20～30mg/kg,分 2 次口服(最大剂量 1g),疗程 12～24 个月。激素耐药型肾病综合征还可考虑大剂量甲基泼尼松龙冲击治疗;增加免疫抑制药。

6. 其他治疗

（1）抗凝治疗：肝素每日 1mg/kg，每日 1 次静脉滴注，2周为 1 个疗程，此外还可用双嘧达莫、尿激酶等治疗。

（2）血管紧张素转换酶抑制药：对改善肾小球局部血流动力学，减少尿蛋白，延缓肾小球硬化有良好作用。免疫调节药：左旋咪唑，2.5mg/kg，隔日服用 3～6 个月。

三、临床心得

小儿肾病综合征的临床辨证与其病程密切相关。病程初期，水肿明显，此时辨证要注意水肿的特点，眼睑及颜面水肿较甚，兼有肺系症状者，多属风，病在肺；腰腹以下肿甚，兼有畏寒怕冷，四肢不温，纳差便溏者，病在脾肾，阳虚为主。病程中后期，水肿消退，脏腑不足为主，注意辨别肺脾肾何脏为主，以及气虚、阳虚、阴虚何者为甚。肾病辨证始终存在着标证辨证，标证有外感、水湿、湿热、血瘀及湿浊。临床以血瘀、外感、湿热多见，水湿主要见于明显水肿期，湿浊则多见于病情较重或病程晚期。小儿肾病综合征西医多采用激素和免疫抑制药治疗，与中医辨证也密切相关，激素足量时多出现阴虚阳亢表现，激素减量阶段多出现气虚或阳虚表现。合用免疫抑制药的患者多出现气血不足或气阴两虚的临床表现。

（张　磊　邓亚宁）

第8章 神经系统疾病

第一节 夜 啼

夜啼是指小儿白天能安静入睡,入夜则啼哭不安,时哭时止,或每夜定时啼哭,甚至通宵达旦的一种病证。本病多见于新生儿和<6个月的婴儿。

啼哭是新生儿及婴儿的一种生理活动,也是新生儿或婴儿表达痛苦、饥饿、惊恐、尿布潮湿、衣被过冷或过热,或其他要求的方式;若啼哭通过喂乳食、抚摸、更换潮湿尿布、调节冷暖后很快停止,则不属病态。

本节主要论述婴儿夜间不明原因的反复啼哭。因发热、口疮、疖肿、腹痛和外伤等其他疾病引起的啼哭,应审因论治,不属于本病范围。

一、诊断要点与鉴别诊断

1. 生理性啼哭 因饥饿、惊恐、尿片潮湿、衣着过冷或过热等引起的啼哭,可通过给予乳食、安抚、更换尿片和调节冷暖后,啼哭即止,属生理性啼哭。此种啼哭哭声多洪亮有力。而有些婴儿的不良习惯,如习惯点灯而寐、摇摆而寐、怀抱而寐等,一旦改变也可引起啼哭不止,此为拗哭,应注意纠正。

2. **病理性啼哭**　凡能引起身体不适或疼痛的任何疾病,均可致小儿哭闹不安。除外生理性啼哭,若小儿长时间反复啼哭不止,则应考虑为病理性啼哭。临证必须详细询问病史,仔细进行体格检查,必要时辅以有关实验室检查。引起病理性啼哭的常见疾病有以下几种。

(1)中枢神经系统疾病:有啼哭音调高、哭声急的"脑性尖叫"声,常见有缺氧缺血性脑病、颅内出血、脑炎、脑膜炎、核黄疸和脑积水等疾病。

(2)急腹痛:啼哭阵作,昼夜无明显差异,伴面色苍白、出汗、呕吐和腹泻等。常见有肠痉挛、肠套叠、疝气和阑尾炎等疾病。

(3)佝偻病:夜间啼哭,易惊,烦躁不安,睡眠不宁等,需结合相关体征及理化检查。

(4)其他:如感冒鼻塞、口腔疱疹或溃烂、中耳炎、皮肤疖肿或瘙痒、腹股沟斜疝、关节脱臼、蛲虫病等感染,均可导致小儿啼哭,应对小儿进行全身详细检查以鉴别。

二、治疗

以哭声的强弱、持续时间及兼症等来辨别。一般哭声低弱而短为寒,哭声响亮而长为热;哭声绵长,伴面白肢冷,睡卧蜷曲,腹喜揉按为寒啼;哭声清扬,延续不休,伴面赤身热,烦躁不安为热啼;哭声尖厉,骤然发作,面色青灰,表情恐惧,时作惊惕为惊啼。婴儿夜啼以实证为多,虚证较少。辨证要与辨病相结合,不可将他病引起的啼哭误作夜啼,延误病情。本病临证按脾寒、心热、惊恐辨治,分别以温脾、清心和镇惊为基本治疗原则。

1. 辨证论治

（1）脾寒气滞

［证候］　夜间啼哭，哭声低弱，时哭时止，睡喜蜷曲，腹喜揉按，面白唇淡，四肢欠温，吮乳无力，便溏尿清，舌质淡白，舌苔薄白，指纹淡红。

［辨证］　本证以初生儿或小婴儿多见，多为受寒受冷，脾阳受损，寒凝气滞所致。以夜啼声低，睡喜蜷曲，腹喜揉按，面白唇淡，四肢欠温，大便溏薄为特征。

［治法］　温脾散寒，行气止痛。

［方药］　乌药散合匀气散加减。若大便稀溏者，加太子参、茯苓、白术、苍术等健脾益气。

（2）热扰心经

［证候］　夜间啼哭，哭声洪亮，见灯尤甚，面赤唇红，烦躁不安，身腹俱暖，大便干结，小便短赤，舌尖红，苔薄黄，指纹紫滞。

［辨证］　本证为心有积热，心火上扰神明所致。以哭声洪亮，面赤唇红，身腹俱暖，大便干结为特征。

［治法］　清心导赤，泻火安神。

［方药］　导赤散加减。大便干结，烦躁不安者，加生大黄通腑泻火，除烦；热盛烦闹者，加黄连、连翘、栀子清心泻火；腹部胀满、呕恶或乳食不化者，加莱菔子、焦山楂、枳实消食导滞。

（3）暴受惊恐

［证候］　夜间啼哭，哭声尖厉阵作，神情不安，面色乍青乍白，惊惕惊乍，舌苔正常，指纹青紫。

［辨证］　本证因小儿神气怯弱,暴受惊恐所致。临床睡中突然啼哭,哭声尖厉,面色乍青乍白,神情不安为特征。

［治法］　定惊安神,补气养心。

［方药］　远志丸加减。睡中时时惊惕者,加钩藤、菊花以息风镇惊;若喉有痰鸣,加僵蚕、郁金化痰安神,也可用琥珀抱龙丸以安神化痰。

2. 中成药　琥珀抱龙丸用于暴受惊恐证。每次 1/2 丸,每日 2～3 次;新生儿每次服 1/4 丸,每日 2～3 次,温水化服。

三、临床心得

夜啼为小儿的常见病证,多指小儿白日如常,入夜啼哭不安,或每夜定时啼哭,甚则通宵达旦的一种病证。本证应除外小儿饥饿、尿布潮湿及夜间点灯睡眠习惯等因素,引起夜间啼哭,还要与皮肤病、蛲虫症等因瘙痒而致夜间啼哭相鉴别。本病西医多归于夜惊及睡眠不宁等,属于心理、情绪行为异常类疾病。中医学认为,形成夜啼的原因很多,如宋代钱仲阳《小儿药证直诀》说:"多由禀赋不足。"明代《育婴家秘》说:"夜啼其原因有二:一曰心热,一曰脾寒。"综上所述,引起夜啼的病因可归纳为四类,即寒、热、惊、虚。因于寒者:由于脏寒脾冷所致,夜属阴,阴胜则脾之寒愈盛;脾为至阴,喜温而恶寒,寒则腹中作痛,故曲腰而啼。因于热者:为心热而作夜啼,心属火恶热,见灯则烦热内生,两阳相搏,故仰身而啼。因于惊者:小儿因受惊而作夜啼。因于虚者:为肾气不足,夜为阴,至夜阴虚而啼也。

夜啼是小儿特有的一个证候,多见于较小的婴幼儿,许多原因都可以使小儿发生夜啼,某些疾病如呼吸道疾病:咽炎、喉炎、鼻炎、口疮、支气管炎、肺炎等;消化道疾病:胃炎、肠炎、肠痉挛、消化不良、虫证等;泌尿道疾病:泌尿系统感染,皮肤疾病:湿疹、荨麻疹等。某些证候,如发热、腹痛、瘙痒等,以及一些其他情况,如饥饿、尿布湿、睡眠习惯、惊吓等都可引起小儿夜啼。

中医学认为,小儿夜啼多责之于寒、热、惊。正如《医学纲目》所言:"小儿夜啼有四证:一曰寒,二曰热,三曰重舌、口疮,四曰客忤。"寒多属虚,或由孕母素体阳虚,过食生冷而致胎儿先天禀赋不足,脾寒内生,或由小儿沐浴受凉,夜寐腹部感寒而致小儿后天感受寒邪,寒性凝滞,虚则脏冷,气机失调,故而腹痛而啼。昼夜之中,夜属阴,五脏之中,脾为至阴,因此,入夜阴气盛,脾寒更甚,故小儿夜啼以夜间啼哭为特点,如《保婴撮要》云:"夜属阴,阴盛则脾脏之寒愈盛,脾为至阴,喜温而恶寒,寒则腹中作痛,故曲腰而啼。"热多属实,常为心经积热,胃火上炎所致。孕母或性情急躁,或恣食肥甘辛热之品,都可导致郁热内生,外感热邪,或感受时邪,郁而化热,夜间阴盛而阳衰,阳衰无力与热邪相搏,热邪入心,故入夜烦躁而啼。热亦可为虚热,小儿在热性病后期或大吐大泻之后,均可致阴液阴血亏乏,而致虚热内生,虚烦不眠而夜啼,惊吓而啼。由小儿神气不足,心气孱弱为内因,而惊吓只不过是外在条件,致小儿心神不宁,梦中哭闹惊啼。由此可知,夜啼之因,无外寒、热、惊。因此治疗也不离此三条,而选用温中散寒、清心泻火、养阴清热、镇惊安神之大法。在用药上,无论任何类型,都可选用钩藤、蝉蜕。钩藤甘寒入肝及心包二经,具有息风止痉、清热平肝功效,而为止惊痫定抽搐之要药。《药性论》言:"钩藤主小儿惊啼"。科学实验也表明,钩藤有明显的镇静作用。蝉蜕甘寒,入肺、肝经,可疏散风热,祛风解痉,《本草衍义》云蝉蜕治"大小失音,小儿噤风天吊,惊哭夜啼",用于小儿夜啼常与钩藤配伍而用。大量临床实践证明,二药配合应用,可加强镇惊止啼的作用,效果很好。古有蝉花散,载于《小儿药证直诀》,专治惊风夜啼。说明其药效古代医学早有认识。

夜啼除了正规中药治疗外,还应注意加强护理。对于饥饿、尿布湿渍、过热过冷、夜卧不适等原因引起的夜啼,只需去除原因,即可达到治疗的目的,而对于皮肤瘙痒所致夜啼,要从皮而治,不治夜啼而止夜啼。对于小儿拗哭,要纠正其不良习惯,夜啼亦可止。综上所述,治疗小儿夜啼,重在辨证辨因,认准其证其因,区别而治,当可收效。

第二节　惊　风

惊风是儿科常见的危重之证,临床上应与惊风相似的证候相鉴别。例如痫证:发作多突然昏倒,不知人事,抽搐时口吐白沫,二便失禁,抽后神清若常人,每日数发或数月一发。脐风:多发于新生儿,一般在三朝之内,七日之外即不属此证。客忤:发作多不发热,眼不上窜,脉不弦急。虫证:蛔扰攻痛,虽见两目直视,口噤不言,手足不温,但多不发热,不抽搐,以腹痛为主。天钓:主要表现为两眼翻腾,头目仰视。内钓:以内脏抽掣,腹痛多啼为特征。天钓为热属阳,内钓为寒属阴。《幼幼近编》指出:"天钓属心肺积热,内钓属脾胃虚寒。"均属惊风范畴,为惊风的两种特殊证型。

　　惊风是小儿常见的一种抽搐症状，为儿科四大证（痘、疹、惊、疳）之一。此病名始见于宋代钱乙所著之《小儿药证直诀》。他把惊风分为急惊风与慢惊风两大类，急惊风多属阳热实证，慢惊风多属虚证或虚实兼见，有急惊风转慢惊风之说。后世又发展出"慢脾风"，但此病多属阴冷虚证，治疗方法多用补益回阳。与惊风相近的还有"痉""痫"，过去多与本病相混淆。在临床症状上表现为搐、搦、掣、颤、反、引、窜、视，称为惊风八候。此说出自《古今医统》：搐：即肘臂伸缩；搦：即十指开合；掣：即肩头相扑；颤：即手足动摇；反：即身向后仰；引：即手若开弓；窜：即两目上窜；视：即直视目不转睛，是惊风临床表现的概括。后世医家又定立出：真搐、假搐、天钓、脐风、惊厥等名称，是根据表现的征象和病之轻重而定，惊风是由多种原因所引起的，总以心肝经蕴热、痰食、惊吓为基因，以外感六淫为诱因。如《医宗金鉴·幼科》中说："心主惊兮肝主风，心热肝风作急惊。"又说："凡小儿心热肝盛，触惊受风，则风火相搏，必作急惊之证。"因此惊、风、痰、热是主要病因，而又互相关联。

　　急惊风多外感时邪，内蕴痰热或积食郁热，热极化火引动肝风，或因外感郁热表气不通，热极生风。亦有因小儿脏腑娇嫩，形气未充，神志怯弱，外受惊恐，心肝经蕴热而动风。如沈金鳌说：心经积热，肝郁生风，肝风心火，二脏交争，血乱气壅，痰涎与并，百脉凝滞，关窍不灵。所以说急惊风多与痰热阻滞、气血壅闭有关。慢惊风有由急惊风日久不愈转变而成，或因大吐大泻，热病之后津液受损，脾胃受伤，肝失所养，土虚木旺而动风。虞抟说："慢惊者，因吐泻日久，中气大虚而约，盖脾虚则风生，风盛则筋急。"慢脾风多因久吐久泻,脾胃大伤,致土衰木横之虚证,实际无风可息,无惊可镇,唯以培补脾土生发胃气为要。此为小儿"肝常有余,脾常不足"之特点。

一、急惊风

(一)诊断要点与鉴别诊断

1. 诊断要点　详细询问疫疠疾病的接触史、暴受惊恐病史;注意临床症状特点以明确原发疾病;血培养、脑脊液和神经系统检查有助于明确中枢神经系统感染性疾病;血、尿便常规、便培养等检查有利于诊断相关感染性疾病。

2. 临证分型

(1)外感惊风:以有外感证候为特征,由于小儿肌肤薄弱,腠理不密,感受外邪,入里化热,热生痰,聚于肺胃,引动肝风。主症:发热无汗,二便不通,或喘咳痰鸣,胸闷气促,或内陷心包而昏迷,初起舌苔薄白,脉浮数。治以疏风清热,息风化痰。方用清热镇惊汤、牛黄千金散。

(2)暑热惊风:由于小儿稚薄娇嫩,元气真阴稚弱,感受暑热;燔灼气营,热陷厥阴,内闭神明。主症:高热、昏迷、抽风、舌红绛、脉弦数。治以清营泻热,开窍息风。方用清营汤加牡丹皮、钩藤、羚羊角,安宫牛黄丸(散),或紫雪丹。

(3)痰热惊风:由于过食肥甘,衣着过暖,肥甘生痰,郁而化热,痰热壅塞气道,蕴结胸膈胃肠所致。小儿阳常有余,阴常不足。阴伤而阳气独胜,火盛动风,故发病急暴。主症:突然抽搐,痰壅气促,舌苔黄腻而燥,脉弦滑数。治以清热化痰,平肝息风,方用羚角钩藤汤、牛黄抱龙丸。

(4)食滞惊风:由于乳食失节,食滞郁结,积于胃肠,脾胃运化不及,谷反为滞,郁而化热,小儿肝常有余,脾常不足,脾虚肝旺,引动肝风。主症:纳呆,腹胀腹痛,或便下酸臭,舌苔垢厚,脉滑大而数。治以消食导滞,辟秽镇惊。方用保和丸、玉枢丹。

(5)惊恐惊风:由于小儿神气怯弱,乍见异物,乍闻异声,或不慎跌仆,暴受惊恐,惊则伤神气乱,恐则伤志气下,气血阴阳紊乱,神志不宁,惊风出生。主症:多不热,面青手足不温,时时惕动,惊恐不安,舌苔一般如常,指纹青。治以镇惊安神。方用远志丸、琥珀抱龙丸。

3. 鉴别诊断

(1)高热惊厥:多见于 6 个月—3 岁的患儿,先有发热,随着体温的骤然升高出现短暂的全身性惊厥发作,伴有意识丧失。惊厥持续时间短暂,一般一次发热中惊厥只发作一次。神经系统检查和脑电图均正常。

(2)中枢神经系统(CNS)感染及其毒素引起的惊厥:此类惊厥发病年龄、季节与原发病密切相关。4 岁以下的患儿中枢神经系统感染引发惊厥的比例大,约占 45％;乙型脑炎多发生在夏季;流行性脑脊髓膜炎多在冬、春季发生,皮肤伴发出血性皮疹;化脓性脑炎脑膜炎,无明显季节性;惊厥常呈反复发作,持续时间长,发作时多伴有意识障碍、嗜睡、烦躁、呕吐及昏迷等,甚至呈惊厥持续状态神经系统检查阳性体征,血常规及脑脊液检查可协助诊断。常见疾病有细菌性脑膜炎和脑脓肿、结核性脑膜炎、病毒性脑炎、脑膜炎和脑寄生虫病等。

(3)非 CNS 急性严重感染引起的惊厥:此类惊厥由全身严重感染引起的急性中毒性脑病诱发脑细胞缺血、脑组织水肿所致,常见疾病有重症肺炎、消化道感染(细菌性、病毒性胃肠炎)、泌尿道感染(急性肾盂肾炎)、败血症和传染病(麻疹、猩红热、伤寒)等。

(二)治疗

1. 中医治疗 本病以痰、热、惊、风四证为主要临床特点。痰有痰热、痰火和痰浊之分。高热神昏,喉中痰鸣,则为痰热上蒙清窍;躁狂谵语,语言错乱,则为痰火上扰清窍;深度昏迷,嗜睡不动,或神志痴呆,则为痰浊蒙闭清窍。风亦有外风和内风的不同,外风为邪在肌表,症见抽搐发作次数较少,多只有 1 次,持续时间短,为风热扰动肝经所致;而内风邪热在里,症见神志不清,反复抽搐,病情较重,为热入心营,内陷厥明所致,临床上常为痰、热、惊、风并俱,故以清热、豁痰、镇惊、息风为急惊风总的治疗原则。

(1)风热动风

[证候] 发热,头痛,咳嗽,咽红,鼻塞流涕,烦躁不安,突然痉厥昏迷,舌红,苔薄黄,脉浮数。

[辨证] 本证为风邪郁而化热,热扰心肝二经而致。临床以风热表证伴一过性神昏抽搐为特征。

[治法] 疏风清热,息风定惊。

[方药] 银翘散加减。抽搐发作可加石决明、钩藤、白僵蚕,或加服小儿回春丹平肝息风定惊;痰蒙清窍者,加天竺黄、石菖蒲清心化痰开窍。

(2)温热疫毒

①邪陷心肝

[证候] 在原发温热疾病基础上,出现高热不退,头痛项强,恶心呕吐,突然肢体抽搐,神志昏迷,面色发青,甚则

肢冷脉伏,烦躁口渴,舌红,苔黄腻,脉数。

[辨证]　本证多见于原发温热疾病(重症肺炎、流行性腮腺炎等),温热之邪炽盛,内陷心肝,心神被扰,肝风内动而致。临床以原发急性温热疾病过程中出现发热、神昏、抽搐为特征。

[治法]　平肝息风,清心开窍。

[方药]　羚角钩藤汤合紫雪丹加减。高热者,加山栀、黄芩、黄连、生石膏清热解毒;昏迷狂躁者,加安宫牛黄丸清心开窍;痰盛者,加石菖蒲、天竺黄、胆南星化痰开窍;大便秘结者,加大黄、芦荟通腑泻热,釜底抽薪;抽痉频繁者,加石决明、全蝎息风解痉;头痛剧烈者,加夏枯草、龙胆草清肝泻火;呕吐不止者,加半夏、玉枢丹降逆止呕。

②气营两燔

[证候]　病来急骤,高热,狂躁不安,剧烈头痛,神昏谵妄,抽痉,颈项强直,口渴,舌质深红或红绛,苔黄燥,脉数。

[辨证]　本证多见于夏至之后,感受春温伏毒或暑热疫毒之邪,邪热炽盛,内陷厥阴所致。临床以春温、暑温疾病过程中出现高热、神昏抽搐、头痛项强为特征。

[治法]　清气凉营,息风开窍。

[方药]　清瘟败毒饮加减:频繁抽搐者,加羚羊角、全蝎、僵蚕、钩藤平肝息风;神志昏迷者,加服至宝丹、紫雪丹、安宫牛黄丸清心开窍;若高热,喉间痰鸣者,加石菖蒲、郁金、竹沥清热涤痰。

(3)湿热疫毒

[证候]　持续高热,神志昏迷,谵妄烦躁,反复抽搐,腹痛拒按,呕吐,大便黏腻或夹脓血,舌红,苔黄腻,脉滑数。

［辨证］　本证多见于夏秋之季，感受湿热疫毒之邪，犯于肠腑，陷于心肝所致。临床以高热，神昏抽搐，下痢赤白脓血为特征。

［治法］　清热化湿，解毒息风。

［方药］　黄连解毒汤合白头翁汤加减。苔厚腻，大便黏腻者，加生大黄、厚朴清肠导滞，化湿解毒；呕吐频繁者，加半夏、玉枢丹辟秽解毒止吐；若出现面色苍白，四肢厥冷，呼吸浅促，脉微欲绝的阳气欲脱之证，可急服参附龙牡救逆汤，回阳救逆。

（4）暴受惊恐

［证候］　暴受惊恐后突然抽痉，惊惕不安，惊叫急啼，甚则神志不清，四肢厥冷，大便色青，苔薄，脉乱不齐。

［辨证］　本证由于小儿元气不足，神气怯弱，暴受惊恐，神明受扰所致。临床以有暴受惊恐病史，突然抽搐，面色时青时白，如人将捕之状为特征。

［治法］　镇惊安神，平肝息风。

［方药］　琥珀抱龙丸加减。本方用量不宜过大，也不宜长期服用，以免耗伤正气。若风痰八络者，选用茯苓、朱砂、石菖蒲、远志、龙齿化痰安神，镇惊息风；若面白少华，神疲乏力为气虚血少者，宜加黄芪、茯苓、当归、白芍益气养血安神。

2. 中成药

（1）小儿牛黄散用于风热动风证。每次 0.3～0.9g，每日 2 次口服。

（2）安宫牛黄丸用于邪陷心肝证。每次 1－3 岁 1/4 丸，4－6 岁 1/2 丸，7－9 岁 2/3 丸，10－14 岁 1 丸，每日 1 次口服。

（3）牛黄镇惊丸用于暴受惊恐证。每次 1/2～1 丸，每日 1～2 次口服。

3. 西医治疗　　惊厥急症处理的目的是防止脑损伤，减少后遗症，但对症治疗的同时，尽可能查明原因，针对病因治疗是解除惊厥发作的根本。治疗的基本原则：维持生命功能；药物控制惊厥发作；寻找并治疗引起惊厥的病因；预防惊厥复发。

（1）一般处理

①体位：抽搐发作时，切勿强力牵拉，导致瘫痪或强直等后遗症。将患儿平放于床，头侧位，并用纱布包裹压舌板，置于上、下牙齿之间，以防咬伤舌体。

②保持呼吸道通畅：痰涎壅盛者，随时吸痰，并给予吸氧。

③密切观察患儿生命体征：注意观察患儿的面色、呼吸、血压、脉搏的变化。

④维持营养及体液的平衡。

（2）抗惊厥药物的应用：当一种抗惊厥药物疗效不满意时，可以重复应用一次或与其他药物更替使用，但不可反复连续使用同一药物，以免引起蓄积中毒。

①地西泮：首选药，本药的优点是对惊厥持续状态有效，而且比较安全，作用快，静脉给药数秒钟可进入脑组织，数分钟内于血和脑组织达到峰值，但缺点是作用短暂，30 分钟后很快下降，剂量过大可引起呼吸抑制，特别是与苯巴比妥合用时可能发生呼吸暂停和血压下降，故应进行呼吸、血压监测。地西泮静脉注射，剂量为每次 0.25～0.5mg/kg，

速度不超过每分钟 1～2mg,新生儿每分钟 0.1～0.2mg(最大剂量不超过 10mg,婴幼儿不超过 2mg),必要时可在 20 分钟后重复静脉注射。

②苯巴比妥:止惊效果好,维持时间长,不良反应少,负荷剂量 15～20mg/kg,分 2 次静脉注射(速度每分钟<50mg),24 小时后给维持剂量每日 3～5mg/kg。本药与地西泮重叠应用时应监测呼吸、血压、血气和脑电图,并准备气管插管。

③苯妥英钠:一般在地西泮、苯巴比妥处理无效后使用,对惊厥持续状态时可用 15～20mg/kg,分 2 次静脉注射,速度不超过每分钟 10mg/kg,24 小时后给予 5mg/kg 维持量。需要监测血压和心电图。

④10％水合氯醛:可用 10％水合氯醛(0.5ml/kg)稀释后灌肠。

(3)对症治疗

①控制高热:应用退热药和物理降温。

②降低颅压:严重而反复惊厥者常有脑水肿存在,可给予 20％甘露醇每次 0.5～1g/kg 静脉注射,并加利尿药呋塞米以脱水治疗;同时应用肾上腺皮质激素以减轻脑水肿,降低颅内压,减轻颅内炎症,给予地塞米松每日 0.2～0.6mg/kg,分次静脉注射,连用 3～5 天。

③对于原因不明的新生儿惊厥,病因治疗比抗惊厥药物的使用更重要。低血糖引起的新生儿惊厥,应立即给予 10％葡萄糖 2～4ml/kg 静脉滴注;低血钙引起的新生儿惊厥可给予 10％葡萄糖酸钙 1～2ml/kg 加入 5％葡萄糖 1～2 倍稀释,缓慢静脉滴注,以纠正可能存在的低血糖、低血钙。

新生儿惊厥频繁时也可能是由于维生素 B_6 缺乏或依赖症造成的,病因治疗采用静脉注射维生素 B_6 50～100mg,惊厥发作可立即停止。

二、慢惊风

慢惊风来势缓慢,抽搐无力,时作时止,反复难愈,常伴昏迷、瘫痪等症。慢惊风主要由素体虚弱或久病伤及脾胃,导致脾胃虚弱或脾肾阳虚,脾土既虚则土虚木亢,肝旺生风;脾肾阳虚则形成慢脾风;肝肾阴虚则阴虚风动。其病位在脾、肾、肝,疾病性质以虚为主。

慢惊风一般属于虚证,多起病缓慢,时抽时止,有时仅表现摇头或面部肌肉抽动,或某一肢体反复抽动,患儿面色苍白或萎黄,精神疲倦,嗜睡或昏迷。辨证时以脏腑辨证和八纲辨证相结合,既要辨清肝、脾、肾等脏腑,又要辨明阴、阳的虚衰。慢惊风的治疗,重在治本,其治疗原则以温中健脾、温阳逐寒、育阴潜阳和柔肝息风为主。

1. 脾肾阳衰

[证候]　精神委顿,嗜睡或昏迷,面白或灰滞,口鼻气冷,额汗不温,四肢厥冷和大便澄澈清冷,手足蠕蠕震颤,舌质淡,苔薄白,脉沉细无力。

[辨证]　本证为脾肾阳衰的危重阶段,即所谓"纯阴无阳"的慢脾风证。由脾肾阳衰,肝经失于温煦所致。临床以神昏,面白,四肢厥冷和手足蠕蠕震颤为特征。

[治法]　温补脾肾,回阳救逆。

[方药]　固真汤合逐寒荡惊汤加减。附子温中回阳,为治慢惊要药。气脱甚者,宜用炮附子助温阳之力;慢惊但

见阳虚阴盛、纯阴无阳时,即可投用附子,不必有所顾忌。

2. 脾虚肝旺

[证候] 形神疲惫,神志不清,反复抽搐,时作时止,抽搐无力,面色萎黄,不欲饮食,大便稀溏,色带青绿,时有肠鸣,四肢欠温,舌质淡,苔白,脉沉弱。

[辨证] 本证由于脾虚肝旺,肝阳亢而生风所致。临床以抽搐无力、神疲面萎、嗜睡露睛和纳呆便溏为特征。

[治法] 温中健脾,柔肝息风。

[方药] 缓肝理脾汤加减。若四肢厥冷、大便澄澈清冷者,可加附子、肉桂、炮姜温阳补虚;若抽搐频发者,可加钩藤、天麻、白芍、菊花柔肝息风。

3. 阴虚风动

[证候] 精神倦怠,面色潮红,身热消瘦,五心烦热,肢体拘挛或强直,抽搐时作,大便干结,舌质绛少津,少苔或无苔,脉细数。

[辨证] 此种急惊或他病经久不愈而来,热久伤阴,肝肾阴虚,阴不潜阳所致。临床以低热消瘦,手足心热,肢体拘挛或强直为特征。

[治法] 滋补肝肾,育阴潜阳。

[方药] 大定风珠加减。若见阴虚潮热者,可加银柴胡、地骨皮、青蒿清虚热;若见强直性瘫痪者,可选用虫类搜风药物,如全蝎、乌梢蛇、地龙、僵蚕搜风剔邪,但风药多燥,故宜佐当归、白芍等养血润燥之品。

三、临床心得

小儿惊风是临床中常见的一种抽搐征象,引起的原因很多,但总以外感时邪,内蕴食、火、痰、惊吓等,引动肝风为主,急惊多属实证、热证,为痰火所致,或因外感郁热高热而惊厥,必欲解表达邪,总以清热化痰、镇惊息风为治。慢惊风多见于久病、大病之后,多属正虚,或虚实兼见证,治应扶正为主,祛邪为辅,脾胃弱者调中气,阴血虚者宜养血柔肝,兼息风安神。慢脾风纯属虚寒之证,为无风可息无惊可镇,多因小儿体弱正伤,只宜温补固护正气,不可用息风镇惊之药,尤其犀羚脑麝更易耗散真元,用之反促其命期,不可不慎。

前人对"惊"字有两种理解,既指外因惊吓,又指动风抽搐。如只见惊悸不安等证,多用镇惊安神之品,不用全蝎、蜈蚣等止痉之药。一般只抽用钩藤、菊花,重则用僵蚕、地龙,严重时方用全蝎、蜈蚣之类。在止痉当中应注意化痰,亦有经清热化痰而风见止的妙用,必要时平肝之横逆,如青皮之类理气疏肝,肝郁得疏则风可息。对身无热而抽搐者多宜柔肝健脾或育阴潜阳。对婴幼儿药量宜轻,对体壮实热者可配合针刺法。急惊一般多由于高热引起,如热退,或因表邪汗出后,大多能停止抽搐,止后神志多清醒,除抽后略睡片刻者外,多不昏迷,如出现昏迷者,多为营热或其他原因,应详查。对于发热不高而见抽搐的患儿,多属体质素弱,或按现今所说缺钙症,此类近似慢惊,用药不宜过凉,可用镇惊安神或息风化痰,如钩藤、竺黄、蝉蜕、菊花之类,龙骨、牡蛎镇坠之药亦可用。

对平素性情急躁患儿,虽非如成人之肝旺,但亦须理气疏肝。以平横逆,药用如青皮、川楝子等。肝热盛者,羚羊角、龙胆草亦可选用。如正虚邪盛时,亦可羚羊配合西洋参清补同施。对急性发作时配合针刺救急,如合谷、太冲、十宣等穴均可放血泻热,一般预后较好。如抽搐不止预后多不良,即《黄帝内经》所论厥而不反则死之证。本病须与癫痫鉴别。

惊风预兆:惊风虽然以惊厥抽搐为主证,但在临床上尚有许多征象,也属于动风或抽风的先兆。清代王清任《医林改错》说:"凡欲动风之前,必先有抽风之症。"常见的如:弄舌、吐舌、舌斜、舌卷囊缩、口撮、口噤、口斜、不能吮乳、咬牙齿、牙关紧急、摇头、颈项强直、鼻翼煽动、昏睡露睛、眼神惊恐、惕动不安、哭叫无泪、头发上逆、面青、指纹青、山根青、太阳穴青筋暴露、大便绿色,其他如撮空理线,循衣摸床均为风象,此等症不必全见,但见一二即是风证。

第三节　癫　痫

癫痫(癫痫)是由多种原因引起的脑部慢性疾病,临床表现为意识、运动、感觉、认知及自主神经功能等方面的障碍。而癫痫发作(epileptic seizure)是指脑神经元过度超同步放电引起的一过性症状或体征。二者的含义不同,前者指反复癫痫发作为主要表现的慢性脑功能障碍性疾病;而后者是一种症状,既可以是癫痫患者的临床表现,又可以出现在其他急性疾病中。

癫痫可发生于任何年龄,半数以上起病于 10 岁以内,一般认为,男性发病稍高于女性。其预后与病因、发作类型、发作频率、起病年龄及治疗是否合理等多种因素有关。

本病相当于中医学"痫病""癫痫"范畴。

一、诊断要点与鉴别诊断

不同癫痫发作类型的临床表现不同。

(一)小儿常见的几种癫痫综合征

多年的临床研究发现,有些患儿的临床特征及脑电图表现有共性,而且在发病年龄及转归方面也有一定的规律性。因此总结出了多种癫痫综合征,如小儿良性癫痫伴中央-颞区棘波,儿童失神癫痫,婴儿痉挛症,Lennox-Gastaut综合征,全面性癫痫伴热性惊厥附加症等。

1. **伴中央-颞区棘波的小儿良性癫痫**　占小儿癫痫20%,发病年龄 2—14 岁,以 5—10 岁最多,男孩多于女孩。常有家族癫痫史。发作与睡眠关系密切,多在入睡后不久或清晨要醒时发作。发作类型为局灶性发作,表现为口、咽部和一侧面部的抽动,可泛化成大发作。发作间期脑电图背景波正常,在中央区和颞中区出现棘波、尖波或棘-慢综合波。大多数智力发育正常,预后良好,多在 20 岁前停止发作,少数变异型,对认知功能产生一定影响。

2. **儿童失神癫痫**　3—13 岁起病,5—9 岁高峰,女孩多于男孩,有明显遗传倾向。表现为频繁的失神发作,持续数秒,不超过 30 秒,不跌倒。典型脑电图为双侧同步的全部性3Hz 棘-慢波。该病易于控制,预后良好。

3. **婴儿痉挛症**　又称 West 综合征。主要特点为婴儿期起病,频繁的强直痉挛发作,高峰失律脑电图和智力发育障碍。本病90%以上在 1 岁以内发病,4—8 个月最多。临床表现为屈肌型痉挛、伸肌型痉挛和混合型痉挛。屈肌型痉挛较多见,呈两臂前举内收,头和躯干前屈,全身屈曲如虾状。伸肌型痉挛较少，头后仰，两臂向后伸展。痉挛多成串发作，可连续 10 余次甚至数十次。思睡或刚醒时容易发生。脑电图表现高峰失律（即持续不对称、不同步的高幅慢波，杂以尖波、棘波或多棘波，节律紊乱）。预后不良，常合并有严重智力低下和运动发育落后，部分患儿可转为 Lennox-Gastaut 综合征。

4. Lennox-Gastaut 综合征　1—7 岁起病，2—5 岁为发病高峰。临床发作形式多样，其中强直发作最常见，其次，有不典型失神发作、失张力发作、肌阵挛发作等。发作频繁，常有癫痫持续状态。发作期间脑电图背景活动变慢，清醒时有 1.5～2.5Hz 慢棘慢波。患儿大多伴有智力和运动发育落后，治疗困难，预后不良，是儿童期常见的一种难治性癫痫综合征。

5. 全面性癫痫伴热性惊厥附加症　热性惊厥家族史的儿童，6 岁之后仍有频繁的热性惊厥，或者出现不伴发热的全面性强直阵挛发作，为热性惊厥附加症。属常染色体显性遗传，预后良好，大多 25 岁前或儿童后期停止发作。

（二）癫痫持续状态

癫痫持续状态指癫痫发作持续 30 分钟以上，或反复发作且发作间期意识不能恢复超过 30 分钟以上者。突然停药、药物中毒、更换药物不当或感染高热等是癫痫持续状态的常见诱因。

（三）辅助检查

1. 脑电图　对癫痫的诊断和分型具有重要价值。发作间期脑电图有癫痫样放电支持癫痫的诊断。癫痫波形包括棘波、尖波、棘慢波、尖慢波、多棘慢波和突出于正常背景的阵发性高幅慢波等。由于部分类型的癫痫在入睡时异常放电明显增多,因此脑电图描述应包括清醒和睡眠的图形。

2. 长程监测脑电图　包括 24 小时便携式脑电图监测和录像脑电图监测。前者可延长记录时间,并能记录完整的自然睡眠—觉醒周期,明显提高癫痫患者脑电图的阳性率;后者在记录脑电图的同时进行同步录像,可帮助分析发作时的症状表现与脑电图的关系,有利于发作性质的鉴别和癫痫发作类型的判断。

3. 神经影像学检查　包括 CT、磁共振成像技术(MRI)、单光子发射性 CT(SPECT)及正电子发射性 CT(PET)等。CT 最易发现脑内钙化灶,MRI 组织对比度高,血管病变诊断能力强,对发现颞叶癫痫的海马硬化及神经系统变形和发育畸形有较大价值,PET 和 SPECT 从神经元代谢及血流灌注方面反映脑功能的变化。

(四)鉴别诊断

1. 癔症　患儿性格内向,神志不丧失,瞳孔无变化,不出现咬伤、跌伤或大小便失禁,暗示治疗有效,脑电图检查无异常。

2. 晕厥　多发于较大儿童,有家族史。晕厥常无先兆,少见咬伤和尿失禁,无明显后遗症,脑电图检查正常。有的患儿心电图检查异常,直立试验阳性。

3. 屏气发作　多发 6—18 个月的小婴儿,青紫型屏气发作是因患儿发脾气、恐惧,大声哭闹后出现青紫、憋气;苍白型又称迷走血管型,由于愤怒及恐惧后表现苍白、无力,少数有肌肉抽动。两种类型均在数分钟后缓解,没有意识丧失。

4. 抽动障碍　表现为不自主的、反复的快速的一个部位或多个部位肌肉运动性抽动和发声。意志可控制暂时不出现。脑电图无癫痫样放电可鉴别。

二、治疗

(一)中医治疗

1. 辨证论治　癫痫辨证重在进行惊、风、痰、瘀等病理因素的辨别,临床应根据病史、发作诱因及症状表现综合分析。治疗以豁痰化瘀、镇惊息风为主。惊痫者宜镇惊安神,风痫者宜息风定痫,痰痫者宜涤痰开窍,瘀痫者宜活血通窍。若虚中夹实,则攻补兼施。

(1)瘀血痫

[证候]　常有产伤或颅脑外伤史,发作时头晕眩仆,神智不清,四肢抽搐,抽搐部位较为固定,头痛,消瘦,大便干硬如羊屎,舌红少苔或见瘀点,脉涩,指纹沉滞。

[辨证]　本证有明显的产伤或脑外伤病史。临床以每次发作的部位、症状大致相同,发作的时间呈一定周期性,有瘀血留滞症状为特征。年长女孩的发作,可与月经周期有关,一般在行经前或经期血量少时易于发作。

[治法]　活血化瘀,通窍息风。

[方药]　通窍活血汤加减。抽搐较重者,加全蝎、地龙通络止痉;血瘀伤阴者,加生地黄、白芍、当归养阴活血。

(2)惊痫

[证候]　起病前常有惊吓史,发作时惊叫,吐舌,急啼,神志恍惚,面色时红时白,惊惕不安,如人将捕之状,四肢抽搐,夜卧不宁,舌淡红,苔白,脉弦滑,乍大乍小,指纹色青。

［辨证］　本证多有惊吓或较强的精神刺激史,临床以平素胆小易惊,烦躁易怒;发作时惊叫急啼,精神恐惧,四肢抽搐为特征。

［治法］　镇惊安神。

［方药］　镇惊丸加减。抽搐明显者,加全蝎、蜈蚣息风止痉;夜卧不安者,加磁石、琥珀(冲服)镇惊安神。

（3）风痫

［证候］　发作时突然仆倒,神志丧失,继而抽搐,颈项及全身强直,两目窜视,牙关紧闭,口吐白沫,口唇及面部色青,舌苔白,脉弦滑。

［辨证］　本证多由惊风反复发作变化而来。临床以发作时肢体抽搐明显,常伴有神志不清,口吐白沫,口唇色青为特征。发作时间较长者,可危及生命。

［治法］　息风定痫。

［方药］　定痫丸加减。抽搐频繁者,加磁石(先煎)平肝息风;大便秘结者,加大黄(后下)通便泻热;烦躁不安,心火偏盛者,加黄连、山栀、淡竹叶清心降火。久治不愈,出现肝肾阴虚、虚风内动之象者,可加用白芍、甘草、当归、生地黄柔肝止痉。

（4）痰痫

［证候］　发作时痰涎壅盛,喉间痰鸣,神志恍惚,状如痴呆,或为失神,瞪目直视,或仆倒于地,手足抽搐不甚明显,肢体麻木、疼痛,骤发骤止,舌苔白腻,脉滑。

［辨证］　本证为痰气逆乱,扰腑阻络所致。临床以发作时抽搐症状较轻,而神识被蒙症状明显,或仅见头痛、腹痛、肢体麻木疼痛症状为特征。若见精神狂躁者多为痰郁

化火,痰火上扰所致。

[治法] 涤痰开窍。

[方药] 涤痰汤加减。抽搐较甚者,加僵蚕、天麻息风止痉;痰涎壅盛者,加白金丸祛痰解郁。若痰阻气滞,主要表现反复腹痛、头痛,或恶心呕吐,精神抑郁或烦躁多汗,大便不调者,宜用疏肝理脾汤合二陈汤加减,顺气豁痰,柔肝止痛。痰火上扰,发作时神志不清,精神异常,或幻视幻听,平素性情急躁,大便干结者,宜用泻青丸合礞石滚痰丸加减,清肝泻火,化痰开窍。

(5)脾肾两虚

[证候] 发病年久,屡发不止,抖动,时有眩晕,智力迟钝,腰膝酸软,神疲乏力,少气懒言,四肢不温,睡眠不宁,大便稀溏,舌淡红,苔白,脉沉细无力。

[辨证] 本证以发作性抖动,伴智能发育迟滞为临床特征。

[治法] 补益脾肾。

[方药] 河车八味丸加减。抽搐频繁者,加鳖甲、白芍滋阴潜阳息风;智力迟钝者,加益智仁、石菖蒲补肾开窍。

(6)脾虚痰盛

[证候] 癫痫发作频繁或反复发作,神疲乏力,面色无华,时作眩晕,食欲欠佳,大便稀薄,舌质淡,苔薄腻,脉濡缓。

[辨证] 本证以癫痫反复发作,伴见脾胃虚弱证候为临床特征。

[治法] 健脾化痰。

[方药] 六君子汤加味。大便稀薄者,加山药、白扁豆、藿香健脾燥湿;纳呆食少者,加山楂、神曲、砂仁醒脾开

胃。癫痫反复发作,经久不愈,损伤气阴,偏于气虚者,重用太子参,白术健脾益气;偏于阴虚者,加用生地黄、龟板、黄精滋阴补肾;气阴两伤者,加服河车八味丸补气养阴。

2. 中成药

(1)琥珀抱龙丸:用于惊痫。每次 1 丸,每日 2 次口服。薄荷汤或温开水送下。

(2)医痫丸:用于惊痫。每次 1～2 丸,每日 2 次口服。

3. 针灸疗法

(1)耳针:取脑点、神门、心、脑干、皮质下、肝、肾,每次 2～4 穴,强刺激,留针 20～30 分钟。

(2)体针:发作期取穴人中、十二井(或十宣)、内关、涌泉,用泻法。发作后取穴大椎、神门、心俞、丰隆、合谷,平补平泻法;并灸百会、手三里、足三里。均隔日 1 次。

4. 推拿疗法 分阴阳,推三关,退六腑,推补脾土,推肺经天门入虎口,运八卦,赤凤摇头,揉中渚,掐总筋,掐揉行间,掐揉昆仑。

(二)西医治疗

小儿癫痫已经确诊要及早治疗,根据发作类型选药,单药治疗,剂量个体化,简化服药次数。

1. 药物治疗

(1)苯巴比妥:对各年龄段出现的强直-阵挛发作、肌阵挛以及全身强直发作均有效,对简单部分发作及精神运动性发作效果良好。全日量分 1～2 次口服,需 12～15 天药在体内达到稳定状态。定期查血药浓度。不良反应常产生困倦、头昏并易激动。服药 1～2 周内能适应。

(2)苯妥英钠:单纯部分性发作和全身强直-阵挛发作;

对复杂部分性发作、强直性发作亦有效。口服、静脉注射可治疗癫痫持续状态。本药在有效剂量范围内,很少发生不良反应,但长期服用则可导致胃肠道不适、肝功能异常、粒细胞及血小板减少、认知功能和记忆力下降;也可能出现低血钙及骨软化;不育症或阳痿、多毛症;皮肤和淋巴腺增生;更多见的是齿龈增生,但停药后可逐渐消失。

(3)卡马西平:部分性发作及强直-阵挛发作,对简单部分发作尤其复杂部分性发作效果最好,作为首选药。口服,3~4天达稳定状态。不良反应常见的为头晕、困倦、视物模糊及复视。也可能出现平衡障碍、眩晕、眼震、共济失调及感觉过敏;出现皮疹多见,但不影响认知功能。

(4)丙戊酸钠:对各型癫痫发作均有效,尤其失神发作时为首选药物;另对全身性强直-阵挛发作也有很好的效果。也可用于单纯部分性发作、复杂部分性发作、肌阵挛性发作、失张力发作及婴儿痉挛症的治疗。全天剂量分2~3次口服。常见的不良反应为胃肠道功能障碍,包括食欲减退、恶心、呕吐、消化不良腹泻或便秘等;特别注意肝损害,故服用中一定要定期检查肝功能。

(5)扑痫酮:强直-阵挛性发作、复杂部分性发作、局限性发作,特别对苯巴比妥和苯妥英钠治疗无效者可改用此药。不良反应:会出现嗜睡、眼球震颤、共济失调等症状;长期服用能导致巨细胞贫血、白细胞数减少、血小板减少、再生障碍性贫血等,要定期检查血常规。

(6)乙琥胺:对失神小发作效果好;对肌阵挛发作和失张力发作亦有一定的效果。口服,每日2次,先从小剂量开始,4~7日增加剂量,直至控制发作。但不能超过最大剂量。不良反应常见有食欲减退、恶心、呕吐、呃逆；也可见嗜睡、头晕、易激动、共济失调等神经系统症状；少见粒细胞、血小板减少和皮疹；罕见系统性红斑狼疮。

(7)氯硝西泮：对肌阵挛发作及失神发作效果好，对复杂部分发作也有效。口服 2 周达稳定状态，静脉注射可治疗癫痫持续状态。常见的不良反应为困倦、嗜睡、头昏，肌张力减低和肌无力，注意力分散。儿童可有唾液分泌和支气管分泌增加。

(8)托吡酯：为广谱抗癫痫新药，对各类癫痫发作均有效，其中原发性、继发性全身强直-阵挛发作及单纯或复杂部分发作效果尤其明显。对肌阵挛、婴儿痉挛也有效。不良反应常见有头晕、疲乏，复视，眼球震颤，嗜睡，重者思维异常，精神错乱，共济失调。也可见厌食及体重下降。

2. 病因治疗　继发于脑肿瘤、脑炎、脑血管病和部分代谢性疾病等，治疗癫痫同时也要去除病因。

3. 免疫治疗　部分患儿免疫力低可给免疫增强药。

4. 对症治疗　癫痫发作合并精神障碍者可用氟派定醇或泰必利。

5. 手术治疗　癫痫发作无法控制；有定位明确的可切除单侧局部病灶或皮质异常区为手术治疗适应证。常用手术方法包括脑皮质病灶切除术、前颞叶切除术、大脑半球皮质切除术、癫痫的立体定位手术治疗。

三、临床心得

癫痫是一种反复发作的疾病，临床以突然仆倒，昏不知人，口吐涎沫，两目上视，四肢抽搐，喉中异声，片刻即醒，醒后如常人为特征。癫痫为儿科一种比较常见又难治的疾病，其发病原因颇不一致。有因惊恐伤及肝肾者，有因饮食不节损伤脾胃者，有因先天等因素损伤脑络遗留者。但儿童多见之因，不外食、痰、热、惊，故临证有风痫、惊痫等，其主要导致发病者多由于风痰上逆，蒙闭清窍所起，小儿神识未充，饮聚为痰涎，痰积则热生，热郁易惊恐，惊则风动。风、热、湿、寒因素为最，频频复发，不能制止，为风痰上逆。风痰聚散无常，聚则而发，散则而平，故治疗以清热泻肝、化痰息风为主。腹痛发痫者，常因偏嗜寒凉饮食，湿困脾阳，聚湿酿痰，痰随风动，上逆清窍而作抽搐。此证未发之时先腹痛，面青，喉间时时如咽物；发作之时，两目上窜，四肢抽搐，口吐涎沫，脘腹胀满。急则治标，宜用息风平肝，继用理脾除痰，温中散寒，缓解腹痛。

第四节　脑性瘫痪

脑性瘫痪（CP）（简称脑瘫）是指受孕开始至婴儿期非进行性脑损伤和发育缺陷所致的综合征，主要表现为运动障碍及姿势异常，可伴有智力低下，惊厥发作，行为异常，听力、视力障碍等。

根据脑瘫临床症状和体征的描述，属于中医学"五迟""五软""五硬"和"痿证"的范畴。病理变化为大脑皮质神经细胞变性坏死、纤维化；大脑皮质各层次的神经细胞数目减少、层次紊乱、变性、胶质细胞增生。

一、诊断要点与鉴别诊断

(一)诊断要点

认真询问病史和体格检查,遵循脑瘫的定义,一般可建立正确诊断。需注意以下几点:①引起脑性瘫痪的脑损伤为非进行性;②引起运动障碍的病变部位在脑部;③症状在婴儿期出现;④有时合并智力障碍、癫痫、感知觉障碍及其他异常;⑤除外进行性疾病所致的中枢性运动障碍及正常小儿暂时性的运动发育迟缓。

诊断条件:①持续存在的中枢性运动障碍;②运动及姿势发育异常;③反射发育异常;④肌张力及肌力异常;⑤引起脑瘫的病因学依据;⑥头颅影像学佐证(MRI、CT、B 超)。前 4 项为必备条件后 2 项为参考条件。

(二)临床表现

以出生后非进行性运动发育异常为特征,有以下 4 种表现。

1. 运动发育落后和主动运动减少　患儿的粗大运动(抬头、翻身、坐、爬、站立及行走)和手指的精细动作发育等均落后于同龄正常儿;瘫痪部位肌力降低,主动运动减少。

2. 肌张力异常痉挛型　表现为肌张力增高;肌张力低下型表现为肌肉松软;手足徐动型表现为变异性肌张力不全。

3. 姿势异常　受异常肌张力和原始反射延迟消失不同情况的影响,患儿可出现多种肢体异常姿势。

4. 反射异常　多种原始反射消失延迟;痉挛型脑瘫患儿腱反射活跃,可引出踝阵挛和巴氏征阳性。

(三)临床分型

根据瘫痪的不同性质,可分为以下不同类型。

1. 痉挛型 是临床上最常见的脑瘫类型,主要病变在锥体系。表现为肌张力增高、肌力差,腱反射亢进,病理反射阳性。两侧上肢肘关节屈曲,腕关节掌屈,拇指内收,下肢髋关节屈曲、膝关节屈曲,足跖屈。扶站时,足尖着地,膝反张,步行时呈剪刀步态等异常姿势。可见四肢瘫,或双瘫,或偏瘫。

2. 不随意运动型 主要表现在锥体外系,临床的主要特征为全身肢体的不随意运动增多,表现为手足徐动,四肢震颤,舞蹈样动作,肌张力不全等。

3. 肌张力低下型 此型比较少见,往往是其他类型的过渡形式。临床主要表现为肌张力低下,自主运动很少,抬头、坐位困难,常取仰卧位,仰卧位时,四肢外展、外旋,形成蛙姿位。

4. 共济失调型 多由小脑损伤引起,患儿表现有意向性震颤,眼球震颤,张口流涎,平衡功能障碍,躯干摇摆多动,步态不稳,走路时两足间距加宽,肌张力低下,肌肉的收缩调节能力障碍等。

5. 强直型 全身肌张力显著增高,四肢呈僵硬状态,自主运动很难完成,被动活动也难达正常范围。

6. 混合型 在患儿身上同时具有两种类型或两种类型以上脑瘫的特点。临床上最多见于痉挛型与不随意运动型相混合。

(四)辅助检查

1. 头颅 CT 脑瘫头颅 CT 异常以脑白质发育不良、脑室扩大、变形、脑软化症为主,同时也有蛛网膜下腔增宽、脑积水、脑萎缩、脑皮质发育不良、脑穿通畸形、胼胝体发育不良或缺如、脑裂畸形、巨脑回等表现。

2. 头颅 MRI　MRI 技术是目前明确脑部结构损伤的重要诊断技术,对确定脑瘫的病理类型、病因及损伤时间有重要意义,其改变与脑瘫类型、出生胎龄、病因及损伤时间密切相关。MRI 的影像改变主要表现为脑白质病变、弥漫性或局灶性脑萎缩和先天发育畸形。临床研究中发现不同类型脑瘫的 MRI 异常表现各有特点,痉挛型双瘫以脑室周围白质软化症(PVL)为主;偏瘫型多为单侧脑损伤,亦可见双侧损害;四肢瘫表现为广泛、弥漫、双侧脑损伤;不随意运动型脑瘫表现为基底病变或 PVL,共济失调型脑瘫表现为先天性小脑发育不良。

3. 脑电图　对于早期发现脑瘫患儿是否伴有癫痫具有重要意义。

4. B 超检查　适用于囟门未闭的小婴儿。

(五)鉴别诊断

脑性瘫痪需同单纯运动发育落后或一过性的运动障碍、婴儿脊髓性进行性肌萎缩、脑白质营养不良、苯丙酮尿症及硬肿症和解颅相鉴别。

1. 婴儿脊髓性进行性肌萎缩　为常染色体隐性遗传病,出生时一般情况尚可,患儿智力正常,大多数患儿于 3~6 个月后出现,对称性肌无力,肌张力低下,腱反射减低或消失等。本病呈进行性,无力情况逐渐加重,可与脑瘫患儿鉴别,脊髓 MRI 和肌电图可协助诊断。

2. 脑白质营养不良　为常染色体隐性遗传性疾病,1—

2 岁发病前运动发育正常。发病后,症状呈进行性加重,表现为步态不稳,语言障碍,视神经萎缩,最终呈去大脑强直。

3. 硬肿症　硬肿症是新生儿时期特有的一种严重疾病,是由多种原因引起的局部甚至全身皮肤和皮下脂肪硬化水肿,常伴有低体温及多器官功能低下的综合征。

4. 解颅　重度解颅的患儿可见囟门迟闭、发育迟缓、神识呆钝、抬头困难、行走不稳、痫证发作等表现。但其根本病因病机在于先天不足、气血亏损,或外感时邪,郁阻经络,水湿停聚于颅内所致。临床常有头颅增大、青筋暴露、叩之呈破壶音、目珠呈"落日状"或两目斜视、头痛及呕吐等特征性表现。

二、治疗

(一)中医治疗

本病主要采用脏腑辨证与经络辨证相结合的方法。对脑性瘫痪患儿进行辨证时,以往多从虚而论,随着对脑性瘫痪认识的加深,本病也可为虚实夹杂证。表现为手足徐动或智力障碍,多病在肝肾;表现为肌肉软弱无力,手足躯体痿软者,多病在脾肾;表现为肢体强直拘挛,肌肉瘦削,多病在肝脾,为虚实夹杂证。治疗原则以健脾、柔肝、补肾为主,病久而有气血虚怠之候者,则佐以益气养血。

1. 辨证论治

(1)脾肾两亏

[证候]　头项软弱,不能抬举,腰膝痿软,口软唇弛,吮吮或咀嚼困难。肌肉松软无力,按压失于弹性。面白,舌淡,苔薄白,脉沉无力。

［辨证］　本证以头项软弱,肌肉无力,腰膝痿软为临床特征。

［治法］　健脾补肾,生肌壮骨。

［方药］　补中益气汤合补肾地黄丸加减。伴元气不足而哭声无力者,加人参或太子参健脾益气;口干者,加石斛、玉竹滋养胃阴;大便秘结者,加当归、火麻仁润肠通便。

（2）肝肾亏虚

［证候］　肢体不自主运动,关节活动不灵,手足徐动或震颤,动作不协调。或语言不利,或失听失明,或失聪,舌淡,苔薄白,脉细软。

［辨证］　本证以肢体不自主运动,或震颤,或智力障碍,语言不利为临床特征。

［治法］　滋补肝肾,强筋健骨。

［方药］　六味地黄丸合虎潜丸加减。失明者,加桑葚、沙苑子或羊肝食疗养肝明目;失语者,加远志、郁金、石菖蒲化痰开窍。

（3）痰瘀阻络

［证候］　自出生之后反应迟钝,智力低下,肌肤甲错,毛发枯槁,口流痰涎,吞咽困难,关节强硬,肌肉软弱,动作不自主,或有癫痫发作,舌质紫暗,苔白腻,脉沉涩。

［辨证］　本证以病程较长,智力低下,肢体运动不灵,关节僵硬为临床特征。

［治法］　涤痰开窍,活血通络。

［方药］　通窍活血汤合二陈汤加减。肢体强直者,加当归、鸡血藤养血活血;抽搐者,加龙骨、牡蛎、天麻、钩藤息风止痉。

（4）肝强脾弱

［证候］　肢体强直拘挛，强硬失用，烦躁易怒，遇到外界刺激后加重，食少纳呆，肌肉瘦削，舌质胖大或瘦薄，舌苔少或白腻，脉沉弱或细。

［辨证］　本证以病程较长，肌肉瘦削，肌张力增高，肢体强直拘挛为临床特征。

［治法］　柔肝健脾，益气养血。

［方药］　缓肝理脾汤加减。肢体强直者，加黄精、当归、伸筋草、透骨草养血柔肝；食欲欠佳者，加焦山楂、鸡内金健脾消食。

2. 针灸疗法

（1）头针：头针治疗形式多样。多取百会、四神聪、神庭、风池、本神、脑空、脑户、风府及哑门等。

（2）体针：主要穴位为足三里、三阴交、合谷、曲池、外关、阳陵泉、大椎、环跳等。辨证配穴，上肢瘫取手三里、臂臑、臑俞、极泉等；下肢瘫者取昆仑、八风、委中、梁丘、血海、足临泣等；颈、腰软弱无力者取督脉穴、夹脊穴、天柱、肾俞；手功能障碍者加八邪；尖足者取解溪、太溪、昆仑；足外翻者加太溪；足内翻者加昆仑；斜视者加太阳、阳白、睛明、四白、印堂；听力障碍者加耳门、听宫、听会、翳风；流涎加廉泉、地仓、颊车、下关、迎香、承浆；语言障碍、发音不清、吞咽困难者加廉泉、通里、内关；智力低下或注意力不集中者加神门、通里；癫痫者加申脉、照海；二便失禁者取上髎、次髎、中极、关元等穴。

辨证配穴：先天不足，肝肾不足者加背部督脉腧穴、肝俞、肾俞、太溪、三阴交；后天失养，心脾亏虚者加上脘、中脘、下脘、巨阙、气海、天枢;脾胃虚弱者加中脘、脾俞、足三里;痰瘀互阻,脑窍闭塞者加丰隆、膈俞。输合配穴:上肢部取三间、曲池、后溪、小海;下肢部取足临泣、阳陵泉、太白、阴陵泉或陷符、足三里。

(3)灸法:是利用某种易燃材料(如艾绒等)和(或)某种药物,放在体表穴位上或患处进行烧灼、温熨或贴敷,借助火的温和热性及药物的功效,通过经络穴位的作用,温通气血,扶正祛邪,调整人体生理功能的平衡,从而达到治疗和保健目的的一种外治方法。

3. 推拿疗法　采取按、揉、捏、拿等手法作用于患肢。肌张力较高时手法宜轻柔;肌力较低时手法宜重。应用摇、扳、拔伸等手法改善肌腱的挛缩,使患肢尽量恢复于功能位。在推拿过程中配以点按穴位,头部取头维、百会、四神聪等穴;手部取阳溪、合谷、三间和曲池等穴;足部内、外翻分别取丘墟、太溪、商丘、昆仑等穴;背部的督脉、夹脊穴及膀胱经两条侧线多用叩脊法、点脊法和捏脊法等手法。通过推拿可促进血液循环,缓解痉挛,增强肌力,降低肌张力。

4. 中药外治法　先将当归、牛膝、伸筋草、透骨草、木瓜、红花、白芍、川芎、黄芪、鸡血藤等药物研磨成粉末,装入特制的小布袋里,扎口,用水浸湿,放进蒸汽炉内煎煮,再将药液倒入熏洗治疗仪水位调至中档以上,温度控制在 38~42℃,使患儿裸身躺入辅有透气治疗巾的熏洗床上,头部以下盖上包被,熏蒸时间为 15 分钟/次。熏蒸后将煎药蒸炉内的浓缩药液注入药浴盆,与温水混合,成为温热的含药洗液,让患儿洗浴,时间为 15 分钟/次。

(二)西医治疗

重视早期康复治疗,特别是出生后 3~9 个月的阶段内采取中西医综合康复疗法,即中医辨证、推拿、针灸与西医体能运动训练、技能训练、语言训练等相结合,纠正患儿异常姿势,促进正常运动发育,力求患儿全面的康复。

1. **药物治疗** 目前尚未发现治疗脑性瘫痪的特效药物,年龄较小的患儿可根据情况适当给予营养神经类药物,如脑活素、胞磷胆碱,但不宜长期应用。临床上常用 A 型肉毒素肌内注射治疗痉挛型脑性瘫痪患儿,可引起较持久的肌肉松弛作用。对合并症状如癫痫者可应用抗癫痫药物。

2. **运动疗法** 主要是通过运动功能训练来促进运动及姿势发育,控制异常运动模式,纠正异常姿势,以达到康复的目的。临床上常用 Bobath 疗法、Vojta 疗法等。

3. **作业疗法** 主要是通过训练上肢活动能力,恢复各种精细协调动作及手部运动的灵巧性,调节手眼协调及感知、认知功能。

4. **语言训练** 主要通过听力、发音、语言和咀嚼吞咽功能的协同矫正,提高语言能力和交流能力。

5. **音乐文化疗法** 通过音乐和游戏、体育比赛等形式来训练和矫正患儿的生理缺陷,缓解和调节患儿的情绪,提高其身体的协调性、灵活性,促进其身心功能的改善。

6. **感觉统合治疗** 通过此训练使患儿的前庭、本体感觉和固有感觉得到康复,平衡性、协调性等得到提高。

7. **物理疗法** 如高压氧、电疗、光疗、磁疗、超短波、温热疗法、激光疗法、水疗、生物反馈疗法等,对患儿的康复能起辅助治疗作用。

8. **手术治疗** 主要用于痉挛型脑性瘫痪,目的是矫正畸形,恢复和改善肌力与肌张力。

三、临床心得

脑性瘫痪临床辨证可见心脾两虚和脾虚肝亢之证。发育迟缓,四肢痿软,肌肉松弛,咀嚼无力,语言迟滞,智力低下,发稀萎黄,或伴精神呆滞,吐舌,口角流涎,或伴神疲体倦,面色不华,食少纳差,大便秘结,舌淡胖,苔少,脉细缓或细弱,指纹淡红,为心脾两虚,治以健脾养心,补益气血。发育迟缓,伴手足震颤,肢体扭转,表情怪异,或四肢抽动,时作时止,或伴吞咽困难,言语不利,口角流涎,或伴面色萎黄,神疲乏力,不思饮食,大便溏稀,舌淡,苔白,脉沉弱或弦细,指纹淡红,为脾虚肝亢,治以健脾益气,柔肝息风。

（杨红新　黄　倩）

第9章　心理障碍性疾病

第一节　小儿多动症

　　小儿多动症属儿科疑难杂症,近年来其发病率有逐渐增加的趋势。该病以精神不集中,多动,情绪多变,学习困难为主要临床特征。西医学认为本病为脑功能轻微障碍,中医学则认为是由心脾肝肾的阴阳失调所致,并将其分为心脾两虚、肝肾阴亏两个证型。

　　注意缺陷多动障碍(ADHD)又称儿童多动综合征。是儿童时期最常见的一种神经行为障碍,临床以与年龄不相称的注意力不集中,不分场合的动作过多,情绪冲动,可伴有认知障碍和学习困难,智力正常或基本正常为特征。好发年龄为6—14岁。男孩发病较多,患者通常需要长期接受治疗。

　　本病与中医学中的"脏躁""躁动"类似,又因易出现精神涣散、注意力不集中导致的学习障碍,称作"健忘"等。

一、诊断要点与鉴别诊断

(一)诊断标准

诊断本病主要根据病史、体格检查和心理测试。2013

年美国《精神疾病诊断统计手册》第5版（DSM-Ⅴ）诊断标准。在诊断标准中强调本病的多动、冲动及注意力不集中与正常小儿的发育年龄不相称，因此生理性的与年龄相应的多动，不能诊断为本病。

（二）临床表现

1. 活动过度　多数患儿自幼即表现过度活动、格外活泼等，学步时往往以跑代走；至学龄前期和学龄期症状更趋明显，常表现为多动不宁、翻箱倒柜、课堂上小动作多，喜欢插嘴，常干扰别人，不听劝阻等。

2. 注意力不集中　患儿主动注意功能明显减弱，不能过滤无关刺激，即便是游戏时也常常不专心；学龄前及学龄期注意力难以集中，听不清或者记不住老师布置的作业，或难以完成作业，做任何事情都不能善始善终。

3. 情绪不稳、冲动任性　患儿缺乏自制能力，易激惹，对愉快或不愉快的事情常出现过度反应。想要什么，非得立刻满足不可。情绪不稳定，常常喊叫吵闹，做事不顾后果等。

4. 学习困难　尽管本病患儿大多智力正常或接近正常，但因多动、注意力不集中而给学习带来一定的困难。

5. 其他　可出现某些共患病，如对立违抗障碍、品行障碍、焦虑障碍、心境障碍、特定的学习障碍等，部分患儿合并抽动症。

（三）辅助检查

目前尚无特异性辅助检查，脑电图、脑诱发电位、智能测试、影像学检查等对鉴别诊断有一定帮助，但不能作为诊断依据。

(四)鉴别诊断

1. **正常顽皮儿童**　主要以主动注意力和是否能自我制约为鉴别点,正常儿童多数时间能集中精力,在集体中可遵守纪律、自我约束。

2. **广泛性发育障碍(PDD)**　孤独症谱系障碍患儿常伴有明显的多动和异常兴奋行为,特征是语言落后和社交障碍、活动内容刻板、难与他人沟通,故不难鉴别。Asperger综合征患儿具有较好的语言沟通能力和认知水平,但社交困难更明显,活动单调和重复性多,自我为中心更显著,具有特殊而顽固的偏好,无法与他人建立友谊。

3. **精神发育迟滞(MR)**　MR患儿常伴有注意缺陷和多动,但同时有明显的智力低下(IQ＜70)、语言和运动发育落后,可能有相应的遗传病史,中枢兴奋剂疗效不及ADHD显著,少有ADHD的其他特征之一。

4. **儿童精神分裂症**　多起病于10岁以后,病前社会功能正常,表现为情感淡漠、孤僻离群、行为怪异、思维脱离现实,可伴有幻听幻觉及被害妄想。

5. **抽动障碍**　以运动性抽动和发声性抽动为主,其多动是因肌肉抽动引起,与本病容易鉴别。

二、治疗

以八纲辨证为主,结合脏腑辨证,以明确病位。阴静不足者,症见注意力不集中,自控制力差,情绪不稳,神思涣散;阳亢躁动者,症见动作过多,冲动任性,急躁易怒。在心者,注意力不集中,情绪不稳定,多梦烦躁;在肝者,易于冲动,易激惹,容易发怒,常不能自控;在脾者,兴趣多变,做事有始无终,记忆力差;在肾者,学习成绩差,记忆力欠佳,或有遗尿,腰酸乏力等。

本病以调和阴阳为原则,实则泻之,虚则补之,虚实夹杂者治以攻补兼施,标本兼顾。

(一)中医治疗

1. 肝肾阴虚

[证候]　多动难静,急躁易怒,冲动任性,注意力不集中,动作笨拙,遇事善忘,或学习成绩低下,或有遗尿,腰酸乏力,或五心烦热,睡眠不宁,舌红,苔少,脉弦细数。

[辨证]　本证以急躁易怒,冲动任性,注意力不集中,记忆力差,五心烦热为临床特征,辨证时应注意辨肾阴虚和肝阳亢。

[治法]　滋阴潜阳,宁神益智。

[方药]　杞菊地黄丸加减。夜寐不安者,加酸枣仁、五味子养心安神;盗汗者,加浮小麦、煅龙骨、煅牡蛎敛汗宁神;急躁易怒者,加石决明、钩藤平肝息风;大便秘结者,加火麻仁、黑芝麻润肠通便;记忆力差者,加石菖蒲、远志宁神益智。

2. 心脾两虚

[证候]　神思涣散,精神倦怠,做事有始无终,动作散漫无目的,情绪不稳,头晕健忘,记忆力差,多梦易惊,面色萎黄,或食少便溏,舌淡苔白,脉虚细弱。

[辨证]　本证以神思涣散,注意力不集中,情绪不稳,倦怠乏力为临床特征。

[治法]　健脾益气,养心安神。

[方药]　归脾汤合甘麦大枣汤加减。神思涣散者,加

益智仁、龙骨养心敛神；睡眠不宁者，加五味子、首乌藤养血安神；记忆力差，动作笨拙，苔厚腻者，加半夏、陈皮、石菖蒲化痰开窍；小动作多，自汗出者，加煅龙骨、煅牡蛎宁神敛汗。

3. 痰火内扰

[证候]　多动多语，冲动任性，急躁易怒，注意力不集中，兴趣多变，胸闷烦热，懊恼不眠，口苦食少，溲赤便结，舌红，苔黄腻，脉滑数。

[辨证]　本证以多动多语，冲动任性，急躁易怒，懊恼不眠为临床特征。

[治法]　清热泻火，化痰宁心。

[方药]　黄连温胆汤加减。烦躁易怒者，加钩藤、夏枯草、龙胆草平肝泻火；大便秘结者加决明子、生大黄通腑泻火。食滞纳呆者，加莱菔子、麦芽、蔻仁消食醒脾；狂躁不宁者，加礞石滚痰丸降火逐痰开窍。

4. 脾虚肝旺

[证候]　注意力涣散，多动多语，坐立不安，兴趣多变，烦躁不宁，急躁易怒，言语冒失，记忆力差，胸闷纳呆，睡眠不实，面色无华，便溏，舌淡红，苔薄白，脉弦细。

[辨证]　本证偏肝旺证以多动多语，兴趣多变，急躁易怒，脉弦为临床特征，偏脾虚证以注意力涣散，记忆力欠佳，纳呆，便溏，舌淡为临床特征。

[治法]　健脾疏肝，宁心安神。

[方药]　逍遥散加减。烦躁易怒，加生石决明、钩藤、栀子平肝除烦；睡眠不安者，加琥珀、酸枣仁、珍珠母养心安神。

（二）西医治疗

除了对患儿进行认知行为、疏泄疗法、感觉统合训练及合理管理教育等行为治疗外,药物治疗是目前 ADHD 治疗的主要方法。主要应用的是中枢兴奋药(如哌甲酯)、选择性 NE 再摄取抑制药(托莫西汀),对中枢兴奋药治疗效果不理想并伴有焦虑和抑郁的患者可应用三环类抗抑郁药(如丙米嗪),伴有抽动障碍的 ADHD 患儿可选择去甲肾上腺素能受体激动药(可乐定)等需定期随访,注意观察其疗效和不良反应。

(三)心理治疗

对于多动症儿童除药物治疗外,心理治疗也十分必要,应注意以下几点。

(1)切不可歧视,否则会造成他们不应有的心理创伤,更不利于治疗。

(2)教育与药物治疗相结合,药物治疗为教育创造条件,教育必须依靠家长、老师的身教及言教。

(3)重视"正强化",及时表扬,避免惩罚。

(4)启发自觉,改造个性。他们的"可塑性"很大,要纠正已经偏移的个性,要持之以恒,循循善诱,启发他们自觉、有意识地磨炼,培养自我克制能力。

(5)家长及老师不能对患儿一味迁就,这样不利于其良好个性的发展,也不要总向患儿灌输"你有病"的思想,要让他觉得自己和别的孩子是一样的,知道自己存在哪些问题就够了,不要给孩子增加心理负担。

总之,小儿多动症虽属儿科疑难杂症,但并非不治之症,依中医辨证论治配合心理治疗必可收到较好疗效。

三、临床心得

儿童多动症是儿童精神卫生方面的一个重要课题,近十几年这方面的研究在我国有很大进展，家长及老师都比较重视儿童的多动问题，虽然多动症儿童智力正常，但因患儿正值生长发育，学习知识的重要阶段，注意力不集中，多动、冲动不但影响个人的生活、学习、品质的培养及前途，也给家长及家庭生活带来不安，所以往往家长和老师都十分渴望能得到有效的治疗。

中医学认为小儿"脾常不足""肝常有余""肾常虚"，与儿童多动症的发病关系密切，临床所见患儿大多表现为心脾两虚或肝肾阴虚证候。分型是根据证候的主次而分，实际两型之间互关互联，相互影响。肾为先天之本，若患儿先天不足，再加后天失养，形成肝肾阴虚体质，阴阳失于平衡。血属阴，肝肾阴虚血亦虚，血不养心则注意力涣散，易忘事。脾为后天之本，小儿饮食不会自控，"饮食自倍，肠胃乃伤"，脾运失司，生化乏源，先天之肾得不到充养，阴血无以化生，心脾两虚而发诸候。

在具体治疗用药上要注意治标与治本相结合。治标是指在辨证用药基础上根据患儿多动特点加用重镇安神之品，缓解症状。多动儿童一般睡眠差，故要重视佐用安神宁心之品。治疗肝肾阴虚型时应以益肾养阴为重，因为肝肾同源，肾阴盛则肝之阴血充，通过滋养肝肾，养血和血来柔肝敛阴，平肝潜阳。

第二节　抽动障碍

抽动障碍（TD）曾称多发性抽动症（MT）、抽动-秽语综合征（TS），是起病于儿童和青少年时期，以不自主、反复、快速的一个或者多部位肌肉（群）运动或者发声抽动，甚至猥秽语言为主要临床表现的慢性神经精神疾病。病程中既有运动障碍，又有行为障碍，常与强迫和多动等行为以及情绪障碍共存。发病无季节性，起病年龄为 2－21 岁，以 5－10 岁最多见；发病率为 0.05％～3％，男性多于女性，男女之比为（3～5）∶1。病程持续时间较长，可自行缓解或加重。

中医古代文献中无本病的记载，根据临床表现，可归于"肝风""抽搐""痉风""颤震""梅核气""郁证"等范畴。病因病机多为肝风内动或风痰扰动，与热、痰、瘀等病理因素相关，病位主要在肝，与心、脾、肺、肾等其他四脏相关。治疗上，中药内服以辨证论治或五脏分治等为原则，还有针灸、中西医结合治疗等疗法。

一、诊断要点与鉴别诊断

（一）诊断要点

采用临床描述性诊断方法，以临床现象学诊断为主，依据抽动症状及相关伴随精神症状表现进行诊断，可参照美国《精神障碍诊断和统计手册》第 5 版（DSM-Ⅴ）。

1. Tourette 障碍

（1）在疾病的某段时间内存在多种运动和（或）一个或更多的发声抽动，两者同时存在。

（2）于 18 岁之前发生。

（3）抽动的频率可以增加或减少，但第一次抽动持续时间超过 1 年，1 年内症状缓解不超过两个月。

（4）这种障碍不能归因于某种物质（如可卡因）的生理效应或其他躯体疾病（如亨廷顿舞蹈病、病毒后脑炎）。

2. 慢性运动或发生抽动障碍

(1)起病于 18 岁之前。

(2)运动抽动或发声抽动为主要临床表现,但运动抽动和发声抽动并不同时存在。

(3)抽动常 1 天多次,每天或间断出现,抽动时间持续 1 年以上。

(4)这种障碍不能归因为某种物质(如可卡因)的生理效应或其他躯体疾病(如亨廷顿舞蹈病、病毒后脑炎)。

(5)不符合 Tourette 障碍的诊断标准,除外小舞蹈症、药物或神经系统其他疾病所致。

3. 暂时性抽动障碍

(1)于 18 岁之前发生。

(2)抽动每天发生,1 天多次,已持续 2 周,但不超过 1 年。

(3)单个或多个运动和(或)发声抽动,常表现为简单运动抽动。

(4)这些症状不能用药物(如可卡因)的影响或其他疾病(如亨廷顿舞蹈病、病毒后脑炎)来解释。

(5)不符合 Tourette 障碍或持续性(慢性)运动或发声抽动障碍的诊断标准。

(二)临床表现

1. 运动性抽动 为本病早期主要临床症状之一。常由眼、面部开始,表现为突然、快速、多变、难以控制、反复发生、无节律的抽动。简单运动性抽动,由眨眼、挤眉、噘嘴、作怪相、摇头、耸肩、甩臂、搓指、握拳、挺胸、扭腰、收腹、踮脚、抖腿、步态异常等;复杂运动性抽动,多表现为稍慢似有目的的动作行为,如冲动性触摸东西、弯腰、后仰、下蹲、屈膝、走路旋转、猥亵动作等。抽动可因情绪激动、紧张而加重,睡眠及全神贯注于某种活动时,抽搐明显减少。

2. 发声抽动 分为简单发声和复杂发声,简单发声为清嗓、清鼻腔声,呈爆破音、呼噜音、咳嗽、喷鼻声、气喘声等;舌肌抽动则发出"咂舌""咔嗒""嘘""吱""嘎"声。复杂发声则出现重复语言、模仿语言、唠叨等。

3. Tourette 综合征 又称抽动-秽语综合征,发声抽动与运动抽动同时存在,往往在最不适合的地点和场合,以罕见的抑扬顿挫、无理方式、大声地表达猥亵语言。

4. 其他 约有半数的患儿会出现共鸣,最常见的形式是模仿他人的语言、习惯等。本病还常伴有行为紊乱,轻者躁动不安、过分敏感、易激惹或行为退缩,重则呈现难以摆脱的强迫行为、注意力不集中、破坏行为及学习困难等。但患儿智力正常,体格及神经系统检查未见异常。

(三)辅助检查

无特异性辅助检查,脑电图、头颅 CT 或 MRI 等检查有助于排除脑部其他器质性病变。

(四)鉴别诊断

需与风湿性舞蹈病、癫痫、肌阵挛发作等疾病鉴别。

1. 肌阵挛 是癫痫发作的一个类型,具有发作性,每次持续时间短暂,常伴意识障碍,脑电图异常,抗癫痫药治疗有效。

2. 风湿性舞蹈病 6 岁以后多见,女孩居多,是风湿热主要表现之一。表现为四肢较大幅度、无目的、不规则的舞蹈样动作,生活经常不能自理。肌张力减低,无发声扣动或秽语症状,抗风湿治疗有效,可资鉴别。

二、治疗

对于暂时性抽动或者轻、中度患儿无明显精神行为障碍者,可以中医辨证治疗为主,以平肝息风、豁痰定抽为基本治则,同时可配合心理治疗;症状严重,病程较长,影响学习和工作者,应注意辨别其合并其他精神障碍的种类,采用中西医结合并进行精神、行为干预的综合治疗措施。

(一)中医治疗

1. **辨证论治** 以八纲辨证为主结合脏腑辨证,分清虚实及所累及脏腑,就虚实辨证而言,起病较急、病程较短、抽动频繁有力者,属实,多由肝郁化火,或痰火扰心所致;而起病较缓、病程较长、抽动无力、时作时止者,属虚或虚实夹杂,常由脾虚或阴虚所致,根据脏腑阴阳虚实辨证,各随其宜,实证治宜清肝泻火,豁痰息风;虚证治宜滋肾补脾,柔肝息风。

(1)痰火扰心

〔证候〕 头面、躯干、四肢肌肉抽动,频繁有力,喉中痰鸣,怪声不断,或口中异声秽语,烦躁口渴,睡眠不安,便秘溲赤,舌质红,苔黄腻,脉滑数。

〔辨证〕 本证以喉中痰鸣,怪声不断,烦躁口渴,睡眠不安为临床特征。

〔治法〕 泻火涤痰,清心安神。

〔方药〕 黄连温胆汤加减。抽动甚者,合止痉散平肝息风止痉;积滞内停者,加山楂、麦芽、槟榔消食导滞;睡眠不安者,加珍珠母、莲子心清心安神。怪声不断者,加石菖蒲、苍耳子、蝉蜕疏风通窍。

（2）肝亢风动

[证候]　抽动频繁有力，挤眉眨眼，面部抽动明显，烦躁易怒，噘嘴喊叫，声音高亢，摇头耸肩，面红目赤，大便秘结，小便短赤，舌红，苔黄，脉弦数。

[辨证]　本证以抽动频繁有力，面部抽动明显，烦躁易怒为临床特征。

[治法]　清肝泻火，息风镇惊。

[方药]　天麻钩藤饮加减。抽动频繁者，加全蝎、僵蚕平肝息风止痉；喉中痰鸣怪声者，加竹茹、地龙清热化痰止痉。

（3）阴虚风动

[证候]　耸肩摇头，肢体震颤，筋脉拘急，咽干清嗓，挤眉眨眼，性情急躁，口出秽语，睡眠不安，形体消瘦，五心烦热，大便干结，舌质红绛，舌苔光剥，脉细数无力。

[辨证]　本证以肢体震颤，咽干清嗓，五心烦热，性情急躁为临床特征。

[治法]　滋阴潜阳，柔肝息风。

[方药]　大定风珠加减。心神不定、惊悸不安者，加茯神、钩藤、炒枣仁养心安神；血虚失养者，加何首乌、玉竹、沙苑子、天麻养血柔肝。

（4）脾虚肝旺

[证候]　腹部抽动明显，抽动无力，时发时止，时轻时重，喉中吭吭作响，面色萎黄，精神疲惫，食欲减退，睡卧露睛，舌质淡，苔白或腻，脉沉弦无力。

[辨证]　本证以腹部抽动明显，抽动无力，时发时止，

时轻时重,面色萎黄,精神疲惫为临床特征。

[治法] 益气健脾,平肝息风。

[方药] 缓肝理脾汤加减。喉中痰鸣者,加桔梗、紫苏子降气化痰利咽;食少便溏者,加神曲、麦芽、白扁豆、山药理脾开胃;抽动频繁者,加白芍、鸡血藤活血通络,柔肝缓急。

2. 中成药

(1)杞菊地黄丸:用于阴虚风动证。每次 3～6g,每日 2～3 次口服。

(2)当归龙荟丸:用于肝亢风动证。每次 2～3g,每日 2～3 次口服。

(3)菖麻息风片:用于肝风夹痰证。4－6 岁,每次 1 片;7－11 岁,每次 2 片;12－14 岁,以上每次 3 片,每日 3 次口服。

(二)西医治疗

1. 心理治疗 包括对患者进行支持性心理治疗、行为治疗和对家长进行指导等,目的在于让患儿及其家长调整家庭关系,了解疾病的性质、症状及波动的原因,消除人际关系和环境中可能对症状的产生或维持有不良作用的因素,减轻患儿因抽动症状所激发的焦虑和抑郁情绪,并积极配合治疗以外,还应合理安排患儿作息时间和日常活动内容,避免过度紧张和疲劳。

2. 药物治疗

(1)改善抽动症状:氟哌啶醇、硫必利、匹莫齐特比较常用,其中氟哌啶醇为多巴胺受体强有力的阻滞药,剂量应从每日 0.25～1mg 开始,分 2～3 次服用;视临床具体情况每 4～7 天增加 0.25～0.5mg,直至症状完全控制为止,一般每天总量为 1.5～4mg,最大不超过 8mg,硫必利则较和缓,口服开始剂量为每次 50mg,每日 2～3 次,最高剂量不超过每日 300mg。

(2)改善伴发障碍:伴多动者,首选可乐定,为 α 肾上腺素能阻滞药,尤其作用于 α_2 肾上腺素能受体,有口服片剂和经皮肤治疗的贴片此外,合并其他精神障碍的患儿可采用相应的如抗抑郁、抗强迫等疗法。

三、临床心得

抽动障碍是小儿常见的神经系统疾病之一,与心、肝、肾有密切关系。肾为先天之本,肾阴是人体阴液的根本。如肾阴不足,肝失濡养,表现出阴虚阳亢、引动肝风的证候,可出现耸肩、抬胸、摇头、点头等表现,按之脉弦,按其脏腑经络,其病在肝,其本在肾。可运用治病求本的治则,采用了滋补肝肾之阴、平肝潜阳的方法,取得较满意的效果。

临床上常用的平肝潜阳的药物:生龙骨、生牡蛎、珍珠母、生磁石、代赭石等。常用的滋补肝肾之阴的药物:枸杞子、首乌藤、生地黄、熟地黄、女贞子、当归、白芍、阿胶等。并佐以鳖甲清虚热,石菖蒲开心窍豁痰。

(唐　敏　王　倩)

第 10 章　内分泌系统疾病

第一节　性早熟

性早熟是以青春期特征在儿童时期提早出现为特征的一类小儿内分泌疾病。目前国内外把女孩在 8 岁或男孩在 9 岁以前出现第二性征及其他性发育征象归为性早熟。性早熟无相应中医病名。

性早熟是小儿临床最常见的内分泌疾病之一。儿童性早熟综合发病率在 0.60%～1.7%。性早熟的发生率女孩明显高于男孩,男孩与女孩比率为 1:23～1:5。中枢性性早熟由于可影响儿童的正常生长发育和社会心理健康。造成矮身材、肥胖症等不良后果,已引起社会广泛重视。 .

临床上治疗中枢性性早熟效应最强的是促性腺激素释放激素拟似剂(简称 GnRHa)治疗,该药可以有效地控制快速进展型中枢性性早熟患儿的性征及骨龄的超前,但长期使用对患儿生长轴和甲状腺轴有一定的抑制作用,并且价格昂贵。

对于大多数的早期、轻型的性早熟患儿国内主要采用中医辨证治疗,少量快速进展的中枢性性早熟则采用 Gn-RHa 治疗,这种根据性早熟的病情严重程度,在不同阶段采用中医或西医为主的治疗方法,在国内医学界已被广泛接受和应用。儿童性早熟的中医证型临床主要分为阴虚火旺证、肝郁化火证和湿热内蕴证 3 型,其中,前两型较多见。中医辨证分别采用滋阴降火、疏肝清热解郁、化痰散结清热等随症加减,取得了较好的效果。

一、诊断要点与鉴别诊断

(一)性早熟的诊断参照

中华人民共和国卫生部颁布的《性早熟诊疗指南(试行)》(2010 卫办医政发[195]号),以及中华中医药学会儿科分会《中医儿科常见病诊疗指南》中"性早熟"。中枢性性早熟的诊治可参考中华医学会儿科学分会内分泌遗传代谢学组"中枢性(真性)性早熟诊疗指南"。

性发育开始的正常年龄在不同的种族之间可有较大差异,我国性早熟的年龄诊断采用女孩 8 岁前、男孩 9 岁前出现性征发育,欧洲和日本的标准认为女性 9.5－10 岁前出现月经初潮也应属于性早熟的范畴。同时需要判定是同性性早熟还是异性性早熟。

2010 年版卫生部指南所发布的性早熟诊疗指南与以前不同,改进主要有三点:其一,按病因和发病机制分类,增加了"由外周性性早熟转化"部分;其二,把以前单独列出的第三类不完全性性早熟并入中枢性性早熟,列为"青春期发育变异";其三,加入以前国内教科书从未提过的"小青春期(minipuberty)"概念,指出 2 岁以内女孩发生的单纯性乳房早发育,可能是由于出生后婴儿下丘脑、性腺轴处于自我调整的生理性活跃状态,又称为"小青春期"。

（二）辅助检查

1. **GnRH 激发试验**　特发性性早熟患儿血浆 FSH、LH 基础值可能正常，需借助 GnRH 激发试验（亦称 LHRH 刺激试验）：一般采用静脉注射 GnRH（戈那瑞林），按 $2.5\mu g/kg$（最大剂量 $100\mu g$），于注射前（基础值）和注射后 30 分钟、60 分钟、90 分钟及 120 分钟分别采血测定血清 LH 和 FSH。

2. **血清基础性激素水平**　可在清晨空腹一次性测定 FSH、LH、PRL、E_2，但是由于有一定的波动，结果可能不准确。若第二性征已达青春期发育中期，LH 基础值＞5.0U/L，不必进行促性腺激素释放激素（GnRH）激发试验，即可诊断性腺轴发育启动。

3. **其他激素检查**　可根据患儿临床表现，选择进一步检查，如甲状腺功能减低可测定 T_3、T_4、TSH；性腺肿瘤患儿睾酮和雌二醇异常升高；先天性肾上腺皮质增生患儿血 17 羟孕酮、促肾上腺皮质激素释放激素（ACTH）、脱氢表雄酮（DHEA）、雄烯二酮明显升高。必要时还可筛查 HCG、AFP 等排除腹部相关肿瘤。

4. **骨龄**　左手和腕部 X 线摄片，又称骨龄片，是按照 Greulich-Pvle（GP）图谱或 TW-2（3）法评定骨龄，根据骨龄预测成年预期身高，是了解患儿生长潜力，及评判性早熟治疗的效果的一个理想手段。

5. **盆腔超声检查**　需常规行盆腔超声检查，可了解子宫及附件的情况，是否有畸形、是否有占位性疾病。盆腔超声波测量女孩的卵巢的容积、结构，子宫与宫颈的比例、长度。容积和子宫内膜的厚度等，有助于判断女孩性腺发育的程度。腹部超声还可帮助了解睾丸和肾上腺等病变。

6. MRI 与 CT 检查 对所有中枢性性早熟男孩、年龄过小(≤6 岁)发病或体检中有神经系统体征的女孩均应进行 MRI 扫描排除中枢病变。CT 可协助诊断腹腔肿瘤或伴肾上腺等病变。

(三)鉴别诊断

儿童中枢性性早熟的发病机制较复杂,尚难确切阐述,与神经内分泌功能密切相关。通过详细的病史询问、仔细的体格检查和必要的实验室检查,可对性早熟的类型进行初步鉴别,并进一步确定病因是特发性还是器质性。临床上中枢性性早熟、外周性性早熟,器质性性早熟与体质性早熟,特发性性早熟与部分性性早熟均需要进行鉴别诊断。

1. 乳核增大 单纯性乳房早发育多为单侧,且进展缓慢,多数可自行消退,少数两侧均出现乳核增大,并进展为中枢性性早熟,婴幼儿多无主观证候,一般多属阴虚火旺轻症;外周性性早熟临床多见误服或接触含雌激素类药物,患儿乳头及乳晕色素沉着较中枢性明显,各种体质患儿均可见。特发性性早熟多双侧,增大较快,不会自行回缩,较大年龄患儿多见乳核触痛,外阴分泌物增多或色黄,怕热、多汗、便秘、喜食肥甘,易怒,舌红或舌尖红,脉弦或略数等,阴虚火旺证和(或)肝郁化火证证候明显,部分可伴湿热内蕴证候,多为实证或虚实夹杂。

2. 阴道出血 若见于 2 岁以下患儿,症状可断续出现,可有乳核,乳房和外阴无明显色素沉着,无大小阴唇的发育,多属于"小青春期";若误服避孕药或含雌激素药品阴道出血,患儿可见外阴和乳房色素沉着明显,大小阴唇一般仍未发育成熟;特发性性早熟致月经早潮则大小阴唇均可有发育,乳房发育在 Tanner 3 期以上,乳晕及外阴也可有色素沉着,一般多属中医证型的实证。

二、治疗

(一)中医治疗

本病治疗需辨虚实。虚者由于肾阴虚为本,以致肝阴虚,阴虚则相火偏旺,以滋阴补肾,清泻相火为主;实者肝郁化火,以疏肝解郁,清肝泻火为主,兼夹湿热内蕴实证,需佐清热燥湿、化痰散结。性早熟系因肾阴不足、累及肝阴,或因肝失疏泄、郁而化热,导致肾的阴阳不平衡,相火偏旺,有时临床上两证兼见并存,或兼见嗜食肥甘、痰湿内蕴;故平衡"肾"之阴阳为治疗根本,在此基础上或泻火、或疏肝、或祛湿、或散结,随症加减治疗。

按照中医儿科常见病诊疗指南,性早熟分为三型:阴虚火旺、肝郁化火、痰湿内蕴(或湿热内蕴)。患者或夹痰,或夹湿,或夹火,或夹瘀,多为实证虚实夹杂或虚实夹杂。实际上,临床患儿单见一种证型极少,多为兼证。如以阴虚火旺为主,兼有痰湿或湿热;或肝郁化火为主,兼有湿热;需以主证为主,兼顾兼证。

1. 辨证论治

(1)阴虚火旺:患儿症见女孩提前出现乳房发育,阴道分泌物增多,阴唇发育,色素沉着,月经来潮;男孩提前出现睾丸增大,阴茎增粗,可有阴茎勃起,有胡须、喉结,阴囊皮肤皱褶增加着色,变声,甚至有夜间遗精。伴五心烦热、潮热,怕热,颧红,盗汗,烦躁易怒,咽干口燥,小便短黄,大便干结,舌红绛,少苔或无苔,脉细数。治疗原则为滋阴补肾,清泻相火。方用知柏地黄丸加减。

(2)肝郁化火:女孩提前出现乳房发育,可有乳房胀痛,阴道分泌物秽浊,阴唇发育,色素沉着,月经来潮;男孩提前出现睾丸增大,阴茎增粗,可有阴茎勃起,有胡须,喉结,痤疮,阴囊皮肤皱褶增加着色,变声,甚至有夜间遗精。伴烦躁易怒,情绪抑郁,胸胁胀闷,头晕胀痛,目赤肿痛,失眠或多梦,口苦,口干,面红,尿黄,便秘,舌红苔黄,脉弦数。治疗原则为疏肝解郁,清肝泻火。方用丹栀逍遥散加减。

(3)痰湿内蕴:女孩提前出现乳房发育,阴道分泌物色黄,量多,阴唇发育,色素沉着,月经来潮;男孩提前出现睾丸增大,阴茎增粗,可有阴茎勃起,有胡须,喉结,阴囊皮肤皱褶增加着色,变声,甚至有夜间遗精。伴身热不扬,肢体困重,口中黏腻,多食肥甘,形体肥胖,小便短赤不利,舌质淡红,苔白腻或黄腻,脉濡数或脉滑数。治疗原则为清热燥湿、化痰散结。方用知柏地黄丸合二陈汤加减。

2. 中成药

(1)知柏地黄丸:每 30 粒 6g。建议用法用量:口服,每服剂量,3－6 岁 1.5g,每日 3 次;＞6 岁 3g,每日 2 次。用于阴虚火旺证。

(2)大补阴丸:水蜜丸每 200 粒 60g。建议用法用量:每服剂量,＜3 岁 2g,3－6 岁 4g,＞6 岁 6g,每日 2 次。用于阴虚火旺证。

(3)丹栀逍遥丸:每袋 6g。建议用法用量:每服剂量,＜3 岁 2g,3－6 岁 4g,＞6 岁 6g,每日 2 次。用于肝郁化火证。

3. 耳穴贴压法　取交感、内分泌、肾、肝、神门、脾。先将耳郭用 75% 酒精消毒,以探棒找阳性反应点,然后将带有王不留行的胶布贴于阳性反应点处,手指按压,使耳郭有发热胀感。每日按压 5 次,每次 5 分钟,1 周换贴 1 次,两耳交替。用于阴虚火旺证、肝郁化火证。

(二)西医治疗

治疗原则包括祛除病因,控制或延缓性成熟速度,避免女孩过早月经早潮;抑制性激素引起的骨骺提前成熟,防止骨骺早闭,影响成年身高;预防与性早熟相关的可能心理与社会问题。

1. 病因治疗 肿瘤引起的应根据部位不同采取相应治疗,良性、恶性等分别归于手术或化疗、放疗等;甲状腺功能减低继发的可补充甲状腺素片纠正甲状腺功能,先天性肾上腺皮质增生症患者可采用皮质激素替代治疗等。

2. 药物治疗

(1)目前国内外对中枢性性早熟主要采用促性腺激素释放激素类似物(GnRHa)。系把天然 GnRH1010 的第 6 位氨基酸 L-甘氨酸被 D-色氨酸替代后应用缓释剂技术合成的长效合成激素。由于生物活性较天然显著提高,可导致受体降调节,竞争性抑制自身分泌的 GnRH,减少甚至停止垂体促性腺激素的分泌。按 $50\sim100\mu g/kg$ 体重给药,每 4 周皮下或肌内注射 1 次。本药除控制性征外,可以有效延缓患儿骨骺的愈合,保护患儿的生长潜力,缺点首次应用可能出现阴道分泌物增多甚至阴道出血,部分患儿注射 GnRHa $3\sim6$ 个月后出现生长减速,若成年预测身高明显不足,需加用生长激素治疗。

(2)孕激素:机制是通过大剂量孕激素反馈抑制下丘脑

垂体激素分泌。甲地孕酮,6～8mg/d,每日分次口服,出现疗效后减量。缺点是长期使用可致垂体 ACTH 分泌受抑制,且单独使用仅能控制性征,不能延缓骨骺愈合,临床已不推荐单独使用。

三、临床心得

单纯性乳房早发育的患儿常禀赋体质偏于内热,加之婴儿饮食主要为乳制品,燥热生火,易致患儿一过性阴阳失调,相火妄动轻症;部分患儿随年龄增长,辅食添加,营养均衡,气血阴阳调和,大部分可逐渐平复,若体质偏颇无法矫正者可转化为中枢性性早熟。

特发性性早熟者患儿或喜食荤腥,或体禀阴虚内热,肾阴虚相火旺持续存在,若肝肾阴虚,相火妄动;肝肾同源,若肾阴不足,水不涵木,肝气怫郁,失其疏泄,郁而化火,上扰肝络,则肝肾同病,需肝肾同调。

部分性早熟伴肥胖患儿,该类患儿过食膏粱厚味,喜卧少动,长期营养过剩;或先天禀赋不足,脾肾两虚,壅滞难化,损伤脾胃,聚湿成痰成瘀,气滞痰凝乳络,冲任失调,肾阴肾阳失衡,性征早现。

第二节　青春期功能失调性子宫出血

青春期功能失调性子宫出血简称青春期功血,是指青春期患者因不同原因导致生殖内分泌轴调节异常而发生的无排卵性子宫出血,是青春期月经失调的常见原因。临床上可表现为月经周期紊乱,经期延长,闭经后经血暴下或淋漓不尽,严重者可出现重度贫血,急性大量出血会伴有失血性休克。属于中医学"崩漏"的范畴,又称"室女崩漏"。

世界卫生组织(WHO)对青春期的年龄范围规定为10—20岁,在青春期初潮后2年内月经周期不规则是常见的,随着初潮后下丘脑-垂体-卵巢轴的进一步发育,不规则月经周期多能逐渐自行调整,若发生大量出血、出血时间过长、出血量过多或周期紊乱等,应视为青春期异常子宫出血。国内研究发现,青春期功血初潮时即发病占66.5%,初潮后3年内发病占89.6%,为绝大多数,初潮后4年以上发病者仅占10.4%。严重的青春期功血是青春期最常见的青少年妇科急诊之一。

崩漏是指经血非时暴下不止或淋漓不尽,前者谓之崩中,后者谓之漏下,崩与漏出血情况不同,但其病因病机基本一致,故概称崩漏,崩漏是因肾-天癸-冲任-胞宫生殖轴的严重紊乱,引起月经的周期、经期、经量的严重失调,可导致不孕症。崩,首见于《素问·阴阳别论》:"阴虚阳搏谓之崩。"漏,首见于汉代《金匮要略·妇人妊娠病脉证病治》:"妇人宿有癥病,经断未及三月,而得漏下不止者,其癥不去故也。"历代医家对崩漏进行了深入的研究,方约之在《丹溪心法附余》中提出治崩三法:"初用止血以塞其流,中用清热凉血以澄其源,末用补血以还其清。"后世医家继承并发展其治疗原则,提出"塞流""澄源""复旧"为治疗崩漏的三法。

一、诊断要点与鉴别诊断

(一)诊断要点

临床上最常见的症状是子宫不规则出血,表现为月经周期紊乱,经期长短不一,经量不定或增多,甚至大量出血。出血期间一般无腹痛或其他不适,出血量多或时间长时常继发贫血,大量出血可导致休克。根据出血的特点,异常子宫出血包括:①月经过多:周期规则,经期延长(>7 日)或经量过多(>80ml);②子宫不规则出血过多:周期不规则。经期延长,经量过多;③子宫不规则出血:周期不固定,经期延长而经量正常;④月经过频:月经频发,周期缩短(<21 日)。临床上诊断需要详细了解病史和阳性体征。

1. **病史**　注意询问患儿的发病年龄,尤其是需要了解月经的周期、出血持续的时间、出血量、有无血块,痛经情况及可能的诱因。同时需询问初潮年龄、既往月经史及既往治疗情况。此外,还需询问是否患有其他疾病,如血液病、甲状腺疾病等。

2. **体格检查**　检查有无贫血、甲状腺功能减退、甲状腺功能亢进、多囊卵巢综合征及出血性疾病的阳性体征。对于青春期患者进行常规妇科检查需要慎重,必要时可直肠指检。

(二)辅助检查

1. **实验室检查**

(1)全血细胞计数检查:了解有无贫血、血小板减少、白细胞数量和分类的改变。排除再生障碍性贫血、血小板减少症、白血病等。血红蛋白检查结果也是选择治疗方法的重要依据。

(2)血性激素水平:早卵泡期测定 FSH、LH、PRL、E_2、T,测定泌乳素水平以了解是否存在其他内分泌疾病。测定血孕酮(P)水平可以确定是否排卵,明确功血为排卵型还是无排卵型,多在月经周期第 21 天测定,孕酮水平≥3 ng/ml 时提示近期有排卵。对于阴道出血不规则者可在任何时间进行。

(3)甲状腺功能:排除是否有甲状腺功能失调,甲状腺功能亢进或减低都可能导致子宫异常出血,其中甲状腺功能减退症导致的功血可能性大。

(4)凝血功能检查:对于功血患者并不需要常规进行凝血功能检查,但是药物治疗无效的子宫出血,要考虑到凝血功能障碍的可能,部分凝血功能异常的患者可能以异常子宫出血为首发症状。

(5)尿妊娠试验或人绒毛膜促性腺激素(HCG)检测:协助除外意外妊娠。

2. 盆腔超声检查　需常规行盆腔超声检查,可了解子宫及附件的情况,是否有畸形、是否有占位性疾病(子宫内膜息肉、子宫肌瘤、子宫肌腺病等),子宫内膜厚度等。

3. 基础体温测定　检查是否有排卵,提示有否排卵及黄体功能异常。若基础体温呈单相型,提示无排卵。根据病情,必要时进行宫颈细胞学、子宫内膜取样(诊断性刮宫、子宫内膜活组织检查)和宫腔镜等检查。

(三)鉴别诊断

在诊断青春期功血前,必须与以下病症相鉴别:生殖器官炎症,如急性或慢性外阴炎、阴道炎,急性或慢性子宫内膜炎、子宫颈炎,宫颈息肉,宫内膜息肉,盆腔炎等生殖系统炎症;生殖系统肿瘤如儿童及青春期常见的卵巢囊肿,及子宫内膜癌、子宫肌瘤等;全身性疾病如血液病、肝肾衰竭、甲状腺功能亢进或减退症等所导致的生殖器官出血。此外,激素类药物使用不当,阴道异物,以及意外怀孕所引起的流产、异位妊娠等情况均可出现生殖器官的出血。

1. 月经先期、月经过多、经期延长　月经先期是周期缩短,月经过多是经量过多,经期延长是行经时间延长。这种周期、经期、经量的各自改变与室女崩漏的周期、经期、经量的同时严重失调易混淆,但上述各病各自有一定的周期、经期和经量可做鉴别。

2. 月经先后无定期　主要是周期或先或后,即提前或推后 7 天以上 2 周以内,经期、经量基本正常。

3. 经间期出血　崩漏与经间期出血都是非时而下,但经间期出血发生在两次月经中间,颇有规律,且出血时间仅为 2～3 天,不超过 7 天,自然停止。而崩漏是周期、经期、经量的严重失调,出血不能自止。

二、治疗

(一)中医治疗

室女崩漏,多责之肾、肝、脾三脏,有虚实之分,可伴有血热及血瘀的表现;崩漏为血证,病程久且易反复发作,故其治疗时,多根据发病的缓急和出血的新久,本着“急则治其标,缓则治其本”的原则,灵活掌握和运用塞流、澄源、复旧的治疗崩漏三法。塞流:即是止血,用于暴崩之际,急则塞流止血防脱。澄源:即正本清源,一般用于出血缓减后的辨证论治。复旧:即固本善后,是巩固崩漏治疗的重要阶段,用于止血后恢复健康,调整月经周期,或促排卵。青春期功血的治疗重点是止血和恢复正常的月经周期,预防复发。

1. **急性出血期辨证论治** 青春期功血急性大量出血期,须积极止血,防治脱厥之证的发生,应予以积极止血、维持血容量等方法防止休克的发生。通过辨证论治,并结合中药治疗。

(1)血热型:症见出血量多,色泽鲜红,口渴便干,面红唇赤,舌红,苔黄,脉滑数而大。治疗原则为清热固冲止血。方用清热固经汤加减。

(2)气血两虚型:症见经血非时暴崩而下,量多,色泽由红转淡,质稀,伴面色黄白,头晕乏力,心慌气短,唇甲色淡,舌质淡,脉大无力或沉细。治疗原则为益气固脱止血。方用固本止崩汤加减。

(3)血瘀型:症见出血时下时止,出血量时多时少,或量少淋漓不净,色紫暗,有血块,舌质暗红,苔白,脉细。治疗原则为活血化瘀,止血调经。方用血府逐瘀汤加减。

2. **止血后辨证论治** 血止之后则需同本调经,根据青春期少女的生理,本病以肾虚为病之本,故此时应以补肾为主,兼顾气血。方用左归丸和右归丸加减。

3. **中成药**

(1)宫血宁胶囊:每日 3 次,每次 1~2 粒,4 周为 1 个疗程。用于血热妄行者。

(2)春血安胶囊:每日 3 次,每次 4 粒,用于肝肾不足者。

(3)左归丸:每日 3 次,每次 3g,用于肝肾阴虚者。

(4)右归丸:每日 3 次,每次 3g,用于脾肾阳虚者。

(5)乌鸡白凤丸:每日 3 次,每次 3g,吞服。用于气血虚弱或脾肾两虚者。

4. **针灸疗法** 取气海、关元、中极、肾俞、次髎、三阴交、太冲穴。以直径 0.35mm 的毫针刺入,行平补平泻法。隔日 1 次,10 次为 1 个疗程。疗程间休息 3 天。

隐白穴常规消毒后,将枣核大艾炷直接置于穴上,行无瘢痕灸,灸 7 壮。隔日 1 次,10 次为 1 个疗程。疗程间休息 3 天。因可能治疗处留有瘢痕,年龄小患儿慎用。

(二)西医治疗

青春期无排卵性功血治疗的原则包括止血、治疗贫血、调整月经周期、防止复发及预防长期不排卵所带来的并发症。

1. 止血　对于没有性生活的青春期女孩,功血治疗主要采用性激素治疗,对于大量出血的患者要求在性激素治疗 6～8 小时见效,24～48 小时出血基本停止。若 96 小时以上仍有出血不止,应考虑有器质性疾病的可能,常用的方法有以下几种。

(1)孕激素治疗:单独使用孕激素(孕激素内膜脱落法)是治疗无排卵型功血的有效方法。针对无排卵患者子宫内膜缺乏孕激素影响的病理生理改变,给患者以足够量的孕酮或孕激素,使增生的内膜转变为分泌期,停药 2～3 天后,内膜规则脱落。出现为期 7～10 天的撤退出血,即所谓的"药物性刮宫",内膜脱落干净,在内源性雌激素的影响下,内膜修复而止血。若撤退出血持续 10 天以上不止,应怀疑器质性疾病的存在。

(2)雌激素治疗:子宫内膜的长期不规则破坏和脱落能导致内膜变薄,这种情况下单独使用孕激素不能止血,如果没有雌激素禁忌证,应以大剂量雌激素使增生的子宫内膜在原有厚度基础上修复创面而止血。不同患者止血的雌激素有效剂量与其内源性雌激素水平的高低正相关,原则上应以最小的有效剂量达到止血目的。所有的雌激素治疗均须序贯应用孕激素治疗,停药后出现撤退出血。

(3)口服避孕药治疗:任何一种雌、孕激素复合型单项片剂均有效。每日2次,每次1片口服,连续5~7天,尽管流血多于12~24小时停止,仍应继续服药治疗。如流血仍不停止应考虑其他诊断。此方法能限制子宫内膜生长,并使过度增生的子宫内膜退化至正常水平。

此外,高效合成孕激素、促性腺激素释放激素拟似剂及非甾体抗炎药也可以根据实际情况予以应用。

2. 调整月经周期　在止血治疗的基础上,模拟生殖激素节律,以雌孕激素人工周期疗法,促使子宫内膜周期发育和脱落,改善下丘脑-垂体-卵巢轴反馈功能,但停药后可出现反跳性排卵和重建规律月经。雌、孕激素序贯治疗即人工周期,适用于青春期功血。

3. 诊断性刮宫　功血应用性激素治疗是以子宫内膜的生理解剖特点和子宫内膜对激素反应性为基础来进行的。除罕见的功血和生殖道器质性病变引起的出血必须进行宫颈扩张和刮宫外,恰当的性激素治疗可免除患者的手术之苦。对于未婚少女,如果怀疑为子宫内膜恶性病变,则必须经过其监护人和本人同意的情况下进行诊断性刮宫。

三、临床心得

目前,部分医者在运用中医药辨治室女崩漏时采用分期辨治、分型辨治或两者结合的方法,临床上,分期分型辨治结合的方法更为常用。肝肾阴虚型与脾肾阳虚型患者，在出血期，前者滋肾益肝，选用墨旱莲、女贞子、地榆炭、元参、麦冬、生地黄、熟地黄等，后者温补脾肾，选用补骨脂、党参、黄芪、生地黄、熟地黄、菟丝子等；在缓解期，肝肾阴虚型加用墨旱莲、枸杞子、山萸肉，脾肾阳虚型则加菟丝子、巴戟天、肉苁蓉。

（杨红新　张　磊）

第11章　营养性疾病

营养是保证儿童生长发育的基础,是儿童体内新陈代谢的基本物质,包括蛋白质、碳水化合物、脂肪、维生素、矿物质、水、纤维素和维生素八大营养素。若一种或多种营养素摄入不足或过多,会导致营养障碍性疾病。其中蛋白质和(或)热量摄入不足导致蛋白质-能量营养不良,若能量摄入过多则可能发展为肥胖症;人体中的八大营养素相当于中医学中水谷精微物质,包括气血津液、精气,由中焦脾胃所化生。若饮食失调、脾胃生化不足则可形成疳证(相当于西医的蛋白质-能量营养不良),若饮食过剩、脾胃生化过多则形成肥胖。随着人们物质生活条件不断改善和生活方式的改变,重型疳证日渐减少,而肥胖症日渐增多,引起社会和政府的高度重视。在全球范围内,儿童肥胖的流行水平呈现出一个持续增长的趋势,世界卫生组织在 2010 年的报道中就指出,从 1980 年以来全球范围内的肥胖数增加了 1 倍以上,2010 年 5 岁以下的超重儿童数目超过 4000 万,且范围逐步扩大,波及许多低收入和中等收入国家,尤其是在城市中生活的儿童。据美国疾病控制和预防中心(CDC)报道显示,2011 年,在美国,约 1250 万(17%)的儿童和青少年受到肥胖的困扰。从 20 世纪 60 年代开始,在 80－90 年代间开始出现肥胖的流行并迅速增长,使儿童和青少年肥胖的数量翻了 3 倍,占 5%～15%。2005 年我国开展了全国学生体质健康调研工作,结果显示:儿童肥胖和超重的高发群体是城市男生,其中 7－9 岁的儿童超重及肥胖检出率为 23.2%、10－12 岁的儿童超重及肥胖检出率为 24.4%。儿童期肥胖不但影响生长发育,还与成年期代谢综合征密切相关,既是代谢综合征的表现之一,又在代谢综合征的形成中起重要作用,如何防治成为热点问题。合理的饮食和适量的运动是儿童单纯性肥胖症的主要干预措施,药物干预在儿童中应用较少。

第一节　单纯性肥胖

小儿单纯性肥胖是由于能量摄入长期超过人体的消耗,使体内脂肪过度积聚,体重超过一定范围的一种慢性营养障碍性疾病。近年来我国小儿单纯性肥胖症的发病率呈明显上升趋势。肥胖不仅影响小儿健康,并且增加了成年时期肥胖及心血管疾病、2 型糖尿病、高脂血症等众多严重危害人类健康疾病的患病和死亡的风险。

一、诊断要点与鉴别诊断

(一)诊断要点

一般体态肥胖,皮下脂肪积聚甚厚,分布均匀,以颈、肩、乳、胸、背、腹、臀部最为明显。患儿一般不喜欢活动,情志抑郁,易疲乏、出汗。重症者可出现气短、胸痹、眩晕等症。

1. 体重超过同性别、同身高参照人数均值的 10%～19% 者为超重;超过 20% 者可诊断为肥胖症,其中 20%～

29%者为轻度肥胖;30%～49%者为中度肥胖;超过50%者为重度肥胖。

2. 身体质量指数(BMI):是指体重和身高平方的比值(kg/m²),是评价肥胖的另一种指标。当 BMI＞同年龄、同性别的第 95 百分位数可诊断肥胖;第 85～95 百分位数为超重,并具有肥胖风险。小儿 BMI 随年龄、性别而有差异。

关于肥胖的诊断国内外尚无统一的判断标准,WHO 认为 10 岁以下和 10 岁以上应有不同的评价标准,推荐 10 岁以下儿童使用身高比体重,10—24 岁采用身体质量指数(BMI),国际肥胖问题工作组织(IOTF)认为 BMI 适宜用来判断儿童青少年超重和肥胖。WHO 和 IOTF 提出的 18 岁 BMI 超重、肥胖标准完全一样,分别为 25 和 30,而中国肥胖问题工作组制定的标准较比前两者低,18 岁 BMI 超重和肥胖界值点分别为 24 和 28。

(二)辅助检查

肥胖儿童血清胆固醇、甘油三酯大多增高,严重患者血清 β 脂蛋白也增高;常有高度胰岛素血症,血生长激素水平减低,生长激素刺激试验的峰值也较正常儿童为低。肝脏超声波检查可有脂肪肝。

(三)鉴别诊断

单纯性肥胖确诊是须与下列由各种遗传、内分泌、代谢性疾病引起的继发性肥胖相鉴别。

1. Prader-Willi 综合征。

2. Bardet-Biedl 综合征。

3. Alstrom 综合征。

4. 肥胖性生殖无能综合征(Frohlich syndrome)继发于

下丘脑及垂体病变如肿瘤。

5. 其他内分泌疾病：如肾上腺皮质增生症、甲状腺功能减退症、生长激素缺乏症等虽有体脂增多的表现，但均有其特点，故不难鉴别。

二、治疗

（一）中医治疗

肥胖症的病机为正虚邪实，以脾虚、脾肾两虚为本，痰、湿、瘀、膏、脂为标，辨证有虚实之分，但多虚实夹杂，具体宜分清常证、变证，病情轻重，一般可从病因、全身症状入手。《灵枢·卫气失常》云："肉坚，皮满者，肥……肉不坚，皮缓者，膏……皮肉不相离者，肉……必先别其类型，血之多少，气之清浊，而后调之。"指出肥胖症的辨证当先辨其类型，然后治之。

肥胖的病机为本虚标实，治疗以健脾补肾，涤痰除湿为主。健脾补肾以助运为主，不可滞邪；涤痰除湿以消导为先，不可攻伐太过反伤正气。目前，国际上制定了统一的减肥原则，即减食而不厌食，减肥而不腹泻，减体重而不减力。中医界也不主张用通腑逐水法治疗肥胖。本病治疗的关键重在循序渐进，不可急于求成，在药物治疗的同时辅以饮食控制、体育锻炼、针灸推拿，重在持之以恒。

1. 辨证论治

（1）脾虚夹湿：形体臃肿肥胖，肢体困重，可有下肢水肿，嗜睡多汗，乏力少动，腹满纳差，尿少便溏，舌淡胖，苔薄白或白腻，脉沉滑。治疗原则为健脾化痰，温中燥湿。方用苓桂术甘汤加味。

（2）胃热湿阻：形体肥胖，倦怠懒动，头胀眩晕，消谷善饥，口臭，口渴喜饮，舌质红，苔腻或微黄，脉滑。治疗原则为清胃泻热，除湿消肿。方用泻黄散加减。

（3）肝热夹湿：形体肥胖，面赤，头晕头痛，烦恼多啼，睡卧不宁，心悸气短，口苦咽干，小便黄少，舌质红，苔黄或腻，脉弦数；或见五心烦热，低热盗汗，舌尖红，脉细数等肝阴不足，阳亢内热之象。治疗原则为平肝清热，理气化湿。方用化肝煎或大柴胡汤加减。

（4）瘀阻经络：形体肥胖，肢端肥胖，遇冷紫黯，面色黧黑，胸胁胀痛，烦躁易怒，食欲亢进，舌质紫黯有瘀点，脉弦或细涩。治疗原则为温经散寒，养血通脉。方用当归四逆散加减。

（5）脾肾阳虚：肥胖水肿，腰酸腿软，形寒肢冷，疲乏无力，舌淡红，苔白，脉沉缓。治疗原则为补脾固肾，温阳化湿。方用真武汤加减。

2. 单方验方

（1）枸杞子 10～30g，冲饮，每日 2 次，用于单纯性肥胖症。

（2）赤小豆 30g，生山楂 30g，大枣 30g，水煎服，用于脾虚痰湿证。

3. 中医食疗方法

（1）带皮冬瓜 100g，粳米 30g，薏苡仁 30g，煮粥，每日 1次，用于湿浊内阻证。

（2）赤小豆长期食用。用于脾虚痰湿证。

（3）白茯苓 15g，百合 15g，粳米 30g。煮粥，每日 1 次，用于脾肾两虚证。

4. 针灸疗法　针刺治疗能促进机体脂肪代谢,使产热增加,从而消耗存积的脂肪。

(1)脾虚痰湿:取内关、水分、天枢、关元、丰隆、三阴交、列缺等。

(2)胃热湿阻:取曲池、支沟、四满、三阴交、内庭等。

(3)脾肾两虚:取内关、足三里、天枢、曲池、丰隆、梁丘、支沟等。

(二)西医治疗

治疗的原则是使体脂减少接近其理想状态,同时又不影响儿童身体健康及生长发育。

1. 饮食疗法和运动疗法　是两项最主要的措施,即通过减少产热能性食物的摄入和增加机体对热能的消耗,以达到体内脂肪不断减少,体重逐渐下降的目的。同时应经常鼓励儿童增加减肥的信心,帮助儿童建立健康的生活方式,学会自我管理的能力。

2. 药物治疗　一般不主张儿童应用药物降低食欲或增加消耗,因苯丙胺类和马吲哚类等食欲抑制药以及甲状腺素等类药物疗效不持久且不良反应大,故应慎用。

3. 心理疗法　有研究认为,行为干预是肥胖症治疗成功的关键。行为调整包括很多方面,尤其是饮食和生活行为调整极重要:进食定时定量,餐具采用浅碗和小盘子,进食速度要慢,进食完毕后应立即搬走剩余饭菜,以免继续进食。生活方式调整则要改变孩子不喜欢活动的习惯。肥胖儿童建立减肥日记也很重要:要求记录进食情况如所有食物摄入时间、食物种类、数量,活动情况如每天活动时间、活动类型、睡眠时间及定期的体质量测量数据。进行自我监督,以便决定何种行为应改变,何种行为该强化。父母可帮助患儿评价治疗情况和建立良好饮食与行为习惯,并可制订奖励标准,但不可将食物作为奖励。

三、临床心得

单纯性肥胖临床还可见肺脾气虚、痰浊内盛、阴虚内热之证。肺脾气虚表现为神疲乏力,活动气喘,动则汗出,腹满便溏,舌胖有齿痕,苔白或厚,脉濡细等,治以健脾益气,养护正气为主。痰浊内盛表现为喜食肥甘、易困嗜睡、头重昏眩、大便黏腻不畅、舌质淡、苔黄或腻、脉弦或滑等,治以健脾利湿,化痰祛浊为主。阴虚内热表现为肥胖程度不重,头昏眼花,头胀头痛,腰膝酸软,五心烦热,失眠,舌尖红苔薄,脉细数微弦等,治以填精益髓,滋补肾阴为主。

有关肥胖病的中医渊源,可上溯至春秋战国时代《灵枢·阴阳二十五人》云:"土形之人……其为人黄色,圆面大头,美肩背,大腹,美股胫,小于足,多肉,上下相称。"这种土形之人的体貌特征酷像今日之肥胖患者。《素问·异法方宜论》曰"西方者……其民华食而脂肥,故邪小能伤其形体,其病生于内,其治宜毒药。"《素问·通评虚实论》将"甘肥贵人,则高粱之疾也"的病机归咎于"其血黑以浊,其气涩以迟"(《灵枢·逆顺肥瘦》)。元代朱震亨《丹溪心法》"肥人多虚,肥人多湿多痰"之论,治疗上提倡"宜燥湿去痰、行气,二陈汤加木香、白术、香附、芎归,或导痰汤"。

第二节　蛋白质-能量营养不良

蛋白质-能量营养不良(PEM)是由于多种原因所引起

的蛋白质和(或)能量缺乏的慢性营养缺乏症,可伴有器官功能紊乱和其他营养素缺乏。多见于 3 岁以下婴幼儿,临床上常分为三个类型:以能量供应不足为主,表现为体重明显减轻、皮下脂肪减少者称为消瘦型;以蛋白质供应不足为主,表现为水肿者称为水肿型;介于两者之间者称为消瘦水肿型。本病属于中医学中的"疳证"范畴,脾病及肾,肾主骨,肾精不足,骨失所养,则出现"骨疳"。

古人把疳证作二种解释:"疳者甘也",是指小儿恣食肥甘厚腻,损伤脾胃,形成疳证,言其病因;"疳者干也",是指气液干涸,形体羸瘦,述其病机和症状也。

一、诊断要点与鉴别诊断

(一)诊断要点

1. 临床表现　体重不增是最早出现的症状,随即体重下降,久之身高也低于正常。皮下脂肪逐渐减少以至消失,首先累及腹部,其次为躯干、臀部、四肢、最后为面颊部;腹部皮下脂肪层是判断营养不良程度的重要指标之一。随着病程的进展各种临床症状也逐步加重,初起仅体重减轻、皮下脂肪变薄、皮肤干燥,但身高无影响,精神状态正常;继之,体重和皮下脂肪进一步减少,身高停止增长,皮肤干燥、苍白、肌肉松弛;病情进一步加剧时体重明显减轻,皮下脂肪消失,额部出现皱纹状若老人,身高明显低于同龄儿,皮肤苍白、干燥、无弹性,肌肉萎缩,精神萎靡、反应差,体温偏低,脉细无力,食欲低下,常腹泻、便秘交替,部分小儿可因血浆白蛋白明显下降而出现水肿。重度营养不良可有重要脏器功能损害,如心脏功能下降可有心音低钝,血压偏低,脉搏变缓,呼吸表浅等。

2. **常见并发症** ①营养性小细胞性贫血,最为常见,与缺乏铁、叶酸、维生素 B_{12}、蛋白质的造血原料有关;②各种维生素缺乏,常见为维生素 A 缺乏,有时也有维生素 B、维生素 C、维生素 D 的不足;③感染,由于免疫功能低下,故易患各种感染,如上呼吸道感染、鹅口疮、肺炎、结核病、中耳炎、尿路感染等,特别是婴儿腹泻,常迁延不愈加重营养不良,造成恶性循环;④自发性低血糖,患儿面色灰白、神志不清、脉搏减慢、呼吸暂停体温不升但无抽搐,若未及时诊治可因呼吸麻痹而死亡。

3. **诊断标准** 主要条件:根据小儿年龄,3 岁以下婴幼儿及喂养史,有体重下降、皮下脂肪减少、全身各系统功能紊乱及其他营养素缺乏的临床症状和体征及实验室检查。

(1)体重低下:其体重低于同年龄、同性别参照人群值的均值减 2SD 以下为体重低下。如低于同年龄、同性别参照人群值的均值减 2～3SD 为中度;低于均值减 3SD 以下为重度。该指标主要反映慢性或急性营养不良。

(2)生长迟缓:其身长低于同年龄、同性别参照人群值的均值减 2SD 以下为生长迟缓。如低于同年龄、同性别参照人群值的均值减 2～3SD 为中度;低于均值减 3SD 以下为重度。该指标主要反映过去或慢性长期营养不良。

(3)消瘦:其体重低于同年龄、同性别参照人群值的均值减 2SD 以下为消瘦。如低于同年龄、同性别参照人群值的均值减 2～3SD 为中度;低于均值减 3SD 以下为重度。该指标主要反映近期、急性营养不良。

凡符合上述一项指标即可诊断 PEM。

4. 诊断分型分度　根据体重低下、生长迟缓、消瘦的程度进行分度以及根据能量缺乏、还是蛋白质缺乏为主进行临床分型。

(1)消瘦型:能量缺乏为主。3 岁以下婴幼儿分轻、中、重三度。

(2)水肿型:蛋白质缺乏为主(临床上不分型)。

(3)消瘦水肿型:介于消瘦型和水肿型两者之间。

(二)辅助检查和实验室检查

水肿型营养不良较消瘦型营养不良血生化指标变化明显。

1. 血清白蛋白:血清白蛋白浓度降低是最为特征性的改变,但由于其半衰期较长(19~20 天),轻-中度营养不良变化不大,故不够灵敏;维生素 A 结合蛋白(半衰期 10 小时)、前白蛋白(半衰期 1.9 天)、甲状腺素结合前蛋白(半衰期 2 天)和转铁蛋白(半衰期 8 天)等代谢周期较短的血浆蛋白质水平降低具有早期诊断价值。胰岛素样生长因子-Ⅰ(ICF-Ⅰ)水平反应灵敏,且不受肝功能的影响,是 PEM 早期诊断的灵敏可靠指标。

2. 血清氨基酸:血清必需氨基酸、牛磺酸、支链氨基酸水平明显降低,而非必需氨基酸变化不大,故血清必需氨基酸和非必需氨基酸之间比值降低。重度 PEM 患儿尿羟脯氨酸排泄减少,其排出量与生长速度有关,故通过计算尿羟脯氨酸指数可评估儿童的蛋白质能量营养状态。

3. 血清淀粉酶、脂肪酶、胆碱酯酶、转氨酶、碱性磷酸酶、胰酶和黄嘌呤氧化酶等活性均下降,甚至丧失,经治疗后可迅速恢复至正常。

4. 血脂、血胆固醇、微量元素及电解质水平均有不同程度的下降,血糖水平减低,但糖耐量曲线与糖尿病患儿相同。

(三)鉴别诊断

1. 水肿型 PEM 患儿可出现明显水肿伴腹水甚至胸腔积液,须注意与心、肝、肾疾病所致的水肿或浆膜腔积液鉴别,后者有原发性疾病的症状,表现为心、肝、肾衰竭。

2. PEM 患儿伴贫血时需与其他原因所致的贫血鉴别。

3. 严重 PEM 患儿可出现血清 T_3、T_4 水平降低(低 T_3/T_4 综合征),应与原发性甲状腺功能减退症鉴别。

4. 水肿型患者的皮肤改变需与糙皮病鉴别。

5. 疳证与厌食:两者均有食欲减退,但厌食仅进食减少,体重可正常或略瘦,体重不低于正常均值的 10%,为脾之本脏病,一般不涉及他脏;而疳证可有食欲亢进或嗜食异物,形体明显消瘦,体重低于正常均值 15%,可涉及五脏,出现烦躁不宁或萎靡不振,以及舌疳、眼疳、疳肿胀等兼证。

6. 疳证与积滞:两者均可有食欲减退、大便不调。但积滞病程短,近日有伤食史,伴脘腹胀满疼痛,嗳气酸馊。而疳证病程较长,可伴有嗜异物,形体消瘦,精神不振,面黄发枯等。

二、治疗

(一)中医治疗

"疳"有两种含义:一为"疳者甘也",指病因,是指小儿饮食肥甘厚腻过多造成,形成积滞,积久生热,热耗阴液,损伤脾胃,形成疳证;二为"疳者干也",指病机和症状,是指厌食久或久泻久吐等疾病,导致气液干涸,形体羸瘦。从临床上看，以第一种为多见。

（1）疳证（营养过剩）病因现在以食肥甘厚腻过多为主。由于生活水平的不断提高，大、中城市儿童体重超标者越来越多，肥胖儿占儿童的 30％以上，小儿肥胖大多原因是脂肪摄入量过多，运动量不足。中医学认为儿童"脾常不足"，脾虚较为常见，因此，过食肥甘厚味则加重脾胃负担而造成"疳（甘）证"。

（2）疳证（营养不良）在城市中的发病率呈下降趋势。这是因为我们生活水平逐步提高，疾病的预防与治疗也比较到位。因此，疳证（营养不良）的患病率逐年下降，门诊中已少见此类患者。

（3）厌食日久或久泻久吐等疾病，导致气液干涸、形体羸瘦的疳证（营养不良）患者还有少数存在。由于城市中怀孕妇女年龄偏大，造成新生儿先天不足的增多。而后天喂养不当者也时常见到，再加上独生子女偏食、挑食、暴饮暴食，造成脾胃受损，出现脾胃虚弱、脾胃虚寒，长此以往而造成疳证。因此，中医治疗上要审证求因、辨证论治。

本病主证应以八纲辨证为纲，重在辨清虚、实或虚中夹实；兼证宜以脏腑辨证为主，以分清疳证所累及之脏腑。

疳证临床辨证除辨常证、兼证外，还要注重"胃家实"与"太阴虚"的辨证，同时还要注意是否兼有外邪袭表、水湿内停、食滞之证。本病治疗以调理脾胃为主，通过调理脾胃，水谷精微得以消化、吸收、输布，营养全身。根据疳气、疳积、干疳的不同阶段而采取和、消、补的治法。出现兼证者，随证治之。在治疗过程中兼有实证，佐以驱外邪、化湿、消食之剂。

1. 辨证论治

（1）疳气：形体略瘦，面色萎黄少华，毛发稍稀，精神欠佳，性急易怒，不思饮食，舌质略淡，苔薄微腻，脉细有力。

治疗原则：调脾健运。

方药：资生健脾丸加减。食欲减退者，去党参、白术、山药，加入鸡内金粉消食；能食善饥，啼哭不宁者，加胡黄连清肝泻火；大便溏者，加炮姜温阳；大便干结者，加生莱菔子、柏子仁润肠通便。

（2）疳积：形体明显消瘦，四肢枯细，肚腹膨胀，甚则青筋暴露，面色萎黄，毛发稀疏结穗，烦躁激动，夜卧不宁，或见揉眉挖鼻，吮指磨牙，动作异常，食欲不振，或善食易饥，或嗜食异味，舌淡苔腻，脉沉细而滑。

治疗原则：消积理脾。

方药：肥儿丸加减。腹胀明显者加枳实、大腹皮理气；烦躁不安，揉眉挖鼻者，加栀子、莲子心清心宁神；大便秘结者加火麻仁、郁李仁润肠通便；多饮善饥者，加石斛、天花粉养胃清火。

（3）干疳：形体极度消瘦，皮肤干瘪起皱，大肉已脱，皮包骨头，貌似老人，毛发干枯，面色㿠白，精神萎靡，啼哭无力，腹凹如舟，杳不思食，大便稀溏或便秘，舌淡嫩，苔少，脉细弱。

治疗原则：建中益气血。

方药：八珍汤加减。若出现面色苍白，呼吸微弱，四肢厥冷，脉细欲绝者，应急施独参汤或参附龙牡救逆汤以回阳救逆固脱，并配合西医抢救措施。

（4）眼疳：两目干涩，畏光羞明，眼角赤烂，甚则黑睛浑浊,白翳遮睛或有夜盲等。

治疗原则:养血柔肝,滋阴明目。

方药:石斛夜光丸加减。

(5)口疳:口舌生疮,甚或满口糜烂,秽臭难闻,面赤心烦,夜卧不宁,小便短黄,或吐舌、弄舌,舌质红,苔薄黄,脉细数。

治疗原则:清心泻火,滋阴生津。

方药:泻心导赤散加减。

(6)疳肿胀:足踝水肿,甚或颜面及全身水肿,面色无华,神疲乏力,四肢欠温,小便短少,舌淡嫩,苔薄白,脉沉迟无力。

治疗原则:健脾温阳,利水消肿。

方药:防己黄芪汤合五苓散或参苓白术散加减。

2. 中成药　可服用肥儿丸,每服 1 粒,每日 2 次。用于疳气证和疳积之轻证。

3. 穴位贴敷　用大黄、栀子、芒硝、杏仁、桃仁各 5g,加少量面粉,用鸡蛋清、葱白汁、醋、白酒调成糊状,敷于脐部。每日 1 次,连用 3~5 天。用于疳积证腹部胀实者。

4. 针灸法　取合谷、曲池、中脘、气海、足三里、三阴交,配以脾俞、胃俞,每日 1 次,7 日为 1 个疗程。用于疳气证。

(二)西医治疗

1. 处理危及生命的并发症　如严重腹泻、自发性低血糖、各种感染、电解质紊乱及各种维生素缺乏。严重贫血可少量多次成分输血,低蛋白血症可输白蛋白。

2. 祛除病因　在查明病因的基础上,积极治疗原发病。

3. 营养治疗

(1)调整饮食及补充营养物质:轻度营养不良可从每日 250～330kJ(60～80kcal)/kg 开始,较快较早添加含蛋白质和高热量的食物;中度及重度营养不良可参考原来的饮食情况,从每日 167～250kJ(40～60kcal)/kg 开始,并根据情况逐渐少量增加;当增加能量至满足追赶生长需要时,一般可达 502～627kJ(120～150kcal)/kg。待体重接近正常后,再恢复至正常生理需要量。也可给予酪蛋白水解物、氨基酸混合液或要素饮食,以促进体重恢复。蛋白质摄入量从每日 1.5～2.0g/kg 开始,逐步增加到 3.5～4.0g/kg。如不能耐受肠道喂养或病情严重需禁食时,可考虑采用全静脉营养或部分静脉营养等方式。

由于营养治疗后组织修复增加,因此维生素和矿物质的供给量应大于每日推荐量。治疗早期即应给予一次剂量的维生素 A1500μg(5000U),每日给元素铁 1～3mg,锌 1mg,同时应注意补充钾、镁。

(2)药物治疗:助消化、促进蛋白质合成,提高味觉敏感度。

4. 加强护理　食具消毒,保证充足睡眠,适当户外活动,纠正不良的饮食习惯。推广应用生长发育监测图:定期测量体重,并将体重标值在生长发育监测图上,如发现体重增长缓慢或不增。应尽快查明原因,及时予以纠正。

三、临床心得

疳证是由喂养不当或多种疾病影响,导致脾胃受损,气液耗伤而形成的一种慢性疾病。本病临床以形体消瘦,面色无华,毛发干枯,精神萎靡或烦躁,饮食异常为特征。本病各种年龄均可罹患,尤多见于 5 岁以下小儿,起病缓慢,病程迁延,不同程度地影响了小儿的生长发育,严重者还可导致阴竭阳脱,猝然变险。中华人民共和国成立后,本病的发病率明显下降,特别是重症患儿显著减少。

本病主要病变部位在脾胃,病理改变为脾胃受损,津液消亡。目前临床一般将疳证按病程与证候特点分证,分为疳气、疳积、下疳三大证候及其他兼证,如眼疳、口疳、疳肿胀等。

学名家医书亦有记载,滕宣光老先生亦云:疳为小儿危证,历代儿科医家将麻(麻疹)、痘(天花)、风、疳(疳证)列为四大证。由于现代医学的发展,预防措施的及时,食物营养的丰富,天花几乎绝迹,疳、麻亦少见,麻疹也只是在偏僻的山区或农村,因预防措施尚不普遍而偶有发生。

疳者,干也,是指肌肉干瘦如柴故名。其证面黄肌瘦,腹大膨隆,青筋暴露,毛发枯槁,囟门下陷,目睛无光,食少泄泻,啼哭无泪。疳证在现代的生活条件下已属少见之病。但由于喂养不当,或大病之后,或呕吐、腹泻、下痢,迁延日久,致脾胃功能减弱,水谷精微化源不足,气血亏乏,不足以供,而致四肢百骸、毛发皮肤失于濡养,出现肌肉削陷、形体羸瘦、腹大筋露等证;《小儿药证直诀》始立诸疳之说,并将其分为肝疳、心疳、肺疳、脾疳、肾疳等。其指出:"诸疳皆脾胃之病,内亡津液之所作也。"胃主受纳,脾主运化,久泻久痢,频繁呕吐,损伤脾胃,水谷精微不得吸收输布,以致营养欠缺,气血亏虚,无以荣养肌肤,泽毛充身,致头大颈细,羸瘦成疳。

对本证的治疗,历代医家多认为其属脾胃疾病,故多以理脾消积为法。也可益气健脾养胃。此外,待脾健泻止,可佐用沙参、玉竹、石斛、天花粉生津以填液涸。

(杨红新 黄 倩 邓亚宁)

参 考 文 献

［1］ 李建,宋文芳.宋祚民行医集［M］.北京:中国古籍出版社,2015.

［2］ 滕宣光.滕宣光幼儿临证经验［M］.北京:北京科学技术出版社,2016.

［3］ 中华中医药学会.中医儿科常见病诊疗指南［M］.北京:中国中医药出版社,2012.

［4］ 马融,胡思源.儿科疾病中医药临床研究技术要点［M］.北京:中国医药科技出版社,2012.

［5］ 桂永浩.小儿内科学高级教程［M］.北京:人民军医出版社,2014.

［6］ 虞坚尔,常克.中西医结合儿科学临床研究［M］.北京:人民卫生出版社,2017.

［7］ 王雪峰,郑健.中西医结合儿科学［M］.北京:中国中医药出版社,2016.